U0263429

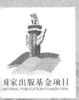

“十二五”国家重点图书出版规划项目

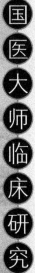

国医大师临床研究

张琪临床医学丛书

中华中医药学会 组织编写

张琪从五脏论治临证举要

徐惠梅　谢宁　主编

张佩青　曹洪欣　总主编

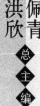

科学出版社

北京

内 容 简 介

本书是"十二五"国家重点图书出版规划项目《国医大师临床研究·张琪临床医学丛书》分册之一,获得国家出版基金资助。本书是在广泛收集国医大师张琪教授临床病例的基础上,结合其临床经验,系统整理而成。重点介绍了张琪教授从五脏论治疾病的学术思想、临证精华及遣方用药,每个治法先列有医案,后附有按语。全书医案典型,深入浅出,实用性较强。

本书可供广大中医临床、科研及教学者参考,也可供中医爱好者使用。

图书在版编目(CIP)数据

张琪从五脏论治临证举要 / 谢 宁,徐惠梅主编 . —北京:科学出版社,2014.3

(国医大师临床研究·张琪临床医学丛书/张佩青,曹洪欣总主编)
国家出版基金项目·"十二五"国家重点图书出版规划项目
ISBN 978-7-03-039984-7

Ⅰ. 张… Ⅱ. ①谢… ②徐… Ⅲ. 脏腑病证-辨证论治 Ⅳ. R256

中国版本图书馆 CIP 数据核字(2014)第 041016 号

责任编辑:郭海燕 刘 亚 曹丽英 / 责任校对:钟 洋
责任印制:徐晓晨 / 封面设计:黄华斌 陈 敬

科学出版社 出版
北京东黄城根北街 16 号
邮政编码:100717
http://www.sciencep.com

北京虎彩文化传播有限公司 印刷
科学出版社发行 各地新华书店经销

*

2014 年 3 月第 一 版 开本:787×1092 1/16
2021 年 8 月第四次印刷 印张:11 1/2
字数:325 000

定价:78.00 元
(如有印装质量问题,我社负责调换)

《国医大师临床研究》丛书序

2009年6月19日,人力资源和社会保障部、卫生部和国家中医药管理局在京联合举办了首届"国医大师"表彰暨座谈会。30位从事中医临床工作(包括民族医药)的老专家获得了"国医大师"荣誉称号。这是新中国成立以来,中国政府部门第一次在全国范围内评选国家级中医大师。国医大师是我国中医药事业发展宝贵的智力资源和知识财富,在中医药的继承创新中发挥着不可替代的重要作用。将他们的学术思想、临床经验、医德医风传承下来,并不断加以发展创新,发扬光大,是继承发展中医药学,培养造就高层次中医药人才,提升中医药软实力与核心竞争力的重要途径。

为了弘扬中华民族文化,广泛传播和充分利用中医药文化资源,满足中医药人才队伍建设的需要;进一步完善中医药传承制度,将国医大师的学术思想、经验、技能更好地发扬光大。科学出版社精心组织策划了"国医大师临床研究"丛书的选题项目,这个选题首先被新闻出版总署批准为"十二五"国家重点图书出版规划项目,后经科学出版社遴选后申报国家出版基金项目,并在2012年获得了基金的支持。这是国家重视中医药事业发展的重要体现,同时也为中医药学术传承提供良好契机。国家出版基金是国家重大常设基金,是继国家自然科学基金、国家社会科学基金之后的第三大基金,旨在资助"突出体现国家意志,着力打造传世精品"的重大出版工程,在"弘扬中华文化,建设中华民族共有精神家园"方面与中医药事业有着本质和天然的相通性。国家出版基金设立六年以来,对中医药事业给予了持续的关注和支持。

作为我国成立最早、规模最大的中医药学术团体,中华中医药学会长期以来为弘扬优秀民族医药文化、促进中医药科学技术的繁荣、发展、普及推广发挥了重要作用。本丛书编辑出版工作得到了中华中医药学会大力支持。国家卫生和计划生育委员会副主任、国家中医药管理局局长、中华中医药学会会长王国强亲自出任丛书主编。

作为中国最大的综合性科技出版机构,60年来科学出版社为中国科技优秀成果的传播发挥了重要作用。科学出版社为本丛书的策划立项、稿件组织、编辑出版倾注了大量心血,为丛书高水平出版起到重要保障作用。

本丛书同时还得到了各位国医大师及国医大师传承工作室和所在单位的大力支持,并得到各位中医药界院士的支持。在此,一并表示感谢!

本丛书从重要论著、临床经验等方面对国医大师临床经验发掘整理,涵盖了中医原创思维与个性诊疗经验两个方面。并专设《国医大师临床研究概览》

分册,总括国医大师临床研究成果,从成才之路、治学方法、学术思想、技术经验、科研成果、学术传承等方面疏理国医大师临床经验和传承研究情况。这既是对国医大师临床研究成果的概览,又是研究国医大师临床经验的文献通鉴,具有永久的收藏和使用价值。

　　文以载道,以道育人。丛书将带您走进"国医大师"的学术殿堂,领略他们深邃的理论造诣,卓越的学术成就,精湛的临床经验;丛书愿带您开启中医药文化传承创新的智慧之门。

《国医大师临床研究》丛书编辑委员会

2013 年 5 月

路　序

　　吾友张琪教授天性敦敏，无涉虚浮，皓首穷经，师而不泥，诊病疗疾，出奇制胜，化险为夷，诚吾辈之翘楚，国医之栋梁。近闻张老于九十大寿之际，又将其学术思想和宝贵经验系统整理成书，即将付梓，欣喜之余，仅弁言数行，以表贺忱。

　　张老系首获国医大师殊荣之一，但其素性谦和，毫无骄姿，而是愈感不足，团结同道，唯善是从。不尚空谈重疗效，知行合一。常曰："医乃活人之道，余不自欺亦不欺人也。"故博及各科，尤精研肾病数十载，救人无数，成果丰硕，蜚声华宇。医之大者天下为公，寿臻耄耋，常思中医之振兴，多次建言献策，可谓用心良苦。年虽九十，犹亲临一线，为民服务，实杏苑之楷模。

　　夫名垂青史者，非独名钟鼎于庙廊，垂竹帛于殿堂。《左传》有言："太上立德，其次立功，其次立言，谓之不朽。"而张老利济苍生七十载，起民之夭札，而增其寿者，难以数计。自轩辕尊岐伯为天师，探鸿蒙之秘，阐生生之机。制九针，尊养生。神农尝百草，医药始成，开世界医学之先。厥后仲景、皇甫、思邈等历代医家，纷纷著书立说，使中国医药学不断发展，日臻完善。至于近代，运气有别，习性有异，新知不应束之高阁，古论不能弃之不用，发皇古意，融汇新知，为治学之道。张老于鲐背之年，医湛德高，仍好学不倦，立言以传后世，毫无保留公之于众，乃龙江医派今之旗帜。

　　张老养生有术，守恒有节，九十高龄仍耳聪目明，心广体健，实大德者有其寿，为中医之福。研索经典，老而弥坚，博采众长，推陈创新，临证思维，跃然纸上。叹书之宏富，辨病与辨证之精，立法处方遣药之妙等，足可为后世登堂入室之舟楫。

　　吾与张老，既是同乡，又是同道，相知相交数十年，互相砥砺，切磋学问，日有所益。惜吾辈年事已高，不觉间年近期颐，忆往昔民生之多舛，国医之浮沉，感慨良多。曾几何时，中医将废，幸中医同道奋起反抗，仗义执言。看今朝，中医药事业蒸蒸日上，国泰民安，不仅国内繁荣发展，且走出国门，跻于世界医学之林，为人类造福，吾辈欢欣鼓舞，难以言表。

　　祝张老福体康泰，传承后学，再续佳作。愿我后学，若能参阅本书，捷足先登，步入大医之途，则幸矣！

壬辰年孟冬于北京怡养斋

颜　序

　　杏林耆宿,张琪国医大师,河北乐亭名医之后。幼承庭训,早窥国医之堂奥;未及弱冠,只身闯荡东北。从事中医药临床、教学、科研工作七十春秋,既登堂执鞭,饱育桃李,又坚守临证,未尝一日懈怠;既衷岐黄仲景,遍览金元明清诸家,又与时俱进,借鉴今人之医学成果,通古贯今,活人无算,为北疆龙江医派当今之旗帜,名扬寰宇。近年来兼任上海同济大学中医大师人才传承首席教授,循循善诱,不远万里,几下江南,大家风范,为世所重。为医精勤,诊必有得。关心中医事业,八老上书,传为佳话。

　　余与张琪先生以医会友,交厚数十载,谈医论艺,获益良多。今逢老友九十寿诞,门人弟子将其历年著作、论文、验案、讲课资料多方整理,汇成一帙。余觉其收罗宏博,取舍谨严,珠玉琳琅,皇然巨制,蔚为大观,兹一出版,必将补苴前失,嘉惠后来,诚为医门盛事,意至美也。欣见杏林又增大作,乐为之序。

颜德馨

壬辰大雪于餐芝轩

总　前　言

　　张琪是我国著名中医学家、中医临床家、中医教育家,全国著名中医肾病专家,首届国医大师,黑龙江省中医研究院的创建人之一,全国肾病治疗中心奠基人,位列黑龙江省四大名医,当代龙江医派的旗帜,是黑龙江中医发展史上的一座丰碑,更为中医学术上的一代宗师。

　　张琪历任黑龙江省祖国医药研究所(现黑龙江省中医研究院)研究员、内科研究室主任、副所长、技术顾问;黑龙江中医药大学教授、博士生导师;中华中医药学会常务理事、顾问、终身理事;中国中医科学院学术委员会委员;国务院首批享受政府特殊津贴专家;首批全国老中医药专家学术经验继承工作指导老师;曾当选第五届、第六届全国人民代表大会代表,第七届、第八届黑龙江省政协常委;九三学社黑龙江省省委员会常委、顾问。

　　张琪出生于中医世家,少承庭训,克绍箕裘,自幼熟读中医经典,秉承祖父"不为良相,便为良医"的谆谆教诲,勤学不倦。青年时期,他亲历国难,为解民众之疾苦,他不顾中医界每况愈下之前景,毅然决然地投身于哈尔滨汉医讲习所,精研中医理论,密切临床实际,博采众长,开始了悬壶济世的一生。新中国成立后,张琪积极响应政府号召,办诊所,兴教学,抓科研,为中医药事业的振兴与发展奔走呼号,鞠躬尽瘁。张琪以其精湛的医术和正派的为人,深受业内外人士的赞颂。

　　黑龙江省祖国医药研究所自1956年开始筹建,张琪作为其创建人之一,将对中医的满腔热情全部倾注在该所的建设与发展上,奉献出了自己全部精力。并于20世纪60年代即开始致力于肾病的研究和治疗,至今该所已成为全国闻名的肾病治疗中心。张琪从医70年,肩负临床、教学、科研重任,硕果累累,桃李满园。

　　张琪为学,首重经典,博及医源,探幽索微,无一时虚度。他遍览群书,殚见洽闻,深谙儒家思想精髓,医儒相汇,堪称一代儒医之典范。张琪治学勤勉求真,既不自欺,更不欺人,不尚空谈,但求务实。《脉学刍议》、《张琪临证经验荟要》、《张琪临床经验辑要》、《中国百年百名中医临床家丛书·张琪》、《国医大师临床丛书·张琪肾病医案精选》、《跟名师学临床系列丛书·张琪》、《国医大师临床经验实录·国医大师张琪》等经验集均已付梓,皆源于临床有效实例,真实完整地反映了他的学术思想和临床经验,获得业界人士的广泛赞誉。

　　张琪为医,怀普治苍生之情,成造福桑梓之事,处世济贫苦,行医为人民。他详审病机,辨证精准,遣方用药,切中肯綮,运用多元化思想,善用大方复法辨治内伤疑难杂病,尤以治肾病经验宏富。他思求经旨,博采众方,师古而不泥,在昌明国粹的同时,不忘融汇新知。利用现代医学技术,结合70年中医临床、教学与科研经验,开展了多项科研课题,成绩斐然,并将科研成果应用于临床,制成系列中成药,减轻了患者的身心痛苦,降低了患者的经济负担,在百姓心中是济世活人的苍生大医。

张琪为师,非常重视中医学术薪火相传,青蓝为继,他承岐伯以《内经》教黄帝、长桑以秘药传扁鹊、公乘阳庆以禁方授仓公之遗风,传道授业,尽心竭力。数十年来,他言传身教,无论其著书立作,或临证讲授,所思所悟,悉心教诲。如今张琪培养的众多弟子,多得心法真传,并在各自领域有所建树。张琪杏坛播春雨,学生杏林散芬芳。张琪以其巨人般宽厚的臂膀,承载着弟子们在中医界的赫赫丰功。

张琪为人,性情平和,如水随形,善利万物而不争;淡泊名利,清净高远,具有崇高的追求和高尚的意趣,将省疾诊病奉为第一要务。其以"不求尽如人意,只愿无愧我心"为座右铭,在自心坦荡之余不忘众生,以海纳百川的胸襟,壁立千仞的气度,广施德泽,行仁义之事,俯仰无愧,心无萦纡,是其能荣登寿域之缘由。生活中,他遵养生之法,御守恒有节之术,虽星霜染鬓,但面色红润,精神矍铄,得享鲐背之寿。

本丛书概括了张琪七十春秋为中医界做出的重要贡献,是对其为人、为医、为师的总结,本丛书成书之时恰逢张琪九十华诞,忝为贺礼。疏漏之处敬祈识者斧正。

《国医大师临床研究·张琪临床医学丛书》编委会
2012 年 10 月 1 日

前　言

　　中医藏象理论的核心体现是以五脏为中心的整体观思想,这一思想将人体的脏腑经络、气血津液、五官九窍、四肢百骸,以五脏为中心,构成一个有机的结构和相应的生理活动体系,维持着人体的生命活动。当这一相对稳定的体系由于各种原因(病因)而发生异常的变化时,则会产生不同的病理改变,而影响到人体的健康。因此,以阴阳五行理论为指导,注重五脏在人体疾病发生、发展和变化中的重要作用,在理论与临床实践中都有非常重要的指导意义。国医大师张琪教授临床中重视五脏的病理变化在疾病中的作用,诊治疾病常从五脏入手,确立治则治法而获良效。本书系统地总结了张琪教授运用中医藏象理论,从五脏出发辨治疾病的经验,以飨读者。文中所载典型病例均是从张琪教授临床中所积累的浩瀚病例中选定的,并加以分析和阐述,冀后学者能够领会张琪教授的学术思想,并在临床实践中特别是在诊治一些疑难病证时能够提纲挈领,执简驭繁,不断提高临床疗效,恩泽病患、造福百姓。

　　本书编者竭尽全力悉数阐明张琪教授的学术思想,文中不足之处在所难免,恳请广大读者予以斧正,使其更加完善。

编　者

2013 年 12 月

目　录

第一章 从心论治

心者,君主之官,主血脉而藏神,为五脏六腑之大主,开窍于舌,其华在面。心要完成主血脉的生理功能,必须具备两个条件:其一,心之形质无损与心之阳气充沛。心气与心血,心阳与心阴既对立又统一,构成了心脏自身的矛盾运动,以维持心脏的正常生理功能。心脏的正常搏动,主要依赖于心之阳气作用。心阳气充沛,才能维持正常的心率和心律,血液才能在脉内正常地运行。其二,血液的正常运行,也有赖于血液本身的充盈和脉道的滑利通畅。

心主血脉的生理作用有二:一是行血以输送营养物质。心气推动血液在脉内循环运行,血液运载着营养物质以供养全身,使五脏六腑、四肢百骸、肌肉皮毛,整个身体都获得充分的营养,借以维持其正常的功能活动。二是生血,使血液不断地得到补充。胃肠消化吸收的水谷精微,通过脾主运化、升清散精的作用,上输给心肺,在肺部吐故纳新之后,贯注心脉变化而赤成为血液,故有《素问·阴阳应象大论》曰"心生血",《质疑录》曰"血生于心"。

心藏神,为人体生命活动的中心。其生理作用有二:其一,主思维、意识、精神。在正常情况下,神明之心接受和反映客观外界事物,进行精神、意识、思维活动。其二,主宰生命活动。《饮膳正要·序》曰"心为身之主宰,万事之根本"。神明之心为人体生命活动的主宰。五脏六腑必须在心的统一指挥下,才能进行统一协调的正常的生命活动。心为君主而脏腑百骸皆听命于心。心藏神而为神明之用。《灵枢·邪客》曰"心者,五脏六腑之大主也,精神之所舍也"。如果心主神志的生理功能异常,不仅可以出现精神意识思维活动的异常,如失眠、多梦、神志不宁,甚至谵狂,或反应迟钝、精神委靡,甚则昏迷、不省人事等,而且还可以影响其他脏腑的功能活动,甚至危及整个生命。

血液的运行有赖于心气的推动,心气的旺盛又以精血为物质基础。所谓"心藏脉,脉舍神",亦说明心主血脉与主神志密切相关。诚如李东垣《脾胃论》中云:"心脉者,神之舍,神无所养,津液不行,不能生血脉也。心之神,真气之别名也,得血则生,血生则脉旺。"因而心的病证主要表现为血行及神志的异常,可概括为虚实两类。虚指心之气血阴阳不足,实则多指火热、痰浊、瘀血等为患,然虚实之间亦常兼夹互见,病机复杂,其治法亦随机而变。症状主要有心悸,心痛,失眠,神昏,精神错乱,脉结代或促等。

心肺同居上焦,心主血而肺主气,心主行血而肺主呼吸。二者共同协调血液运行与呼吸吐纳。

心主血而脾生血,心主行血而脾统血,心与脾的生理关系主要表现在血液的生成和运行方面,心主一身之血,心血供脾以维持其运化功能。脾主运化,为气血生化之源,水谷精微经脾的传输升清作用,上输于心肺,贯注心脉化赤为血。

心主行血而肝藏血;心主神志而肝主疏泄。心主行血,为一身血液循行之枢纽,肝贮藏血液并调节血量,两者相互配合,共同维持血液的正常运行。心藏神而主精神、意识、思维及情志活动。肝主疏泄,畅调气机,调节情志,心肝相互为用,共同维持正常的精神情志活动。

心与肾,心在五行属火,位居于上而属阳;肾在五行属水,位居于下而属阴。心火(阳)必须下降于肾而使肾水不寒;肾水必须上济心阴,制约心阳,使心火不亢。心与肾水火既济,共同维持两脏之间生理功能的协调平衡;心藏神而肾藏精,精能化气生神,为气、神之源,神能控精驭气,为精气之主。故积精可以全神,神清可以控精。心为君火,肾为相火(命火),命火秘藏,则心阳充足;心阳亢盛,则相火亦旺。君相安位,则心肾上下交济,心阳肾阳旺盛而正常。

五脏相生相克,相互制约,生理上相互为用,各司其职,共同协调机体正常运行。病理上相互影响,相互传变,故治疗上可以从病变之脏出发,兼顾他脏,不可拘泥于一病只从一脏论治。

益气养心活血法

本法适用于心气不足,鼓动无力,神失所养而表现的病证。常见心悸气短,活动及劳累后加重,心胸憋闷或疼痛,自汗,乏力,面色㿠白,或胆怯易惊,舌质淡或体胖嫩,脉象虚弱等症状。

验案 1 益气养心活血法治疗冠心病

华某,男,58 岁,心前区憋闷,气短,心慌,偶有心前区疼痛,神疲懒言,纳差,少眠,舌紫暗,苔薄白,脉弱、沉涩。心电图 ST 段下移,运动平板负荷试验阳性,心脏彩超示左室舒张功能降低。于 4 年前行冠状动脉搭桥术。

西医诊断 冠心病。

中医辨证 心气虚衰,瘀血阻络。

治则 益气活血,滋阴养心。

方药 宁心汤加减:

红参 15g 黄芪 30g 麦冬 15g 五味子 15g 丹参 20g 红花 15g 柴胡 15g 当归 20g 赤芍 15g 鸡血藤 30g 甘草 10g

水煎服,每日 1 剂,日二次服。

患者服上方 7 剂自觉力气增加,继以上方化裁服药 50 余剂,诸症消失,心电图恢复正常。

按 前人唐荣川谓:"血属阴……其行也,气运之而行也"。《灵枢·刺节真邪》谓:"宗气不下,脉中之血,凝而留止。"气血相辅而行,气为血之帅,血为气之母,气行则血行,气滞则血凝,故凡气虚日久,必影响血之运行,导致血行不畅而酿成气虚血瘀。尤其冠心病多见气虚血瘀证,有气阴虚与气阳虚之别。《金匮要略》谓:"阳微阴弦",所指乃阳气虚,阴邪得以乘之。临证观察,属气阴两虚,无力推动血液运行而发生胸痹心痛者比较多见。本方所治乃气阴虚导致血瘀出现诸症,故用生脉饮合黄芪益气养阴,当归、鸡血藤养血行血,红花、丹参、赤芍活血祛瘀,因气血相互依倚,故用柴胡疏郁理气,气得条达则血行无阻,全方既补气又行气,既益阴养血又活血祛瘀,相辅相成,得配伍之妙用。如气阴亏耗日久伤阳而出现阳虚者,多见畏寒肢冷,脉涩滞,风心病多有此证,可于方中加入附子 10 ~ 15g 以温阳。

验案 2 益气养心活血法治疗失眠

吕某,女,66 岁。2011 年 6 月 5 日初诊。

患者失眠十余年,逐渐加重,现心悸,气短,头晕乏力,多汗,每日服舒乐安定片(艾司唑仑)2mg 能睡 4 小时,舌淡苔薄白,脉弱无力。心电图示:窦性心律,ST 段下移。

西医诊断 失眠。

中医辨证 心气血虚,神失所养。

治则 益气养血,宁心安神。

方药 养心汤:

黄芪 30g 人参 15g 甘草 15g 茯神 15g 茯苓 15g 川芎 15g 当归 20g 柏子仁 15g 远志 15g 半夏 15g 五味子 15g 酸枣仁 20g 石菖蒲 15g 夜交藤 20g 肉桂 15g 大枣 3 个 生

姜 10g

水煎服,每日 1 剂,日二次服。

患者服上药 7 剂后,睡眠好转,每晚可睡 5~6 小时,心悸、头晕乏力症状减轻。继以此方加减化裁共服药 30 余剂,夜间睡眠在不服用舒乐安定片的情况下可达 6~7 小时,夜梦减少,心悸、气短、头晕乏力、多汗诸症均随之消失而告愈。

按 《素问·灵兰秘典论》曰:"心者君主之官,神明出焉。"《灵枢·本神》谓:"所以任物者谓之心"。心气不足,神失所养,而表现神志异常,如心悸、心烦、失眠、惊惕不安、思维混乱、神疲倦怠,甚则神志失常等症状。此类病常以心气虚为主,而兼见其他脏腑病变。心主血而藏神,经曰:"静则神藏,躁则消亡。"心血虚神无所藏,固见怔忡、惊悸、不得安也。本方以人参、黄芪补心气,川芎、当归养心血,茯苓、茯神益脾宁心,酸枣仁、柏子仁、夜交藤养心宁神,五味子酸敛神气,半夏除痰,石菖蒲开窍豁痰,醒神益智,凡多思气结则痰扰,故用半夏、石菖蒲以除痰涎,甘草、生姜、大枣和中,肉桂以助心阳,全方润以滋之,温以补之,酸以收之,香以舒之,则心得其养矣。

以上两则验案均为心气不足所致病变,《灵枢·邪客》谓:"故宗气积于胸中,出于喉咙,以贯心脉而行呼吸焉。"说明宗气为心肺气之源泉。心主血脉,肺主气而朝百脉;心气不足,鼓动无力,血行不畅而影响肺气宣降;肺气不足,运血无力而耗损心气;故心气虚与肺气虚常相互影响。治疗时,当首选人参、黄芪,两药有补心肺益脾胃之功。古方养心汤、归脾汤、保元汤皆是参芪合用,意在补气益心养肺。《医林改错》用补阳还五汤治中风半身不遂,体现了益气活血的作用。通过对大量病例观察,发现不少冠心病及部分脑血管病,与气虚血瘀有关。张琪教授治疗冠心病见气短、气怯、心悸、胸痛、脉虚弱,心电图显示缺血性改变,用中药活血化瘀之剂,同时重用人参、黄芪每获良效。不仅症状消除,心电图亦随之改善。用此法治疗心肌炎、心律失常等其他疾病,疗效也甚为满意。若患者有阴虚之象,亦可将人参改用太子参。

验案 3　益气养心活血法治疗房性期前收缩

林某,女,35 岁。2011 年 2 月 20 日初诊。

心悸气短,胸闷乏力 1 个月余。未予系统治疗,今日为求中医药治疗来我院就医,查心电图示:频发性房性期前收缩。患者现在症见心悸,气短,胸闷,乏力,活动后尤甚,舌紫苔薄白,脉结无力。

西医诊断　心律失常房性期前收缩。

中医辨证　心悸心气虚,血行滞涩。

治则　益气养心活血。

方药　红参 15g　黄芪 20g　麦冬 15g　五味子 15g　红花 15g　鸡血藤 50g　桂枝 15g　茯苓 15g　郁金 10g　甘草 10g

水煎服,每日 1 剂,日二次服。

服药 6 剂后,期前收缩减少,诸症好转。以上方略有化裁连服 30 余剂,期前收缩消失,症状基本消除,远期追踪未复发而告愈。

按　除外冠心病心绞痛以心悸气短,心前区疼痛如刺阵作,或胸中窒闷,舌淡紫、唇暗、脉涩结为主症者,皆可用此法治之,所愈者甚多,不一一枚举。

验案 4　益气养心活血法治疗心悸

于某,女,19 岁,学生,2010 年 11 月 12 日初诊。

因学习紧张,智力较差,成绩不佳,精神抑郁,心情苦闷,日久患病,症见睡眠不实,多梦易醒,噩梦纷扰,惊恐心悸,幻觉如有异物状,久治不愈而辍学,求治于张琪教授。

西医诊断 抑郁症。

中医诊断 心悸心虚胆怯证。

治则 养心益肝胆活血法。

方药 珍珠母30g 龙骨20g 石菖蒲15g 酸枣仁20g 远志15g 生地15g 当归20g 人参15g 白芍15g 生赭石30g 柏子仁20g 川芎15g 龟板20g 甘草15g

水煎服,每日1剂,日二次服。

连服此方28剂,能入睡,梦大减,幻觉消失,无惊悸恐惧感,精神愉快,诸症均愈而恢复入校学习。远期复诊,疗效巩固。

按 心主神志,胆主决断,《素问·灵兰秘典论》谓"心者,君主之官,神明出焉",又谓"胆者,中正之官,决断出焉",精神、意识、思维活动总属于心,判断事务,做出决断又取决于胆,说明心和胆在精神情志活动上的密切关系。若心胆气虚,则神志出现异常,如不寐,噩梦纷纭,惊惕不安,气短倦怠,舌质淡,脉沉细等,以补心气为主,辅以益肝胆,宁神益志之品,多能取效和治愈。张琪教授常用加味珍珠母汤治疗,方药组成:人参15g、珍珠母20g、当归15g、白芍15g、生龙骨20g、酸枣仁20g、柏子仁15g、五味子15g、茯神15g、生赭石20g。原方谓治肝虚邪袭,卧则魂不安而惊悸者,实际是心气虚,肝血亏耗,卧则血不能归而惊悸,本方人参益心气,当归、白芍补血柔肝,珍珠母、生赭石、生龙骨镇潜摄纳,酸枣仁、柏子仁、茯神养心安神,心与肝胆同治,其效甚佳。

温补心阳法

此法为治疗心阳虚衰而设。气属阳,故心阳虚与心气虚属同一范畴,而常谓心之阳气不足。然二者病变程度不同,一般而言,心气虚无寒证表现,心阳虚则除心悸、气短、胸痛等症状外,多见形寒肢冷,或手足不温,舌淡苔滑、脉沉迟等寒象,有时虽无典型寒象,但常有喜温、舌淡而润、脉沉而缓、遇寒病情加重等阳气不振、失于温煦的表现。常见于心悸、胸痹、奔豚气及西医的心律失常、冠心病、充血性心力衰竭、休克等疾病。

验案1 温补心阳法治疗心悸

申某,女,63岁,某大学教授。

病人在沈阳某大学任教,1年前患冠心病,Ⅲ度房室传导阻滞,经当地医院安装起搏器,一直维持良好。近2个月因家务事繁杂加以工作过劳,出现心律不齐,频发室性期前收缩及心房颤动,并曾发生晕厥2次,经当地中西医治疗无显效,故来哈尔滨请张琪教授给予诊治。

初诊 1997年10月1日。现症头昏眩,心悸短气,心前区憋闷,诊其脉象迟而涩,舌质紫暗,血压90/55mmHg,心动过缓。

西医诊断 冠心病,缓慢性心律失常

中医辨证 心气虚肾阳虚,血运受阻。

治则 补益心气,温心阳,活血。

方药 红参15g 黄芪25g 川芎15g 丹参20g 当归20g 桃红15g 红花15g 枳壳15g 柴胡15g 赤芍15g 附子10g 桂枝15g 干姜15g 麦冬10g 五味子15g 甘草15g

水煎服,每日1剂,日二次服。

二诊　服上方20剂头晕大减,心悸短气均明显减轻,自感全身有力,自从用中药后仅发生房颤2次,时间甚短即逝,期前收缩完全消失,亦未出现晕厥,能坚持上班工作。近日因稍过劳下肢有轻度肿,故来哈尔滨复诊,诊其脉象缓无结代,舌质仍稍紫。前方黄芪改为30g、附子15g,另加泽泻10g、猪苓15g。

12月10日来电话,据述连续用上方30剂,头未晕,心悸短气均大好,体力较前增强,精神良好,可继续留校工作。

按　该患者属心气虚肾阳衰微血运阻滞,故予以补益心肺气之红参、黄芪,温肾阳之附子、桂枝,活血之川芎、丹参、当归、红花等,以辅柴胡、枳壳疏郁行气,使气行血行,佐以五味子、麦冬以滋敛阴液,防助阳伤阴,经治疗有明显疗效,病情好转。

验案2　温补心阳法治疗心悸

刘某,女,48岁,2008年10月15日初诊。

患者胸闷、气短三年,头晕、血压高,最高达160/90mmHg,曾有一过性晕厥史,手脚怕冷,夜寐欠佳,多梦,自汗出,舌暗苔白,脉沉弱无力。心脏彩超示:左室舒张功能减退。心电图示:窦性心动过缓,心律不齐,每分钟55次。

西医诊断　冠心病,缓慢性心律失常。
中医辨证　心阳虚损,心气不足。
治则　益气温阳,活血通络。
方药　调心饮子加减:

人参15g　黄芪25g　甘草20g　浮小麦50g　红枣5个　附子15g(先煎)　桂枝15g　麦冬15g　五味子15g　红花15g　丹参20g　鸡血藤30g　赤芍15g

水煎服,每日1剂,日二次服。

患者服上药7剂后胸闷、气短症状减轻,手脚稍温。继以上方化裁共服药40余剂,心率有明显回升,平时每分钟可达65~75次,头晕,胸闷气短症状消失。

按　方除益气温阳活血外,又用麦冬、五味子和人参为生脉饮以益气养阴,心阴、心阳互相依存,阳虚日久必损及阴,阴虚日久亦损及阳,冠心病、心肌炎日久多出现阴阳俱虚症候,但必须辨识阴虚或阳虚为主者,此方所治则以阳虚为主,用麦冬、五味子以防耗伤阴液。方从益心气、温心阳、扶正固本为主,而心气心阳俱虚,无力推动血液运行而出现血瘀之象,脉象结代,用活血通络为驱邪治标,益气温阳,活血通络,标本兼治,故能取效。

验案3　温补心阳法治疗喘证

李某,女,47岁。患者患有风湿性心脏病、三尖瓣闭锁不全、充血性心力衰竭,平时靠口服地高辛维持。

初诊　近日逢感冒后又出现心悸气短、呼吸困难、不能平卧、双下肢浮肿、小便少、两颧暗红、指甲青紫、畏寒肢冷、脉结涩,服用地高辛等强心药症状无改善。

西医诊断　风湿性心脏病。
中医辨证　心阳虚、虚中挟瘀。
治则　温补心阳,活血化瘀。
方药　温阳益心饮(真武汤化裁):

人参15g　附子10g　白术15g　桂枝15g　茯苓15g　泽泻15g　桃仁10g　白芍15g　丹参15g
甘草15g

水煎服，每日1剂，日二次服。

二诊　患者自述服药6剂后，自觉全身有力，心悸气短、呼吸困难及指甲青紫、下肢浮肿均好转，但仍畏寒、尿少、腹胀、下肢轻度浮肿，脉象涩偶有结象。药已见效，守法调治30余剂，诸症悉平而病情稳定。

按　西医所谓心功能不全，脉象多见沉细涩或疾数而散，除有心悸气短、胸中窒闷、形寒肢厥冷、自汗等心阳虚衰症状外，常见舌紫暗、口唇青紫等血瘀之象。本方意在温补心肾之阳，活血利水。肾阳不足，气不化水则小便不利，手足厥冷，水湿溢于肌表则肢体浮肿，水邪上凌心阳则心悸气短，不能平卧，本方为真武汤加味而成，真武汤为温肾助阳、健脾利水之剂，水之所致在脾、水之所主在肾，肾阳虚不能化气行水，脾阳虚不能运化水湿，则水湿内停；心阳不振则鼓动无力，血脉瘀阻，导致水气凌心故发为心衰；以大辛大热的附子温肾助阳、化气行水、兼暖脾土，以温运水湿，茯苓、白术健脾利湿，淡渗利水，使水湿从小便而出，白芍养血柔肝兼利小便；再加入人参健脾益气，桂枝温经通阳化气，与附子合用则温肾壮阳、益气养心之力越强，附以丹参活血化瘀改善血液循环，实践证明，效果满意。张琪教授喜用《伤寒论》中附子汤加丹参、桃仁、赤芍等活血之品，屡用屡效。方中附子与人参合用，为治心阳虚之要药，加入活血之品以化瘀通络有利于扶阳补心。

验案4　温补心阳法治疗奔豚

杨某，女，32岁，2004年12月22日初诊。

患者肾上腺瘤切除手术后，发作时自觉有气从少腹上冲膺，异常憋闷，随气下行可自行缓解，忽冷忽热，汗出，全身乏力，皮肤刺痛，夜寐欠佳，舌质暗红，苔白厚，经几家医院检查尚未确诊。

中医辨证　心阳虚，寒气上冲。

治则　温补心阳。

方药　桂枝加桂汤加减：

桂枝30g　白芍20g　甘草15g　生姜15g　大枣5个　龙骨25g　牡蛎25g　黄芪30g　川连15g　当归15g　乌梅15g　五味子15g　附子10g　山萸肉15g　枸杞15g　青蒿15g

水煎服，每日1剂，日二次服。

服前方10剂后，已无气上冲、憋闷等感觉，其他症状亦明显改善。

按　"奔豚"出自《伤寒论》，其病机为心阳虚、下失镇摄而致寒气或肾水上凌，出现脐下悸动、欲作奔豚，或气从少腹上冲胸咽，发作欲死，复还止。本方重用桂枝以助心阳而降冲逆；甘草、大枣和中健脾，培土制水；龙骨、牡蛎镇静安神。经方配伍之妙令人叹服，此方适用于心阳虚而寒水上逆者。

验案5　温补心阳法治疗郁证

李某，女，37岁，干部。

初诊　2007年10月。患者心悸、胸闷、气短三年余，每因工作紧张、情志不畅而加重。胸部时时隐痛，失眠多梦，遇见亲朋好友则激动、手抖腿颤、头晕，严重影响工作。查心电图：窦性心动过速，心率每分钟109次，ST段下移。西医诊断心脏神经官能症，排除"甲亢"、器质性心脏病，曾服用多种中药，疗效欠佳。舌质红、苔白稍腻、舌体颤、脉弦数。

西医诊断　心脏神经官能症。

中医辨证　肝郁火盛，心阳虚衰。

治则 疏肝清热化痰,益气通阳安神。

方药 柴胡加龙骨牡蛎汤加减:

柴胡15g 黄芩15g 半夏15g 桂枝15g 龙骨20g 牡蛎20g 大黄7g 茯苓15g 远志15g 丹参20g 石菖蒲15g 川楝子15g 酸枣仁15g

水煎服,每日1剂,日二次服。

二诊 上方用14剂后,心悸、胸闷、气短、胸痛均明显减轻,手抖腿颤次数亦减少,头晕仍较明显。以上方加减治疗。

方药 柴胡15g 黄芩15g 半夏15g 桂枝15g 龙骨20g 牡蛎20g 大黄7g 茯苓15g 远志15g 丹参20g 石菖蒲15g 天麻15g 酸枣仁15g

水煎服,每日1剂,日二次服。

连续服用32剂,诸症均消失,遂停药,随访至今未反复。

按 此证属肝实心虚兼挟痰瘀。肝实为要,不泻肝实,则病不得痊。肝实者乃肝气郁结、肝火过盛、肝阳上亢之谓。心虚者,乃心气不足、心阳不振。气虚气阻血不流畅则成瘀血,津停火灼则凝炼成痰。肝气肝火肝阳杂以瘀血痰浊,犯扰心宫,是以诸症毕现,变幻莫测。病机以肝郁火盛挟以心之气阳虚,实中夹虚为多。治疗以疏肝、清肝、镇肝为主,兼以益心气、助心阳、化痰活血。张琪教授认为大黄为清疏肝经郁火之要药,不可等闲视之,不论临床便秘与否,皆断然用之。一般用量为7～10g,与它药同煎,不为导泻,故不后下。桂枝为通补心气心阳之妙药,非它药可比,对此证尤为重要。

验案6 温补心阳法治疗胸痹

王某,女,54岁,助产士。

初诊 1999年5月15日。素患冠心病,经用西药治疗病情稳定,近来因家中不如意事而发作,胸闷气憋,心绞痛发作频繁,夜间加剧,不能入睡,全身衰弱,气短,脉象沉短促,舌象边缘紫,苔白腻,心电图V₅导联ST段下移,Ⅱ、Ⅲ导联T波倒置,曾用诸多西药均无明显效果。

西医诊断 冠心病心绞痛。

中医辨证 心气虚,心阳不振,痰湿瘀阻。

方药 加味瓜蒌薤白汤:

人参15g 黄芪30g 瓜蒌20g 薤白20g 半夏15g 桂枝15g 石菖蒲15g 郁金10g 茯苓15g 五味子15g 丹参20g 甘草15g

水煎服,每日1剂,日二次服。

二诊 5月24日。服药7剂,心绞痛大减,发作较少,痛亦轻,三天来未发作,夜间仍胸闷气憋,活动后偶尔有诱发现象,全身较前有力,脉象左右沉,效不更方,继用上方治之。

三诊 6月5日。心绞痛十余天未发作,全身有力,精神恢复正常,但胸中仍有不适现象,脉象沉有力,舌苔转薄,经查心电图V₅导联ST段已恢复,Ⅱ、Ⅲ导联T波倒立转低平,嘱其继服前方以巩固。

按 胸中为阳气所司,心居胸中,胸阳即心阳,若阳气充沛,喻昌所谓"离照当空",阴邪得阳气之施化,则水津四布,灌溉于周身,气血运行调达无阻,若阳气不振,则痰湿留滞,影响气血之运行,心之脉络瘀阻,因而产生冠心病一系列症状。主证为胸前痛,或连后背,短气,舌体胖嫩,苔白腻,脉象沉滑或短促,治宜益气通阳宣痹,拟用加味瓜蒌薤白汤。本方以瓜蒌、薤白二药为主,瓜蒌开胸涤痰,薤白辛温散胸膈结气,二药具有开胸宣痹通阳作用,半夏、茯苓化痰,桂枝辛温,温通和营,郁金开郁理气。然本病之根源为心气不足,故加人参以补气,通补兼施,使痹开阳气通,心气振则诸病自除。临床观察冠心病此证型较多见,本方疗效显著,伴随胸痹心痛症状缓解,部分病例心电图亦随之明显改善。人参,《本草纲目》谓有补气宁神,养心益智等作用。据张琪教授经验,此证型有时用瓜蒌薤白汤疼痛不能控制,加用人参后,疼痛即缓解。冠心病以心虚为本,人参补气养心,为治本之药,尤以与黄芪合用其效更佳。本案冠心病、心绞痛发作频繁呈不稳定型,诸治罔效,根据其舌苔白腻,脉象沉短弱,全身极度衰弱,虽属胸阳为痰湿痹阻,仍以气虚为主,故加人参、黄芪以补气,通与补兼用之,故收到良效。

以上六则病案皆为心阳不足所致病变。气属阳,故心阳虚与心气虚属同一范畴,而常谓心之阳气不足。然两者病变程度不同,一般而言,心气虚无寒证表现,心阳虚则除心悸、气短、胸痛等症状外,多见形寒肢冷,或手足不温,舌淡苔滑、脉沉迟等寒象,有时虽无典型寒象,但常有喜温、舌淡而润、脉沉而缓、遇寒病情加重等阳气不振、温煦失职的表现,治疗应重在温补心阳,常用附子、肉桂、桂枝、黄芪、红参、甘草等药物。如心阳虚日久,涉及脾肾阳虚,不能制水,水湿内停,或平素脾肾阳气亏虚,水湿内停,水邪上凌于心,均可引起小便不利,肢体浮肿,心悸头眩等症。同时阳气虚则鼓动无力,血脉失于温运,脉涩不通,而出现血瘀诸症,如口唇青紫发绀,舌淡暗,或有瘀点瘀斑,胸痛如针刺等。临床上许多心脏病心律不齐,神经官能症,乃至心功能不全者,与心阳虚衰相关。因心主血脉,心阳不足,鼓动无力,脉气不得接续,每致血行迟滞而有血瘀之征。故施温补心阳法常少佐活血通络之品,在大补心阳的同时,辅以活血化瘀药物,使心阳得复,脉气接续,血行流畅,而提高疗效。心阳不足,温运无力,痰湿内生。故心阳虚常兼痰浊为患,冠心病、心律失常每见此证。治以温补心阳佐温化痰浊之品。此类病人常有舌淡嫩苔白腻、头重如裹、胸闷呕恶等痰浊内阻之象,纯以温补或化瘀药很难奏效,必须佐以温化痰浊之药物。

补心养血法

本法用于心血不足之证。心血虚,神失所养,脉道不充,故见惊悸怔忡、失眠多梦、健忘眩晕、面色淡白无华、舌质淡、脉细等症。

验案 1　补心养血法治疗心悸

赵某,女,61岁。

初诊　2005年3月21日。患者阵发性心悸、心前区及左侧肩胛骨疼痛一年余,间断口服西药,具体用药不详,病情反复发作,现患者心悸,心前区及左侧肩胛骨疼痛,夜难入眠,乏力,舌质淡红,苔薄微黄,脉结代。心电图示:频发房性期前收缩。心脏彩超示:主动脉瓣、肺动脉瓣少量反流。

西医诊断　冠心病心绞痛,心律失常。

中医辨证　心血不足。

治则　补心养血,镇静安神。

方药　养心汤加减:

太子参25g　黄芪20g　甘草20g　茯神20　茯苓15g　川芎15g　当归20g　柏子仁20g　半夏15g　神曲15g　远志15g　桂枝15g　五味子15g　枣仁20g　石菖蒲15g　代赭石30g　珍珠母25g　水煎服,每日1剂,日二次服。

二诊　患者服药14剂后,自觉心悸症状减轻,睡眠有明显好转,乏力症状也有所减轻,舌红苔白,脉数。以上方加减治疗如下。

方药　太子参25g　黄芪20g　甘草20g　茯神20g　茯苓15g　川芎15g　当归20g　柏子仁20g　半夏15g　神曲15g　远志15g　五味子15g　酸枣仁20g　石菖蒲15g　代赭石30g　珍珠母25g　生地15g　麦冬15g　枸杞子20g

水煎服,每日1剂,日二次服。

续服上药20剂,随访无任何症状。

按 心神主血而藏神,经曰"静则神藏,躁则消亡",心血虚则易动,故怔忡惊悸,不得安宁也。太子参、黄芪以补心气,川芎、当归以养心血,二茯、远志、柏仁、酸枣仁以泄心热而宁心神,五味子收神气之散越,半夏去扰心之痰涎,甘草补土以培心,桂枝引药以入心经,润以滋之,温以补之,酸以敛之,香以舒之,则心得其养矣。再加珍珠母、代赭石、石菖蒲以镇静安神。

验案2 补心养血法治疗不寐

王某,女,30岁,2007年7月10日初诊。

患者少寐多梦1年余,屡用中西药未效,每夜只睡2~3小时,且噩梦纷纭,健忘神疲,神志恍惚,稍有响声则心悸不宁,舌淡白而嫩,脉沉细,面色略呈不荣。

西医诊断 自主神经功能紊乱。

中医辨证 心血虚,神失所养。

治则 养心补血安神。

方药 四物汤加减:

熟地20g 白芍20g 川芎10g 当归15g 茯神15g 酸枣仁15g 夜交藤30g 阿胶10g 甘草10g 柏子仁15g

水煎服,每日1剂,日二次服。

服药6剂后,睡眠稍有安稳,每夜可睡3~4小时,自觉精力增强。守法略有化裁,共服药30余剂,夜间睡眠时间渐达7~8小时而告愈。

按 心血虚证多由思虑过度或失血过多、耗伤心血所致,其血虚证明显者较易诊断,而血虚见证较隐匿者常易误治。临床上常见心血虚之失眠多梦,而径用安神定志重镇之品无效者。补心养血应以四物汤为主,可佐以酸枣仁、柏子仁、茯神、夜交藤等益心宁神药物。治疗心血虚之不寐,要善于循序渐进,缓中取效,以补心血而安心神,一般远期疗效较好。若仅图速效,大剂重镇安神,或毫无效果,或取效一时,往往每易复发,是乃欲速则不达也。

验案3 补心养血滋肾法治疗不寐

董某,男,45岁,公司经理。

初诊 2010年5月17日。患者患不寐证时轻时重持续13年。病人自述心烦不寐、乏力、腰酸、耳鸣、五心烦热、口干,舌质红,苔黄,脉弦数。

西医诊断 自主神经功能紊乱。

中医辨证 肾阴不足,心肾不交。

治则 滋肾阴,养心血,镇静安神,交通心肾。

方药 柏子养心丸合珍珠母丸加减:

柏子仁20g 枸杞子20g 当归20g 茯神20g 熟地20g 珍珠母30g 生地20g 太子参20g 龙骨30g 酸枣仁30g 山茱萸20g 女贞子20g 夜交藤30g 五味子15g 川芎15g 远志15g 甘草15g

水煎服,每日1剂,日二次服。

二诊 2010年6月14日。服上方28剂不寐仍时轻时重,五心烦热减轻,腰酸口干好转。仍乏力、耳鸣,舌红苔黄微厚,脉弦滑。仍以前方加减治疗。

方药　柏子仁20g　枸杞子20g　石菖蒲20g　熟地20g　玄参20g　生地20g　女贞子20g　夜交藤30g　酸枣仁30g　川连10g　远志15g　五味子15g　玉竹15g　山茱萸20g　珍珠母30g　代赭石30g　磁石30g　龙骨30g　牡蛎20g　甘草15g

水煎服,每日1剂,日二次服。

三诊　2010年7月5日。服上方20剂。失眠明显好转,耳鸣、乏力减轻,多梦及口干好转,腰稍痛,舌质红,苔黄,脉弦。仍以前方加减。

方药　熟地25g　生地20g　茯神15g　远志15g　枸杞子20g　龙骨30g　菟丝子20g　夜交藤20g　枣仁30g　川连10g　石菖蒲15g　玉竹20g　山茱萸20g　珍珠母30g　代赭石30g　磁石30g　玄参20g　五味子15g　牡蛎20g　路路通15g　丹参20g　桃仁15g　甘草15g

水煎服,每日1剂,日二次服。

四诊　2010年8月10日,服上方28剂,诸证好转,失眠得愈。

按　张琪教授认为此病案属于肾阴不足,肾主水,肾水不能上济于心,心火上炎,心火不能下降于肾,心肾不能交通,故而心烦不寐。病程日久,阴损及阳,气血津液均亏乏,而乏力。肾阴不足,阴血不能上荣头面,而耳鸣。阴虚、津液灼烁而口干咽燥,腰为肾之府,肾失所养则腰酸,阴亏于内,阴不制阳,虚阳外浮则五心烦热、舌红苔黄、脉弦数,为阴虚内热之舌脉。以《体仁汇编》柏子养心丸和《普济本事方》珍珠母丸加减治之。方中柏子仁、酸枣仁、远志、茯神、夜交藤安神定志,以宁心入寐;熟地、山茱萸、枸杞子、女贞子滋补肝肾之阴,以滋肾水;太子参、当归、川芎活血、益气生血,以养心血,是治疗阴血不足之本。通过滋肾水、养心血以交通心肾,治心烦不寐、耳鸣等症。以龙骨、珍珠母、牡蛎镇静安神潜阳;五味子酸温生津滋肾、宁心安神,治疗心烦、口干、不寐。二诊口干及腰酸减轻,乏力、耳鸣、失眠仍同前。以熟地、枸杞子、女贞子、山茱萸滋补肾阴,以降虚火,治疗失眠、耳鸣等症,以珍珠母、代赭石、磁石、龙骨、牡蛎重镇潜阳安神,阳升得平,阳入于阴,即可入寐。酸枣仁、柏子仁、远志养心安神。玉竹、生地、玄参生津止渴除烦躁,夜交藤即行血补血,通行气血,又防补而壅滞;石菖蒲、磁石治疗肾虚耳鸣,镇心安神。《本草纲目》:磁石“色黑而入肾,故治肾家诸病,而通耳明目”。三诊在原方基础上加路路通、丹参、桃仁活血祛瘀,通畅气血,使周身血脉运行如常,阴阳得复,正安邪去,而告愈。由此可见,张琪教授治疗过程中,配伍精当,丝丝入扣,药多而不乱,各有所司,疗效显著,病人共服药76剂而愈。

验案4　补心养血法治疗过敏性紫癜

刘某,男,39岁。

患者3年前因出现皮肤紫斑,诊断为过敏性紫癜,此后反复出现紫癜,每因劳累,饮酒复发。2007年4月11日查尿常规:蛋白阴性,尿潜血(+),红细胞12~15个/HP。

初诊　2007年10月24日。现周身皮肤紫癜,关节痛,腰痛,乏力,心烦,易怒,手足冷汗出,舌红苔薄白,脉滑数。

西医诊断　过敏性紫癜。

中医辨证　心脾两虚。

治则　健脾益气养心,凉血止血。

方药　归脾汤加减:

黄芪40g　太子参20g　白术20g　当归20g　茯神15g　远志15g　酸枣仁20g　木香10g　桂圆肉15g　生姜15g　大枣5个　白芍20g　桂枝15g　仙鹤草30g　小蓟30g　白茅根30g　藕节20g　甘草15g

水煎服,每日1剂,日二次服。

二诊　2007年12月5日。自述服药15剂后紫癜渐退,仅手部少量紫癜。劳动后可复发四肢紫癜,以下午较重,关节时痛,腰痛,心烦,易怒,口干口苦,脉数,舌红,苔白干。尿常规(-)。以黄芪建中汤加清热凉血解毒之品。

方药　桂枝15g　白芍20g　黄芪30g　甘草15g　牡丹皮15g　紫草15g　仙鹤草30g　生地黄20g　玄参20g　水牛角20g　大青叶15g　板蓝根20g　赤芍15g　蝉蜕15g　天花粉15g　金银花15g　连翘15g

水煎服,每日1剂,日二次服。

三诊　2007年12月19日。服上药后皮肤紫癜消退,关节时痛及腰痛消失。以归脾汤巩固治疗。

方药　黄芪50g　太子参20g　白术20g　当归20g　茯神15g　远志15g　酸枣仁20g　木香10g　桂圆肉15g　生姜15g　大枣5个　白芍20g　桂枝15g　甘草10g　茜草20g　紫草20g

水煎服,每日1剂,日二次服。

按　"阴斑"之名,首见于元·朱震亨《丹溪心法·斑疹篇》:"阴证发斑,……此无根失守之火,聚于胸中,上独熏肺,传于皮肤,而为斑点"其治法"只宜温中调脾,加以茴香,芍药,或以大建中之类,其火自下,斑自消退,可谓治本而不治标也"。心主血,脾统血。心脾气虚,则血失主持和统摄。于是血溢于脉外,溢于皮肤,故皮肤出现大小不等的青紫色斑块,此起彼伏,缠绵不止。属心脾两虚者,多见心悸短气,或少寐倦怠,或便溏,舌淡脉弱等,紫癜每于劳累或过度思虑后发作,量少色淡。用归脾汤,重用黄芪以益气固表治疗往往有效,用后紫癜减少,继续用之紫癜不复出而愈。张琪教授谓此类斑并非阴证,乃指和阳斑相对而言,实属于肌衄。脾主肉、统血,多属脾气虚不摄而外溢肌肤,用归脾汤或黄芪建中汤加味可有良好疗效。

验案5　补心养血疏肝法治疗不寐

陈某,女,42岁,个体经营。

患者不寐时轻时重持续8年余。

初诊　2009年12月7日。入睡困难,寐而易醒,甚至整日不睡,彻夜难眠,平均每日睡眠3～4小时,夜寐多梦,头晕倦怠,腹胀便干,眼睑轻度浮肿,视物疲劳,心烦易怒,月经量少,舌质红,苔薄白,脉弦。

西医诊断　自主神经功能紊乱。

中医辨证　肝郁脾虚,心血不足。

治则　疏肝健脾,养血安神。

方药　逍遥散加味:

当归20g　白芍20g　柴胡15g　茯苓15g　白术15g　甘草15g　薄荷10g　五加皮15g　龙骨20g　牡蛎20g　夜交藤20g　五味子15g　陈皮15g　枳壳15g　川朴15g　生姜15g　大枣3个　酸枣仁20g　远志15g

水煎服,每日1剂,日二次服。

二诊　2009年12月21日。服上方14剂,睡眠时间增加1～2小时,多梦好转,眼睑轻度浮肿,现仍时有腹胀满,易怒心烦,月经量少,舌质红,苔薄白,脉弦。以丹栀逍遥散加减主治。

方药　当归20g　白芍20g　柴胡15g　茯苓15g　白术15g　丹皮15g　焦栀子10g　薄荷10g　龙骨20g　牡蛎20g　酸枣仁20g　五味子15g　夜交藤30g　枳壳15g　川朴15g　槟榔15g　生姜15g　大枣5个　石菖蒲15g　柏子仁20g

水煎服,每日1剂,日二次服。

三诊 2010年1月4日。服上方14剂,眼睑浮肿好转,心烦易怒好转,月经量稍多,月经色鲜红、月经血块减少。近一周因情绪波动,复出现入睡困难,多梦,舌尖红,苔薄白,脉弦。再以逍遥散加减。

方药 当归20g 白芍20g 柴胡15g 香附15g 夜交藤20g 五味子15g 龙骨30g 牡蛎20g 柏子仁20g 酸枣仁20g 川芎15g 石菖蒲15g 生地20g 玄参15g 甘草15g 百合20g 麦冬15g 川连10g

水煎服,每日1剂,日二次服。

四诊 2010年1月18日。服上方14剂,病人夜寐6小时以上,多梦已愈,心烦减轻,遂停药观察。

按 张琪教授认为此病人属肝郁脾虚、心血不足,以《太平惠民和剂局方》之逍遥散为基础方,疏肝解郁,健脾和营,阴得阳入则寐。柴胡疏肝解郁,当归、白芍养血柔肝,白术、茯苓健脾祛湿,使气血生化有源,薄荷助柴胡疏肝清瘀热。五加皮利水消肿,治疗眼睑浮肿。龙骨、牡蛎镇静、潜阳安神。夜交藤、酸枣仁、远志养心、益肝血,而宁心安神治失眠。五味子宁心安神,疗虚烦心悸,失眠多梦。陈皮、枳壳、川朴行气宽中除胀满。姜枣和胃调中。二诊病人服药14剂,睡眠及多梦明显好转(睡眠时间增加1~2小时),眼睑轻度浮肿,但仍时有腹胀满,易怒心烦。张琪教授加丹皮、焦栀子,此方名为丹栀逍遥散。治怒气伤肝,血少化火之证,张秉成:"故以丹皮之能入肝胆血分者,以清泄其火邪。黑山栀亦入营分,能引上焦心肺之热,屈曲下行,合于前方中自能解郁散火,火退则诸病皆愈耳。"加槟榔易五加皮,取其行气利水之功以治浮肿。加石菖蒲芳香开窍,宁心安神,加柏子仁养心安神。三诊服14剂,失眠好转,偶有多梦,本月行经量较前增多,月经色鲜红、月经血块减少。本方调整仍以养血疏肝,养阴生津,镇静安神为主,百合清心安神。病久必瘀热内生而烦躁,病久伤阴分,故生地、玄参、麦冬、黄连养阴生津、清热除烦。继服14剂,病人失眠已愈,夜眠6小时以上,心烦减轻,睡眠转好,白天精力充沛,提高了工作效率,随访半年,无复发。

以上五则病案皆为心血虚少所致病变。正如朱丹溪说:"怔忡者血虚,怔忡无时,血少者多"。血不养心,神不守舍,故失眠多梦。血虚不能上荣清窍,故头晕,健忘,面色淡白无华,唇舌色淡。血虚不能充实血脉,荣养四肢肌肉,故四肢无力,指甲苍白,脉细无力。心血虚,神失所养,脉道不充,故见惊悸怔忡、失眠多梦、健忘眩晕、面色淡白无华、舌质淡、脉细等症。补心养血应以四物汤为主,可佐以酸枣仁、柏子仁、茯神、夜交藤、远志等益心宁神药物。心血虚证多由思虑过度或失血过多、耗伤心血所致,其血虚证明显者较易诊断,而血虚见证较隐匿者常易误治。临床上常见心血虚之失眠多梦,而径用安神定志重镇之品无效者。

滋补心阴法

本法用于心阴虚损之证。心阴不足,阴不制阳,虚热内生;故除有心悸怔忡、失眠多梦、心烦健忘、多疑善虑等心神失养症状外,常兼见五心烦热、口干咽燥、两颧红赤、舌红少津、苔少或光剥、脉细数等阴虚内热之象。

验案1 滋补心阴法治疗不寐

李某,男,32岁。

心烦不寐1年余,近2个月加重,几乎通宵不眠,心烦难忍,精神疲惫不堪,经用多种中西药物皆未收效,故慕名来哈尔滨求治。面容疲倦、两目少神、心烦不宁、手足心热、舌光红无苔、脉滑数有力。

西医诊断 自主神经功能紊乱。

中医辨证 心阳亢盛、心阴亏耗、阳不入阴。

治则 清心滋阴、潜镇宁神。

方药 天王补心丹加减:

当归20g 地黄20g 天冬20g 麦冬20g 柏子仁20g 酸枣仁20g 远志15g 五味子15g 人参15g 玄参15g 丹参15g

水煎服,每日1剂,日二次服。

服药6剂,心烦减轻,夜能入睡6小时,精神好转,脉象趋缓。此乃心火渐熄,阴液渐复之佳兆。继服上方不变,12剂后已能入睡7小时,诸症基本消失。惟稍有情志不舒则心烦少寐,嘱其注意怡悦情怀,调摄精神,并以养心安神之品调治而愈。

按 心阴虚之不寐证,多见舌红少苔、脉细数、五心烦热,皆因忧思太过、耗伤心阴所致。正如张景岳所说:"思虑太过者,必致心血暗耗,……神魂无主,所以不眠。"心阴不足,心阳偏亢,阳不入阴,神失守舍,因而难以入寐。治宜滋养心阴,忌投温补刚燥伤阴之品,常用天王补心丹化裁,辅以潜阳之品。该方用当归、地黄、二冬、柏子仁、酸枣仁、远志、五味子、人参、玄参、丹参等,共奏滋阴清热、补心安神之功,为治心阴不足、神志不宁的有效方剂。但其用于心阴虚而致心阳亢者最佳。若心火亢盛而致心阴不足者,表现有心烦不寐、咽干溺赤、舌绛而干、头晕耳鸣、头面烘热、脉象滑数或弦数等症,宜用黄连阿胶汤清心火为主,滋阴液为辅治疗,亦可酌加重镇潜阳之品,俾阳入于阴则可入寐。

验案2 滋补心阴法治疗病毒性心肌炎

李某,男,21岁。2002年12月25日初诊。

病毒性心肌炎病史15年,本次因过劳而发作,心率40～190次/分,夜间常有"憋醒"现象,心率低于55次/分,或高于120次/分,则自觉心悸、气短、胸闷难以忍受,伴有濒死感。西医诊断为病毒性心肌炎。心动超声显示:心脏轻度扩大;心肌酶升高明显。主要表现为心悸、气短、头晕乏力、活动后则各种症状明显加重,舌质淡红、苔白而干、脉沉而无力。心电图示广泛心肌缺血,心率62次/分。

西医诊断 病毒性心肌炎。

中医辨证 气阴两虚,余邪不尽。

治则 益气养阴。

方药 生晒参15g 黄芪50g 白芍35g 当归25g 牡丹皮35g 石菖蒲25g 五味子15g 板蓝根25g 土茯苓50g 鱼腥草50g 蒲公英50g 紫花地丁25g 远志20g 生龙骨35g 生牡蛎35g 甘草10g

水煎服,每日1剂,日二次服。

服药21剂心悸气短明显减轻,夜间憋醒现象未再发作。又服35剂,心悸气短基本消失,体力明显增加,心率55～110次/分,舌质红紫,苔薄白,脉沉迟。心肌缺血基本消失,病人共服药近160剂,心率60～110次/分,一切如常人,心肌酶(-),从而治愈。

按 本病属虚实夹杂之证。心气阴虚损为本,邪毒内积于里为标,本虚标实。故治宜益气养阴,清热解毒。方中用生晒参、黄芪、甘草益气健中,补益心脾;白芍、当归、五味子酸甘化阴以治其本。牡丹皮、土茯苓、鱼腥草、蒲公英、紫花地丁清热解毒以治其标。龙骨、生牡蛎、石菖蒲、远志滋阴潜阳,宁心安神。诸药合用,共奏益气养阴,清热解毒,宁心安神之功。

心气虚,心阴不足,气阴两虚,一方面无力推动营血之运行,一方面又不能达到营养濡润功能,因而产生胸痹心痛,心悸,心烦肢麻等症。叶天士谓"营血不足,症见胸隐痛时痛时止,不饥,脉弦,治宜养营和胃",又谓"风火内燃,营阴受劫,症见心痛彻背,胸胁皆胀,牙宣,遗精色苍,脉小数,治宜柔肝息风缓急,用生地阿胶方(生地、阿胶、牡蛎、玄参、丹参、白芍、小麦)"。叶氏所谓之热炽伤阴之胸痛,临床所见甚多,除冠心病外,尤多见于心肌炎一类病。

验案3 滋补心阴法治疗眩晕

张某,男,48岁,2009年8月15日初诊。

患者患有高血压病、冠心病,血压180/110mmHg,头胀痛,五心烦热,胸闷短气,舌红苔白干,脉弦数,用降压药非洛地平,每日早晚各一片,血压即可下降,但头痛胀、心烦、心悸少眠、手足热不减,舌红苔黄,脉弦数。

西医诊断 高血压病,冠心病。

中医辨证 肝阳上亢,心阴亏耗。

治则 滋阴潜阳,平肝清热。

方药 滋阴潜阳汤:

钩藤20g 决明子20g 怀牛膝15g 黄芩15g 菊花15g 玄参20g 生地黄20g 玉竹20g 生牡蛎20g 生赭石30g 珍珠母30g 白芍20g 甘草15g

水煎服,每日1剂,日二次服。

投以此方,连服20余剂,血压稳定在130/80mmHg,头昏胀痛心烦热俱除,从而缓解。

按 阴虚阳亢证多见于心肝同病,肝郁化热,心阴亏耗,阴虚阳亢化热生风,多见于高血压合并冠心病,不少病人用降压药血压可下降,但症状不除,或仅头昏胀轻减而心烦不宁,五心烦热,胸痛不减,用此方烦热除胸痛减,诸症消除血压亦随之下降,但辨证必须阴虚阳亢者方效。本方生地黄、玄参、玉竹滋阴养阴,代赭石、珍珠母、生牡蛎以潜阳,白芍、黄芩、决明子平肝泄热,钩藤、菊花清头目息风,怀牛膝引热下行为治疗阴虚阳亢之有效方剂。

验案4 滋补心阴法治疗百合病

卫某,女,37岁。

幻听3年余,近1年来加重。该患因爱人工作调动随迁外地,人地生疏与邻居不睦,情志抑郁日久而患此病。从1976年10月起,自觉有人与之说话,开始声音小,继而声音渐大。至1978年加重,甚至在大街上车水马龙嘈杂声中,幻听之声亦不减弱。此外,还自觉有人教以回答幻听之事,曾一度幻觉有人教以持刀刎颈,当即操刀,幸被家人发现将刀夺下而未肇事。经当地各医院精神科会诊,或谓"神经官能症",或谓"精神分裂症",未能最后确诊。虽服用中西药多种,均未获效,故重返故地请张老诊治。

初诊 1979年9月21日。患者精神呆滞,表情淡漠,沉默不语,除上述症状外,尚有头晕心悸。少寐多噩梦,易惊恐等症,舌尖赤,苔白而干,脉象浮滑。

西医诊断 神经官能症

中医辨证 阴虚于内,心肝失养;阳浮于外,神魂不藏。

治则 滋阴潜阳,敛神安魂。

方药 百合50g 生地20g 生龙骨20g 生牡蛎50g 远志15g 麦冬15g 五味子5g 茯苓20g 陈皮15g 甘草10g 竹茹15g

水煎服,每日1剂,日二次服。

二诊 10月4日。服上方10剂后,精神状态转佳,痴呆之状有明显改善,有时眉宇之间可见微露笑容。幻觉幻听之事仍有,但已减少减轻,特别是已能控制自言自语回答幻听之事,这是近2年来屡经治疗所未见到的效果。继以前方加减。

方药 百合50g 生地20g 生牡蛎50g 生龙骨20g 远志15g 麦冬15g 茯苓20g 合欢花30g 小麦50g 甘草15g 大枣6g 五味子15g

水煎服,每日1剂,日二次服。

三诊 10月16日。服药10剂,精神状态进一步好转,时有笑容,睡眠时间明显增加,已能入睡5~6小时,噩梦减少,幻听大减。脉浮象已减,苔薄,舌面津液少布。继用前方治疗。

四诊 10月30日。继服前方10剂,精神恍惚明显减轻,睡眠佳,虽仍时有幻听,但声音已小。头晕、心悸、恐惧感均减,但心胸烦闷,脉已转沉。继以前方酌加理气之剂。

方药 百合50g 生地20g 生龙骨25g 生牡蛎20g 合欢花20g 甘草15g 小麦50g 大枣6个 香附15g 柴胡15g 青皮15g 赤芍15g 陈皮15g

水煎服,每日1剂,日二次服。

五诊 11月13日。服上方12剂,病情继续好转,精神状态已基本恢复正常,幻听虽偶尔出现,但亦极其轻微。仍心胸烦闷,脉沉。易法改用疏郁活血理气之剂。

方药 桃仁25g 香附15g 青皮15g 柴胡15g 半夏15g 木通15g 陈皮15g 大腹皮15g 赤芍20g 苏子15g 桑皮15g 甘草15g 小麦50g 大枣5个

水煎服,每日1剂,日二次服。

服上方10剂后,幻觉幻听基本消失,神态已如常人,谈笑自如,睡眠正常,食纳大增,神色与前宛若两人。嘱停药观察。追访未见复发,已于12月份返回住地。

按 《金匮要略》云:"百合病者,……意欲食,复不能食,常默然,欲卧不能卧,欲行不能行,饮食或有美时,或有不用闻食臭时,如寒无寒。如热无热,口苦,小便赤,……如有神灵者,身形如和,其脉微数"。本案虽与《金匮要略》所言"百合病"典型症状不尽符合,但精神恍惚、神志不定的表现则完全一致,其病机相同,故仍诊断为百合病。根据《诸病源候论》及《医宗金鉴》记载,认为本病除起于伤寒大病之后外,也可由于平素多思寡断、情志不遂,或遭遇外界突然的或持久的精神刺激而致,本案病发于情志久郁之后,故与此说甚合。《黄帝内经》有"五神脏"之说。心藏神、肝藏魂、肺藏魄、脾藏意、肾藏志,五神各安其所、各司其用则精神充沛,生机勃勃。若五脏阴阳失调,五神不藏或失其所用,则临床可见多种精神症状。据本案症状特点及舌脉所见,辨证为阴虚阳浮,神魂不藏。《灵枢》曰:"心者,五脏六腑之大主也,精神之所舍也。"又曰:"随神往来者谓之魂。"魂是比神层次低的精神活动。当心神失养,神失所用,失去对魂的主持,则可发生不能自主的行为和幻觉;神用不明则现精神呆滞,表情淡漠如痴;肝魂不安,则少寐多梦,神志恍惚不定。此即张介宾所说:"魂之为言,如梦寐恍惚,变幻游行之境皆是也。"故可认为阴虚阳浮,神魂游荡,悠悠忽忽而致幻觉幻听,乃为本案病机之所在。治用百合地黄汤合龙骨、牡蛎,以滋阴潜阳,收摄浮越之神魂;伍以甘麦大枣汤加味,以补益心气,助其神用而安魂,神魂归宅。阴阳相合,诸症大减,最后尚遗小有幻觉、心胸烦闷,此属气血凝滞于心窍,神气为之所阻,是以余症未能完全消除。本案前期属虚,故以滋阴潜阳益心气而收功;后期属实,易用《医林改错》癫狂梦醒汤以活血疏郁治之而愈。

验案5 滋补心阴法治疗扩张型心肌病

伍某,男,24岁,工人。

初诊 2006年4月20日。频发室性期前收缩,24小时2000多次,二联律,三联律,睡眠欠佳,无其他明显症状,曾诊断为扩张型心肌病,经用西药无效,来到门诊求治。体质外观尚可,舌淡红,苔白,脉象结代。

　　西医诊断　扩张型心肌病。

　　中医辨证　心气阴两虚,血运受阻。

　　治则　益气养阴,温阳活血。

　　方药　红参15g　麦冬20g　五味子15g　生地20g　干姜10g　桂枝15g　黄芪30g　桃仁15g丹参20g　赤芍15g　红花15g　柴胡20g　龙骨20g　牡蛎20g　甘草20g

　　水煎服,每日1剂,日二次服。

　　二诊　4月30日。服药10剂,期前收缩明显减少,心律明显好转,脉缓,未见结代,舌润质红,继以上方加减治疗。

　　方药　红参15g　麦冬20g　五味子15g　黄芪30g　干姜10g　桂枝15g　丹参20g　生地黄20g　川芎15g　桃仁15g　红花15g　柴胡20g　龙骨20g　牡蛎20g　茯神15g　石菖蒲15g　酸枣仁20g　甘草20g

　　三诊　6月28日。服上方30剂,未见期前收缩出现,心律正常,无明显症状,脉舌无异常,体力较前增强,继以上方主治加减。

　　方药　红参15g　麦冬20g　五味子15g　黄芪30g　干姜10g　桂枝15g　丹参20g　生地黄20g　川芎15g　桃仁15g　红花15g　柴胡20g　茯神15g　石菖蒲15g　枸杞20g　山茱萸20g　酸枣仁20g　甘草20g

　　水煎服,每日1剂,日二次服。

　　四诊　9月14日。症脉未见异常,期前收缩未出现,无明显症状,继服上方巩固,经心电检查无异常期前收缩出现。

　　按　扩张型心肌病是一侧或双侧心腔扩大并伴有心肌肥厚、心肌收缩期泵血功能障碍,常可致心力衰竭,临证多见心悸,胸闷气短,喘促等症,辨证属中医"心悸"、"喘证"、"胸痹"、"肺胀"等范畴。本病例西医诊断为扩张型心肌病,呈现严重频发心律不齐,但无明显临床症状,舌象亦无变化,脉象结代频发,继西医医院诊断明确,但无药可治,曾给予美托洛尔亦无效,经辨证,此属心气阴两虚兼心阳不振以致血液运行受阻,当用益气阴振心阳,活血化瘀之品,辅以安神,如龙牡、茯神、石菖蒲等,经3个月治疗期前收缩、心律恢复正常。麦冬、生地黄、五味子滋心阴,干姜、桂枝温振心阳,人参、黄芪补益心气,桃仁、红花、丹参活血,组方从益气养阴温阳以鼓舞心气不足,活血化瘀则促使血液之运行,气旺血行无阻滞则结代自除,方中柴胡为疏气之品,气行血行,可使补而勿壅,龙牡、石菖蒲、茯神则为安神养心之品,因病人睡眠不佳,故用之,取其相辅相成之意。《伤寒论》炙甘草汤治"脉结代,心动悸",实概括了各类心脏病的心律不齐。炙甘草汤方义:人参、干姜、桂枝以助心阳之不振,生地黄、麦门冬、麻仁、阿胶以滋养心阴,红枣、酒以鼓舞心气之不振,此方纯为心气阴阳两虚者而设,如属心气不足,阴阳两虚者用之有效,亦可加入黄芪以补益心气。临床观察凡心阴阳气血虚者,多兼血瘀,气虚无力推动血之运行,构成气虚血瘀,故治疗此证则加入活血之品,如桃仁、赤芍、丹参、川芎、红花,使气旺血行,效果较佳,此病例即按此义治疗取得满意效果。

验案6　益心气养阴活血法治疗心悸

　　王某,男,65岁,退休干部。

　　心悸怔忡气短,频发室性期前收缩三联律、二联律,心动过速最快160次/分,经某医院诊断甲亢性心脏病、心动过速、心律失常,曾用抗心律失常药物及美托洛尔,心律稍减,达120次/分,但频发期前收缩不减,求治于中医。

　　初诊　2001年4月1日。病人面容憔悴,精神不振,疲惫不堪,入夜则心悸动不宁,夜难入睡,舌薄苔,边缘紫。

西医诊断　甲亢性心脏病,心律失常。

中医辨证　心气虚、阴虚夹有血瘀。

治则　益心气养阴活血。

方药　益气活血滋阴合剂:

黄芪50g　党参20g　麦冬20g　五味子15g　生地20g　桃仁15g　红花15g　枸杞20g　当归20g　枳壳15g　川芎15g　柴胡15g　丹参20g　夏枯草30g　玉竹20g　首乌20g　甘草15g

水煎服,每日1剂,日二次服。

二诊　4月17日。服上方15剂,心率稍慢,100～110次/分,期前收缩大减,脉未见促代,全身较前稍有力,心律不齐亦减轻,但仍全身疲倦,体力不支,腰酸腿软无力,手足心热,此属肾阴亏耗,继以上方加滋补肾阴之品。

方药　黄芪50g　党参20g　麦冬20g　五味子15g　川芎15g　丹参20g　红花20g　柴胡20g　赤芍15g　当归20g　生地20g　桃仁15g　枳壳15g　枸杞20g　女贞子20g　首乌20g　玉竹20g　龟板20g

水煎服,每日1剂,日二次服。

三诊　6月5日。服上方30剂,心率80次/分左右,期前收缩未出现,自感全身有力,腰膝酸软减轻,怔忡已除,经检查T_3、T_4已恢复正常而愈,嘱继服此方若干剂以巩固疗效。

按　本案西医诊断为甲亢出现心动过速,频发期前收缩三联、二联律,心率可达160次/分,经用美托洛尔心率下降至120次/分,但期前收缩不减,夜不能寐,病人十分痛苦,面容憔悴,表情淡漠,呈现气短不能续,心悸怔忡,舌质紫,苔白,脉象数疾,病人以心律不齐,威胁最大,通过辨证与辨病结合,属气阴两虚夹有血瘀。第一方以益气活血法治疗,经过服药15剂,期前收缩明显减少,只是阵发,心率亦稍缓,全身稍有力,夜能入睡。二诊考虑脉象虚数,气阴两亏,气之根在肾,阴虚阳无所附,故心悸动,脉虚数,加入枸杞、女贞、玉竹、龟板以补肾阴摄纳。6月5日复诊服后方30剂,期前收缩完全消失,心动过速明显减慢,且血清T_3、T_4亦恢复正常水平,组方以益气阴、补肾摄纳、活血化瘀三方面治疗取得良好疗效。重用黄芪治疗甲亢之属于气虚者甚效,本例病人用后,不仅症状好转,T_3、T_4亦随之恢复正常,可见中医辨证论治之特色。

验案7　滋养心阴法治疗真心痛

华某,男,65岁。

患者8天前工作中突发心前区紧束感。随之心痛频繁发作,伴有呼吸困难,住入某院,经心电图诊断为前间壁心肌梗死,中西医抢救八天,病情仍不稳定,心电图提示:ST段抬高,血压90/70mmHg。

初诊　2011年8月15日。病人神志清楚,心前区憋闷,气短促,口干喜饮,五心烦热,睡眠欠佳,食欲不振,舌暗红,光净无苔,脉沉涩。

西医诊断　冠心病心肌梗死。

中医辨证　气阴两虚,脉络瘀阻。

治则　益气养阴,活血化瘀。

方药　红参15g　麦冬15g　五味子15g　生地25g　元参15g　丹参15g　丹皮15g　陈皮15g　麦芽15g

水煎服,每日1剂,日二次服。

二诊　8月31日。服药15剂后病人自觉心前区舒畅,五心烦热症状减轻,睡眠好转,食欲增进,口渴喜饮,舌质红,脉沉。心电示:陈旧性前间壁心肌梗死,谷草转氨酶100U/L。气阴复,脉络通,仍以前方增减。

方药 红参15g 麦冬15g 五味子15g 生地25g 元参15g 丹参15g 丹皮15g 天花粉15g 沙参15g 甘草10g

水煎服,每日1剂,日二次服。

服药10剂,口渴消失,睡眠好转,食欲增加,全身乏力症状减轻,舌红润苔薄,脉沉。继以益气养心之剂善后。

按 胸痹心痛患者,因久服活血化瘀之剂,耗气伤津,或素体阴虚,而见气阴两虚之证。气虚则无力推动营血运行。阴虚则营血不能濡养脏腑,心失所养而致心痛。心之气阴两虚,因阳气不足,鼓动无力,脉气不充,阴液不足,脉道空虚,每致血行不畅而兼挟瘀血之象。表现为心悸气短、胸部憋闷或刺痛感、自汗盗汗、掌心发热、舌质红苔剥或舌紫及舌下静脉紫暗、唇暗或青紫、脉沉涩或结代。方用人参益气养阴生津;沙参、麦冬、生地、花粉、五味以养心阴;少佐丹皮、丹参以活血通络。若病人伴有肢麻、颈项强痛者,为阴虚血热,血不养筋所致,加入葛根50g甚效。《伤寒论》有葛根汤、桂枝加葛根汤用治外感项背强痛,现代药理试验也证实,葛根黄酮能扩张脑血管和冠状动脉血管,因此可以治疗高血压和冠心病引起的颈项强痛。

验案8 滋养心阴法治疗抽动秽语综合征

李某,男,4岁。

患者双上肢阵发性抽搐,寐而易醒,多动,眨眼不休,喉部发出的怪叫声,多言污秽词汇。经哈尔滨医科大学附属医院儿科诊断为抽动秽语综合征,经治无效,来中医就诊。

初诊 1998年4月30日。患儿除上述症状外,观其舌质红苔白,脉象滑小有数象。

西医诊断 抽动秽语综合征。

中医辨证 肝郁化热,肝风内动,心阴亏耗。

治则 疏肝泄热,收敛重摄,滋阴宁神镇惊。

方药 柴胡10g 龙骨15g 牡蛎15g 黄芩7g 桂枝10g 甘草10g 半夏10g 大黄3g 茯神10g 石菖蒲10g 生赭石15g 石决明10g 全蝎5g 蜈蚣1条

水煎服,每日1剂,日二次服。

二诊 1998年5月2日。患儿服药2剂,上肢抽动即止,睡眠亦好转,但仍有秽语,眼眨动如前,继续以上方治疗。

三诊 至1998年6月18日中间三次复诊。诸症均有好转,睡眠好,无秽语,上肢抽动未出现,唯独挤眉眨眼未除。肝开窍于目,此肝阴未复,眼干涩,故而眨动不休,宜养阴柔肝息风法。

方药 生龙骨15g 生牡蛎15g 珍珠母15g 石决明15g 菊花10g 蒺藜10g 柴胡15g 白芍15g 生地15g 石斛15g 牡丹皮10g 密蒙花10g 甘草10g

水煎服,每日1剂,日二次服。

四诊 1998年6月24日。服上方6剂,症状明显缓解。患儿挤眉眨眼未见出现。据其母谈,只有一次生气时出现,很快即消失,嘱继续服上方。

五诊 1998年7月12日。眨眼未出现,嘱停药观察。

按 抽动秽语综合征,临床可见患者头面部或躯干、肢体、肌肉的迅速、反复、不规律的抽动,属锥体外系疾病。该病儿根据其发病年龄、多组肌肉的重复、快速、不规则抽动及喉部发出的怪叫声和污秽语言,确认为抽动秽语综合征。此病中医学尚无相应之病名,然从其症状体征,属于神志病,辨证为心、肝二经。《黄帝内经》谓"心为君主之官,神明出焉。""肝为将军之官。""在志为怒。""肝藏魂。"又谓:"卧则血归于肝。"据其祖母介绍,本患儿平素性急易怒,稍不如意,即哭闹无休止。本年入幼儿园,受到一些管教约束,不能似在家随意打闹,情志拂郁不得发泄,遂患此病。审证求因当属肝气郁而化热,耗伤心阴,为虚实夹杂之证,治以柴胡龙骨牡蛎汤化裁,疏肝郁、泄热、养心阴,镇潜安神,取得了明显疗效。复诊仍眨眼不休(眼干涩),系因"肝开窍于目",乃肝阴亏耗,肝风内动所致,用珍珠母、龙骨、牡蛎、石决明、代赭石、蒺藜等以养阴柔肝潜阳息风,眨眼随之消除,病告痊愈。

验案9　滋养心阴疏肝法治疗惊悸

王某,男,44岁,某企业干部。

患者7年前因工作过劳,出现恐惧、心悸怔忡不宁、失眠,曾经北京、哈尔滨市多家医院系统检查,心脏无异常,经治疗不效,故来门诊治疗。

初诊　1998年8月2日。现患者恐惧、心悸怔忡不宁,自觉心似在胸中悬荡,不能落地,烦乱难忍,睡眠不实,多梦,胸满气短,自汗出;舌苔白干,舌质紫,脉象数有力。心率120次/分。

西医诊断　神经官能症。

中医诊断　肝郁化热,心阴亏虚。

治则　疏肝气之郁,补心气之虚,滋阴宁神镇潜。

方药　柴胡龙骨牡蛎汤加减:

柴胡15g　半夏15g　黄芩15g　龙骨15g　牡蛎15g　大黄7.5g　桂枝15g　人参15g　生地黄15g　麦门冬15g　五味子15g　茯神20g　石菖蒲15g　远志15g　珍珠母30g　生赭石30g　炒酸枣仁20g　甘草15g

水煎服,每日1剂,日二次服。

二诊　服上药7剂,心悬荡大好,心悸亦减,精神稍好,仍睡眠不实多梦,头额出汗,稍遇事紧张则加重,脉象数而渐缓,上方加龟板20g。

三诊　服上药7剂,心悸大减,悬荡感已除,未再出现,精神体力均较前增加,汗亦减少,睡眠好转,仍多梦,仍不能适应环境,稍遇不顺心事,即心怯紧张,心悸汗出,继服上方。

四诊　服上药21剂,前症基本消除,唯仍怕事纷扰,每日晚6、7点钟出现心悸怔忡,经数分钟即逝,"心为君主之官",考虑此乃心气虚未全复之故,当在原方基础上加重补心气之品。

方药　柴胡15g　龙骨20g　牡蛎20g　大黄7.5g　桂枝15g　人参15g　五味子15g　茯神30g　石菖蒲15g　远志15g　珍珠母30g　生赭石30g　炒酸枣仁20g　甘草30g　小麦30g　红枣5个　柏子仁20g　夜交藤30g　黄连10g

水煎服,每日1剂,日二次服。

五诊　又服上方15剂,诸症皆未出现,精神好,全身有力,睡眠7小时,梦已减少,恐惧感已无,能适应一般事务,已上班1个月余;脉象缓,舌转淡红,遂痊愈。

按　本案以心悸怔忡,心悬心荡,惊悸不寐为主症1年余,不能工作,曾经某医院住院系统检查无结果,诊为自主神经功能紊乱,经治无效,来中医治疗,辨证病位在心肝二经,心之气阴亏耗,则心悸、怔忡,神无所依,肝气郁而不达,失于疏泄,则魂不得藏,卧不能寐,多梦纷纭,心肝俱为牡脏,营阴亏耗,阳气浮越,不得潜藏,故呈现胸中悬荡,惊悸不宁,神无所主等候。辨证以舌质红、苔白少津,脉象数,结合上述症状,乃属心气阴亏耗,肝郁化热上亢之证,两者一虚一实交织,故曾用多种中西药皆未对症,治疗以疏泄肝气之亢逆,益心气养阴,震摄以宁神,补与泄、散与敛相反相成,经过治疗而痊愈。后方加入甘麦大枣汤以增补心气之功,原方治"妇人脏躁,悲伤欲哭,数欠伸"。张琪教授用于治疗心气虚之失眠颇效,功能养心安神,和中缓急,药虽平淡而确有卓效。

补益心脾法

此法用于心脾气血两伤之心脾两虚证。其临床表现为面色萎黄、食少纳呆、倦怠乏力、气少神疲、心悸不眠、妇女月经过多、舌淡脉弱等。

验案1 补益心脾法治疗心悸

任某,女,42岁。心悸、乏力4年余,自述心电图有期前收缩(具体不详)。

初诊 2010年11月8日。症见心悸、乏力、怕冷、心烦易怒、月经量少、色暗、有血块、双眼干涩、口黏腻、夜寐不佳,多梦,舌红,苔薄白,脉细无力。胃下垂病史20年。

西医诊断 心律失常。

中医辨证 心脾两虚,气血不足。

治则 滋养心脾,补气生血。

方药 归脾汤加减:

太子参20g 黄芪30g 白术15g 当归20g 茯神15g 远志15g 枣仁20g 木香7g 龙眼肉15g 生姜10g 大枣5个 白芍20g 柴胡15g 丹皮15g 丹参15g 甘草10g

水煎服,每日1剂,日二次服。

二诊 2010年11月22日。服上方14剂,期前收缩减少,经量较前增多但仍色暗有血块,心情较前舒泰,夜寐好转,舌尖红,苔薄白,脉细。继用上方加减治疗:

方药 太子参20g 黄芪30g 白术15g 当归20g 茯神15g 远志15g 枣仁20g 木香7g 龙眼肉15g 生姜10g 大枣5个 白芍20g 柴胡15g 丹皮20g 丹参20g 甘草10g

水煎服,每日1剂,日二次服。

继服上方14剂,随访诸症消除,无明显不适。

验案2 补益心脾法治疗不寐

宋某,男,47岁。

失眠、心悸、乏力2个月余,心电示ST-T段稍下移。

初诊 2011年3月28日。症见失眠、心悸、乏力、气短、后背疼痛、咽干、口苦、纳差、舌淡苔干,脉弱。

西医诊断 失眠。

中医辨证 劳伤心脾,气血化生不足。

治则 养心健脾,益气养血。

方药 归脾汤加减:

黄芪30g 太子参20g 麦冬15g 五味子15g 桃仁15g 赤芍15g 白术20g 茯苓20g 远志15g 枣仁20g 砂仁15g 甘草15g 龙眼肉15g 柏子仁20g 石菖蒲15g 桂枝10g

水煎服,每日1剂,日二次服。

二诊 2011年4月11日。服上方14剂,睡眠较前好转,咽干、口苦均较前减轻,仍心悸、乏力、后背疼痛,舌红无苔,脉细。继用上方加减治疗。

方药 黄芪40g 太子参20g 麦冬15g 五味子15g 山萸15g 熟地20g 山药20g 茯苓15g 丹皮15g 泽泻15g 枸杞20g 女贞子15g 菟丝子15g 枣仁20g 龙眼肉15g 柏仁20g 石菖蒲15g 柴胡15g 桂枝15g 白芍20g 甘草15g

水煎服,每日1剂,日二次服。

继服上方14剂,随访诸症消除,无明显不适。

验案3 补益心脾法治疗系统性红斑狼疮

赵某,女,48岁。乏力、脸部现蝶形红斑4日,既往系统性红斑狼疮病史21年,曾于10年前因发热、关节痛于张老处诊治。后间断服用泼尼松,具体剂量不详。

初诊 2009年7月28日。症见心悸、气短、乏力、懒言、脸部蝶形红斑、足趾麻木、失眠、口干口渴不欲饮,舌红有裂纹,少苔,脉沉细。

西医诊断 系统性红斑狼疮。

中医辨证 久病体虚,迁延心脾。

治则 益气补血,滋养心脾。

方药 归脾汤加减:

黄芪40g 太子参20g 白术15g 当归15g 茯神15g 远志15g 龙眼肉15g 枣仁20g 五味子15g 丹皮15g 侧柏叶20g 玄参15g 麦冬15g 山萸20g 熟地20g 女贞子20g 枸杞20g 甘草15g 夜交藤20g

水煎服,每日1剂,日二次服。

二诊 2009年8月4日。服上方14剂,心悸、气短减轻,力气较前见长,睡眠较前增加两三个小时,仍有脸部蝶形红斑、足趾麻木、口稍干,舌红有裂纹,少苔,脉沉细。继用上方加减治疗。

方药 黄芪30g 太子参20g 白术15g 当归15g 茯神15g 远志15g 龙眼肉15g 枣仁20g 五味子15g 丹皮15g 侧柏叶20g 玄参15g 麦冬15g 山萸20g 熟地20g 女贞子20g 枸杞20g 甘草15g

水煎服,每日1剂,日二次服。

服上方1个月余,诸症减轻。

验案4 补益心脾法治疗虚劳

齐某,男,48岁。

初诊 2012年2月5日。症见乏力、失眠、多梦易醒、汗出、憋气、体虚易感、形体消瘦、平素思虑过度、纳差、大便不成形。舌淡、舌体胖大,脉滑细。

西医诊断 自主神经功能紊乱。

中医辨证 心脾两虚。

治则 补益心脾。

方药 归脾汤加减:

白术20g 黄芪30g 太子参20g 当归20g 茯神20g 远志15g 枣仁20g 龙眼肉15g 五味子15g 陈皮15g 半夏15g 麦芽30g 神曲15g 生姜15g 大枣3个 甘草15g

水煎服,每日1剂,日二次服。

患者服上方7剂自觉力气增加,继以上方化裁服药20余剂,诸症消失。

验案5 补益心脾法治疗紫斑

郝某,女,28岁。

双下肢皮肤紫斑2年余。于2004年9月份出现紫癜,1周后尿检异常,后逐渐出现尿蛋白、潜血阳性。于某医院诊断为过敏性紫癜肾炎,服用泼尼松40mg/d,激素逐渐减量,但双下肢出血点没有消失,持续出现。

初诊 2006年12月27日。症见双下肢有散在出血点,小米粒大小,无关节红肿,心悸、失眠、乏

力,双下肢出血点常于站立时间过长后出现,舌质红,苔白,脉细弱。查尿常规:蛋白质(±),红细胞 53.3/μl。

西医诊断 过敏性紫癜肾炎。

中医辨证 心脾两虚。

治则 健脾养心,益气摄血,凉血止血。

方药 归脾汤加减:

当归 20g 白术 20g 太子参 20g 黄芪 40g 茯神 15g 远志 15g 酸枣仁 20g 木香 10g 龙眼肉 15g 生姜 15g 大枣 5 个 甘草 15g 仙鹤草 30g 茜草 20g 侧柏叶 20g 乌梅 15g 贯众 15g 生山药 20g 地榆 20g 槐花 20g

水煎服,每日 1 剂,日二次服。

二诊 2007 年 1 月 10 日。服上方 14 剂,紫癜减少,但每天均有新生双下肢皮肤紫癜,心悸、失眠、乏力好转,久立则加重,舌质红,苔薄白,脉细弱,2007 年 1 月 9 日尿常规示:潜血(±),红细胞 2～4 个/HP。继用上方加减治疗。

方药 当归 15g 白术 15g 太子参 20g 黄芪 30g 茯神 15g 远志 15g 酸枣仁 20g 龙眼肉 15g 白芍 20g 桂枝 15g 生姜 15g 大枣 5 个 仙鹤草 30g 茜草 20g 海螵蛸 20g 侧柏叶 20g 贯众 20g 乌梅 15g 槐花 15g 地榆 15g 山药 20g 甘草 15g 何首乌 20g

三诊 2007 年 1 月 24 日。服上方 14 剂,双下肢仍有少量皮肤紫癜,数量较前减少,变小,近二日未有新鲜出血点,乏力,食少,舌淡,苔薄白,脉细弱。未行尿验。继用上方加减治疗。

方药 当归 15g 白术 20g 太子参 15g 黄芪 30g 茯神 15g 远志 15g 酸枣仁 20g 白芍 20g 龙眼肉 15g 桂枝 15g 生姜 15g 大枣 5 个 仙鹤草 30g 茜草 20g 小蓟 20g 贯众 20g 乌梅 15g 槐花 20g 地榆 20g 侧柏叶 20g 山药 20g 何首乌 20g 甘草 15g

水煎服,每日 1 剂,日二次服。

四诊 2007 年 2 月 7 日。现症见双下肢紫癜时有时无,偶有 1～3 个紫癜,余无明显不适,舌淡,苔薄白,脉细弱。继用上方加减治疗。

方药 当归 15g 白术 20g 太子参 15g 黄芪 30g 茯神 15g 远志 15g 酸枣仁 15g 白芍 15g 龙眼肉 15g 桂枝 15g 生姜 15g 大枣 5 个 仙鹤草 30g 蒲黄 20g 小蓟 30g 槐花 30g 侧柏叶 20g 贯众 20g 地榆 20g 何首乌 15g 山药 20g 甘草 15g

水煎服,每日 1 剂,日二次服。

服上方 14 剂,此后病人间断复诊,双下肢紫癜未有复发而愈。

按 张琪教授认为脾胃与疾病有着密切关系。脾胃为气血化生之源,后天之本,是人体正气的重要部分。从五行上讲,心为火脏,脾为土脏,"火生土"即心为母脏,脾为子脏,两脏在生理上表现为母子关系,心的气血阴阳对脾具有促进和资生作用,从而维系脾的正常生理功能的发挥。心的气血阴阳亏虚尤其是心气、心阳的不足,火不温土必致脾阳、脾气的虚损不足,此即母病及子。反之,脾功能不足,脾的阴阳虚衰又可子盗母气,子病及母而致心功能减退,终致母子同病,心脾功能失调,临床呈现多种不同的病理变化。而中医藏象学说中认为心脾两脏阴阳相通,气血互济关系十分密切,生理上主要体现为血液的生成和运行两方面。病理上心脾两脏相互影响,心气心阳亏虚,火不暖土,则脾虚失运,可致水谷精微化生减少,血的化源不足,反之脾的化源不足,则导致心血亏耗;心脾两虚、推动固摄失职可致血液循环不畅或血液丢失,形成血瘀或出血证。经络学说认为,手少阴心经和足太阴脾经有密切联系,二者经络相贯,气血阴阳互通。可见,心与脾系统之间通过经络紧密相连,这决定了二者在病理上必然相互影响。如心阳心气不足,可致脾胃失于健运,而产生水湿痰饮,而痰饮生成之后又可随经络上凌于心而心悸怔忡,下趋大肠而腹泻;饮食失调,胃土之气不和,又可致心神不安,此即所谓"胃不和则卧不安";心阳心气不足,火不暖土,则大肠小肠虚寒,泌别失司,传化失常,清浊不分而腹痛、泄泻,或心阳心火亢旺,移热于小肠而小便淋涩灼热。由此可见,心脾两脏的关系极为密切,在生理上相互联系,病理上相互影响。

在治疗方面,医圣张仲景首创了"心脾相关"理论,认为振奋温补心阳亦可达到振奋脾阳的目的,"从心治脾"即可母子并补。如小建中汤、大建汤等方剂,均依据此法而设立,虽各方以"中"为名,但从全方的组成以及药物归经分析,则都与温运心阳相关。同时其也提出了"从脾治心"的方法,在《金匮要略》记载有"胸痹,心中痞气,气结在胸,胸满,胁下逆抢心,枳实薤白桂枝汤主之,人参汤亦主之"之论,即是对此治法的验证。

临床上见心脾同病并不少见,最常见的为心悸、失眠、食少、倦怠、面色无华等症状。其中最具针对性的当属宋代严用和《济生方》所记载的归脾汤。本方乃是严氏根据"二阳之病发心脾"理论而创制。方中以黄芪、人参、白术、甘草补脾,另以当归、龙眼肉养心,再用茯神、远志、酸枣仁宁心定志,佐以木香行气调脾。《医方考》中云:"五味入口,甘先入脾。参、芪、苓、术、甘草皆甘物也,故用之补脾;虚则补其母,龙眼肉、酸枣仁、远志,所以养心而补母;脾气喜快,故用木香;脾苦亡血,故用当归。"全方针对心脾病机,"益脾生血,补血养心,使心脾相生,以达气血两旺之效",是心脾同调的代表方剂之一。《济生方》中记载其:"治思虑过度,劳伤心脾,健忘怔忡",《内科摘要》详细的记述了归脾汤的应用范畴:"思虑伤脾,不能摄血,致血妄行;或健忘怔忡,惊悸盗汗;或心脾作痛,嗜卧少食,大便不调;或肢体重痛,月经不调,赤白带下;或思虑伤脾而患疟疾。"《杂病源流犀烛》又用其治疗"因思虑过度而致癫狂,虚损痨瘵而见泄泻"。现代医家更是将此方用于内、外、妇、儿、耳鼻喉科等近百种疾病的临床证治。

验案1中,《南雅堂医案》云:"用心过度,阴血必受损耗,怔忡健忘,皆心血不足之故,生血者心,统血者脾,当握要以图之。归脾汤。"心藏神而主血,气血虚则神失潜藏;脾主运化而统血,脾虚运化失职、化源匮乏、统摄失司。两脏俱虚则气血化源不足,故当重用参芪术草等甘温之品补脾益气以生血,使气旺而血生;当归、元肉甘温补血养心;茯神、枣仁、远志宁心安神;木香辛香而散,理气醒脾。《古今名医方论》张璐曰:"此方滋养心脾,鼓动少火,妙以木香调畅诸气。世以木香性燥不用,服之多致痞闷,或泄泻,减食者,以其纯阴无阳,不能输化药力故耳。"方中姜、枣调和脾胃,以资化源。本证又可见肝经有热证,故用柴胡、白芍疏肝柔肝理气,丹皮、丹参滋阴凉血。若血亏甚可酌加首乌、熟地补血之品,又宜少佐理气药物,使补而不滞。孙思邈在《备急千金要方》记载:"心劳病者,补脾以益之,脾王则感于心矣",心脾同治,养血以宁心神,健脾以资化源,诸证自除。

验案2中,可谓归脾汤的经典应用,患者表现出典型的心脾同虚之症。患者因夜寐欠佳,暗耗心血,加之素体气血亏虚所致。"思发于脾而成于心",故从心论治,补益心脾。《南雅堂医案》:"诊得脉细小,右寸涩,心下悸,痛甚喜按,得食少愈,大小便俱见清利,系虚痛之候,用归脾汤加石菖蒲治之。"因脾虚较甚,故酌加白术、茯苓、砂仁补脾气,助运化。又加桃仁、赤芍助心行血,加桂枝助心阳,通血脉,止悸动。二诊时合六味地黄丸既补心脾又滋肾阴,使心肾脾得益而诸证自除。

验案3中,由于系统性红斑狼疮患者多五脏俱损、虚实错杂交错于一身,病程迁延缠绵、难治难愈。《脾胃虚实传变论》曰:"欲实元气,当调脾胃",故药用归脾汤,益气健脾,养血调气;系统性红斑狼疮多先天不足,故合山萸、熟地、女贞子、枸杞、麦冬取其滋阴养血,生津润燥之功,峻补下焦精血;又佐丹皮、侧柏叶、玄参清气凉营、凉血化瘀。诸药相合,既滋补先天又调益后天,补中寓通,清温并用,可补益气血于沉疴邪伏之体,清化瘀毒于久病虚羸之躯,正邪兼顾,左宜右有,扶助久患系统性红斑狼疮之人固本培元,增强体质,控制病情,以图病愈。

验案4中,患者平素体虚,脾虚胃弱化源不足,则无力养心,心脾两虚;心虚不能滋养脾土,脾失健运,四倦所伤。且思虑过度,"悲哀忧愁则心动,心动则五脏六腑皆摇。……思动于心则脾应"。《黄帝内经》曰:"中焦受气取汁,变化而赤是为血",脾虚无以化生精微是本病之症结所在。然水谷之精微,化生于脾,又灌注于心,心主血,脾统血,故从心脾两虚论治,遂投归脾汤治之。

验案5中患者来诊时病程已久,耗伤正气,故长期站立则紫癜复现,此为脾虚证之代表征象,而患者兼有心悸失眠,而辨为心脾两虚之证。初诊治以健脾养心,益气摄血,凉血止血为主;二诊患者心悸失眠乏力好转,双下肢皮肤紫癜减少,此为心得血养,脾气得健,固摄有力之象;三、四诊守大法不变,而使病渐愈。张老治疗此类患者病程长,有久立或劳累复发,兼或不兼有心悸、失眠,而有乏力者多辨为此证,而用归脾汤加减则确有良效。而血证范畴最主要的病因病机即为血热妄行和气虚不摄,此患者病程长达2年余,正气已虚,不能固摄血液在脉内运行,归脾汤气血并补,但以补气为主,使脾健气血生化有源,统血摄血有权。因生血、统血皆归脾之所主,故名为归脾汤。

另外,一脏雁患,取其另一脏而治,本方亦可用于虚劳黄疸,效果甚佳。

清心泻火法

本法用于心火上炎,或心火亢盛者。由于情志过激使心火内炽,或因六淫内郁化火,致心火亢盛而现心中烦热、失眠、怔忡不安,甚则喜笑狂躁,所谓"心有余则笑不休";或火炎于上而口舌糜烂疼痛、口渴、舌红、脉数等;若热入心包,则出现神昏谵语等症状。急用安宫牛黄丸、紫雪丹、至宝丹等。无神志症状者,可径用清心泻火法,可用清心丸或黄连解毒汤;若心火上炎或心热移于小肠而小便短赤、尿血者,可用导赤散加味施治。

验案1 清心泻火法治疗尿痛

唐某,男,34岁。每于焦虑紧张出现尿赤而痛,尿频而窘迫,略有腰痛,近1周加重。尿检:白细胞(+),红细胞(+),蛋白(+)。口干渴,常有舌面溃疡,舌红紫,苔薄黄,脉沉有力。

西医诊断 尿路感染。

中医辨证 心经热盛或移于小肠。

治则 清心泻火通淋。

方药 导赤散加味:

生地15g 木通15g 竹叶15g 焦栀子10g 文军5g 滑石15g 车前15g 萹蓄20g 瞿麦20g 甘草15g

水煎服,每日1剂,日二次服。

服药6剂后,尿检皆阴性,诸症明显减轻,遂以上方化裁再服6剂,诸症消失而告愈,1年后随访不仅尿痛未复发,而口腔溃疡也未发作。

按 临床上确有许多尿血、尿痛者,常有口腔溃疡反复发作的病史,治以清心泻火法每获佳效。心与小肠相表里,心热下移小肠,小肠泌别失职;心火上炎内灼阴液,故应清心与养阴兼顾,导热下行,使蕴热从小便而泄。生地与木通相合,滋阴制火而不恋邪,利水通淋而不伤阴,共为君药。竹叶清心除烦,淡渗利窍,导心火下行。又合八正散清下焦膀胱湿热,使水道利、小便通。

验案2 清心泻火法治疗蛋白尿

姚某,男,35岁。蛋白尿半年,"隐匿性肾小球肾炎"病史半年,当时尿蛋白(2+),无明显症状,血压及肾功能正常,静脉滴注头孢曲松钠半个月,口服肾炎康胶囊及黄葵胶囊,疗效不著。饮酒史10年。

初诊 2004年11月2日。仍持续蛋白尿(2+~3+)。

中医辨证 气阴两虚兼有湿热。

治则 益气滋阴补肾,清热利湿解毒。

方药 清心莲子饮加减:

生黄芪30g 党参20g 石莲子15g 地骨皮15g 柴胡15g 茯苓15g 麦冬15g 车前子15g 山药20g 枸杞子20g 芡实20g 白花蛇舌草30g 金樱子15g 金银花15g 生甘草15g 女贞子20g

水煎服,每日1剂,日二次服。

二诊 2004年11月16日。服用14剂乏力,颜面潮红,舌红苔薄白,脉弦滑。尿常规:蛋白(2+),潜血(+)。查肝功能:谷氨酸氨基转移酶51U/L,丙氨酸氨基转移酶82U/L,谷氨酰转移酶126U/L。

中医辨证 脾肾气阴两虚,兼有热毒之邪。

治则 益气滋阴补肾,疏肝清热解毒。

方药 左归饮合二至丸合四逆散加减:

熟地黄20g 枸杞子20g 山茱萸20g 山药15g 茯苓15g 牡丹皮15g 龟板20g 女贞子20g 墨旱莲15g 生地榆15g 黄芪30g 莲子15g 柴胡20g 白芍20g 枳壳15g 甘草15g 山豆根20g 大青叶15g 虎杖20g 五味子15g

水煎服,每日1剂,日二次服。

三诊 2004年12月16日。服药30剂,乏力缓解。舌红苔薄白,脉滑。肝功能恢复正常,尿蛋白(+)。

中医辨证 虚证得补,肝病获治,效不更方。

治则 益气滋阴补肾,疏肝清热解毒。

方药 四逆散合二至丸加减:

柴胡20g 白芍20g 枳壳15g 甘草15g 山豆根20g 大青叶20g 虎杖20g 五味子15g 生黄芪30g 太子参20g 石莲子15g 赤芍15g 墨旱莲20g 女贞子20g 坤草30g 侧柏叶20g 龟板20g 金樱子20g

水煎服,每日1剂,日二次服。

四诊 2005年1月16日。服药30剂,已无明显症状。舌质红,舌苔白腻,脉滑。尿蛋白(-),肝功能正常。继以清心莲子饮加减调治。

验案3 清心泻火法治疗蛋白尿

郑某,男,42岁。该患者10年前曾患肾小球肾炎,经治疗已愈。2000年2月因感冒出现发热、咽痛、扁桃体肿大症状,化验尿蛋白(3+),潜血(3+)。经某医院诊断为慢性肾小球肾炎,用青霉素等抗生素治疗,体温恢复正常,咽痛症状好转,但尿常规检测:蛋白(3+),潜血(3+),颗粒管型5~7个/HP。又口服雷公藤多苷片治疗两个月,复查尿蛋白(3+),潜血(2+~3+),来门诊求治。

初诊 2000年5月26日。现患者血压正常,双下肢浮肿,腰酸,周身乏力,尿色黄赤,手心发热,咽部充血,舌质红,舌苔白,脉象稍数。

西医诊断 慢性肾小球肾炎。

中医辨证 气阴两虚夹有湿热。

治法 益气养阴,清热利湿。

方药 清心莲子饮加味:

黄芪 50g　党参 30g　地骨皮 20g　麦冬 20g　茯苓 20g　柴胡 15g　黄芩 15g　车前子 20g　石莲子 15g　甘草 15g　白花蛇舌草 30g　益母草 30g　瞿麦 20g　萹蓄 20g　双花 30g　大蓟 30g　小蓟 30g　茅根 30g

水煎服,每日 1 剂,日二次服。

二诊　连服上方 14 剂,复查尿常规:蛋白(2+)、潜血(+)。此后连续三次复诊,共服上方 21 剂,尿蛋白(-)、潜血(-),患者自觉全身较前有力,腰痛消失。患者回当地后继以上方加减服药 60 剂,三月余未见复发,近期疗效良好。

验案4　清心泻火法治疗蛋白尿

林某,男,37 岁,于 2000 年 6 月 10 日就诊。该患者慢性肾小球肾炎病史 1 年余,经当地医院给予雷公藤多苷片及中药治疗效果不明显。来诊时尿蛋白(3+),潜血(+),血肌酐 225μmol/L,尿素氮 11.5mmol/L,二氧化碳结合力 20mmol/L。现症见:倦怠乏力,腰酸腿软,手足心热,稍有恶心,无明显浮肿,舌质紫苔厚,血压 160/100mmHg。

西医诊断　慢性肾小球肾炎,慢性肾功能不全,氮质血症期。

中医辨证　气阴两虚夹有湿热瘀血。

治则　益气养阴,清利湿热,活血化瘀。

方药　清心莲子饮加味:

黄芪 50g　党参 30g　地骨皮 20g　麦冬 20g　茯苓 20g　柴胡 15g　黄芩 15g　车前子 20g　石莲子 15g　甘草 15g　白花蛇舌草 30g　益母草 30g　桃仁 15g　丹参 20g　葛根 20g　生地 20g　大黄 7g

水煎服,每日 1 剂,日二次服。

同时服用降压药物。经 3 个月治疗,共服上方 60 余剂。复查尿蛋白、潜血转阴,血肌酐 75umol/L,尿素氮 7.8mmol/L。后经数次检查,肾功能及尿沉渣均无异常,从而病情缓解。

按　上述 3 个验案均属中医辨证皆以气阴两虚为其主证,分别夹有湿热、血瘀之兼证。气阴两虚之证常见于肾小球肾炎,以蛋白尿为主,不伴高血压及肾功能异常,或肾病综合征水肿消退后,尿化验以蛋白尿为主,血浆白蛋白低。初起多属气虚阳虚,日久迁延则转而伤阴,"阳损及阴"形成气阴两伤。临床表现多见周身乏力,腰酸腰痛,面浮㿠白,头晕心悸,无水肿或有轻度水肿,手足心热,口干咽干,舌质红或舌尖红苔白,脉象滑或兼有数象。治疗一方面要顾及气虚,另一方面要顾及阴虚。张琪教授用清心莲子饮加味。

验案 2 初诊辨为气阴两虚,兼夹湿热毒邪之证,病位在脾肾。肾小球肾炎初起多气虚阳虚,日久迁延则转而伤阴,"阳损及阴"形成气阴两伤。脾气统摄失职,肾气不足,固摄失司,精微外泄则有蛋白尿;正虚无力祛邪外出,湿热毒邪久羁,蕴结下焦,精微外泄。治宜益气滋阴补肾,清热利湿解毒。生黄芪、党参、茯苓、山药益气健脾固摄,尤重用黄芪为益气要药;石莲子、地骨皮、柴胡、麦冬滋阴清热;枸杞子、山药、芡实、金樱子、女贞子补肾涩精;车前子、白花蛇舌草、金银花清热利湿解毒。二诊辨证论治:肝肾同病。肾病:病位在脾肾,气阴两虚;肝病:肝郁脾虚,兼有热毒之邪。治宜肝肾同治,熟地黄、枸杞子、山茱萸、山药、茯苓、龟板、女贞子、墨旱莲、黄芪益气滋阴补肾。柴胡、白芍、枳壳、山豆根、大青叶、虎杖、五味子疏肝清热解毒。酌加生地榆清热凉血止血之品以治其潜血。三诊经治虚证得补,故全身乏力缓解;疏肝清热解毒治疗肝病明显收效。效不更方,继以益气滋阴补肾,疏肝清热解毒法调治。四诊无症可辨,化验正常,根据舌脉,仍以益气养阴,清热利湿为法巩固治疗。

验案 3 因有双下肢浮肿,尿色黄赤,舌质红苔白,脉数等湿热之兼证,故加入金银花清热解毒,瞿麦、萹蓄清利湿热,大蓟、小蓟、茅根凉血止血。

验案 4 因有舌质紫等血瘀之兼证,故又加入桃仁、丹参、葛根、大黄活血化瘀,使气血调畅则愈。

验案 5 清心泻火法治疗腰痛

苑某,女,25 岁。反复腰痛,尿频,尿痛 3 年余。3 年前出现腰痛、尿频、尿痛,化验尿常规白细胞计数不详,曾在多家医院诊治,诊断"尿路感染",经用抗生素后得以缓解,但病情时有复发,复检尿常规白细胞多少不一,7 月 29 日查双肾 B 超示:双肾盂排列不规整,右肾 0.4cm 小结石,8 月 9 日化验尿常规:蛋白(±)、白细胞(3+)、白细胞 32 个/μl、上皮细胞 30 个/μl。为求诊治,故来门诊。

初诊 2005 年 8 月 17 日。现症腰痛,尿频,便溏,4～5 次/日,畏寒乏力,小腹不适,痛经,手足心热。舌淡苔白,脉沉细。

西医诊断 慢性肾盂肾炎。

中医辨证 气阴两虚,湿热内蕴。

治则 益气养阴,清热利湿,温阳化气。

方药 清心莲子饮加减:

黄芪 30g 太子参 20g 石莲子 15g 地骨皮 15g 柴胡 15g 茯苓 15g 麦冬 15g 车前子 15g 瞿麦 20g 萹蓄 20g 肉桂 10g 益智仁 15g 茴香 15g 甘草 15g 杜仲 15g 巴戟天 10g 白花蛇舌草 30g

水煎服,每日 1 剂,日二次服。

二诊 服药 14 剂后,患者腰痛,尿痛,尿频,尿有余沥,尿黄等症状减轻,白带色黄,口干,便溏,4～5 次/日。实验室检查:尿常规:白细胞 208 个/μl(0～12 个/HP)、蛋白(-)、潜血(-)。舌暗红苔薄黄,脉沉细。仍守原方,以清心莲子饮加减。

方药 黄芪 40g 太子参 20g 石莲子 15g 地骨皮 15g 柴胡 15g 茯苓 15g 车前子 20g 麦冬 20g 瞿麦 20g 萹蓄 20g 败酱草 30g 双花 30g 蒲公英 30g 川椒 15g 附子 10g 桂枝 15g 重楼 30g 半枝莲 30g 甘草 20g 白花蛇舌草 30g

水煎服,每日 1 剂,日二次服。

三诊 服药 14 剂后,腰酸痛,尿黄,便溏,3 次/日,尿频缓解,稍有畏寒乏力。实验室检查:尿常规:白细胞 3 个/μl、上皮细胞 99 个/μl、蛋白(-)、红细胞 0 个/μl。舌红苔白厚,脉细。继用原法以巩固疗效。

方药 黄芪 40g 太子参 20g 石莲子 15g 地骨皮 15g 柴胡 15g 茯苓 20g 麦冬 15g 车前子 20g 菟丝子 20g 女贞子 20g 双花 20g 连翘 20g 瞿麦 15g 萹蓄 15g 蒲公英 20g 半枝莲 20g 茴香 15g 桂枝 15g 附子 10g 薏苡仁 30g 白术 15g 白花蛇舌草 20g

水煎服,每日 1 剂,日二次服。

四诊 服药 30 剂后,仍有腰痛,活动后加重,但无尿痛、尿频、畏寒。实验室检查:尿常规正常。舌淡红苔白,脉沉。方拟川芎肉桂汤加减。

方药 川芎 15g 肉桂 10g 秦艽 15g 独活 15g 桃仁 15g 赤芍 15g 丹参 15g 附子 10g 败酱草 30g 薏苡仁 30g 地龙 15g 当归 20g 牛膝 15g 桑寄生 15g 双花 30g 黄芪 30g 石莲子 15g 地骨皮 15g 甘草 15g 白花蛇舌草 30g

水煎服,每日 1 剂,日二次服。

服药 30 剂,患者腰痛、尿痛、尿频、畏寒症状均已缓解,未再复发,治疗痊愈。

验案 6 清心泻火法治疗腰痛

孙某,女,43 岁。腰痛 20 年,加重 2 年。该患者于 20 年前妊娠 6 个月时出现浮肿,以下肢浮肿为甚,伴有腰痛,尿常规:尿蛋白(2+)。分娩后经治疗浮肿消退,尿常规:尿蛋白(±)~(2+),未予系统治疗。近两年出现腰痛,乏力,下肢轻度浮肿,经治无明显好转,遂来门诊求治。

初诊 2004年3月8日。现症见腰痛、乏力、尿黄、口干,下肢稍肿,舌质红而干,苔薄白,脉细数。尿常规:尿蛋白(2+),尿潜血(3+),红细胞3~5个/HP。肾功能正常。

西医诊断 慢性肾小球肾炎。

中医诊断 腰痛。

中医辨证 脾气虚,肾阴亏,湿热留恋之证。

治法 益气养阴利湿。

方药 清心莲子饮加减:

黄芪30g 太子参20g 石莲子15g 地骨皮15g 柴胡15g 茯苓15g 麦冬15g 车前子15g 双花30g 白花蛇舌草30g 山茱萸20g 枸杞20g 女贞子20g 花粉15g 金樱子15g 熟地黄20g 生山药20g 芡实15g 知母15g 甘草15g

水煎服,每日1剂,日二次服。

二诊 2004年3月22日。服药后浮肿消退,腰背酸痛,手足心热,午后尤甚,白带色黄量多有臭味,胃痛,舌尖红,苔白,脉滑。尿常规:尿蛋白(±),尿潜血(±),红细胞4~6个/HP,尿酸盐结晶(3+)。肾功能:正常。

方药 黄芪40g 太子参20g 石莲子15g 地骨皮15g 柴胡15g 茯苓15g 麦冬15g 车前草20g 山茱萸20g 熟地黄20g 枸杞20g 金樱子15g 芡实15g 生山药20g 陈皮15g 砂仁15g 枳壳15g 紫苏15g 黄柏15g 知母15g 薏苡仁20g 甘草15g

水煎服,每日1剂,日二次服。

三诊 2004年4月6日。服药后白带转清,量少,无味。胃痛缓解,仍有腰背酸痛不舒,舌质淡,苔白,脉沉弦。尿常规:尿蛋白(±),红细胞10~12个/HP,白细胞3~5个/HP,上皮细胞(2+)。

方药 黄芪40g 太子参20g 石莲子15g 地骨皮15g 柴胡15g 茯苓15g 麦冬15g 车前草20g 山茱萸20g 熟地黄20g 枸杞20g 金樱子15g 芡实15g 生山药20g 白术20g 地龙15g 伸筋草30g 独活15g 防风15g 丹参20g 川芎15g 当归20g 甘草15g

水煎服,每日1剂,日二次服。

四诊 2004年4月21日。服药后腰背痛减轻,饮食佳,睡眠尚可,血压110/70mmHg,舌质淡红,苔白,脉弦。尿常规:尿蛋白(-),红细胞2~3个/HP,白细胞1~2个/HP,颗粒管型0~1个/HP。

方药 黄芪40g 太子参20g 石莲子15g 地骨皮15g 柴胡15g 茯苓15g 麦冬15g 车前草20g 熟地20g 山茱萸20g 枸杞20g 女贞子20g 金樱子15g 旱莲草15g 白术15g 山药15g 芡实15g 花粉15g 石斛15g 杜仲20g 狗脊20g 伸筋草30g 鸡血藤20g 甘草15g

水煎服,每日1剂,日二次服。

五诊 2004年5月6日。患者腰背酸痛减轻,时有头晕,舌质红,苔薄白,脉滑。尿常规:尿蛋白(-),尿隐血(-),红细胞4~6个/HP,白细胞2~4个/HP。

方药 黄芪40g 太子参20g 石莲子15g 地骨皮15g 柴胡15g 茯苓15g 麦冬15g 车前草20g 熟地20g 山茱萸20g 枸杞20g 女贞子20g 金樱子15g 旱莲草15g 白术15g 山药15g 芡实15g 花粉15g 石斛15g 杜仲20g 狗脊20g 甘草15g 巴戟天15g

水煎服,每日1剂,日二次服。

六诊 2004年5月20日。患者腰酸减轻,无头晕,二便正常,饮食佳,睡眠尚可;舌质淡红,苔薄白,脉沉弦。尿常规:尿蛋白(±),红细胞3~5个/HP,白细胞6~8个/HP,尿潜血(±),前方加味。

方药 黄芪40g 太子参20g 石莲子15g 地骨皮15g 柴胡15g 茯苓15g 麦冬15g 车前

草20g 熟地20g 山茱萸20g 枸杞20g 女贞子20g 金樱子15g 旱莲草15g 白术15g 山药15g 芡实15g 花粉15g 石斛15g 杜仲20g 狗脊20g 甘草15g 巴戟天15g 金银花30g 连翘20g 瞿麦20g 萹蓄20g

水煎服,每日1剂,日二次服。

七诊 2004年6月5日。腰背酸痛不明显,腰痛以右侧为重。尿常规:尿蛋白(±),尿潜血(±),红细胞3~4个/HP,白细胞1~2个/HP。

方药 黄芪40g 太子参20g 石莲子15g 地骨皮15g 柴胡15g 茯苓15g 麦冬15g 车前草30g 熟地20g 山茱萸15g 山药15g 枸杞20g 菟丝子20g 女贞子20g 巴戟天15g 双花30g 连翘20g 公英30g 白花蛇舌草30g 甘草15g

水煎服,每日1剂,日二次服。

八诊 2004年6月20日。腰背痛减轻,舌质红,苔白。尿常规:尿蛋白(-),红细胞0~1个/HP,白细胞2~3个/HP。

仍服前方7剂,巩固疗效。

按 上述两案同属气阴两虚,湿热留恋所致腰痛。

验案5中一诊因患者有腰痛之症,张琪教授在原方基础加用杜仲、巴戟天以补肾,出现阴损及阳之畏寒、小腹不适、痛经而加肉桂、益智仁、茴香以温阳。二诊因患者湿热渐化,但余邪仍盛而加大清热利湿之药,同时防过寒伤阳而反佐辛温之川椒、附子。三诊湿热之邪渐去,出现便溏、畏寒乏力之症,但脉细为仍为气阴两虚,同时夹有阳气虚寒之象,故在原方基础上更加入温阳健脾之品。至此本病治疗已经好转,唯留有腰痛之症,此非湿热蕴结、肾虚之痛,乃为风寒外感之故,故治以温阳活血之川芎肉桂汤治之,此后随访未再复发。从此病案中我们可以明白气阴两虚、湿热内蕴之劳淋较为缠绵,病程较长,治疗困难,该患者先后服用汤剂60余剂方为痊愈,在治疗过程中张琪教授谨守病机,抓住主证,本着"有是证,用是方"的原则,加减治疗效果显著。提示我们在治疗中在病机未变的前提下要能够守方治疗,不要轻易改变治疗原则而不停地换方。在四诊中因患者腰痛已不是气阴两虚湿热内蕴之病机,转为风寒之腰痛,故改用川芎肉桂汤治疗而获效。充分体现了张琪教授辩证准确、用方灵活的特点。

验案6中患者病程日久,迁延难愈,虽经治疗,也未见明显好转。根据患者腰痛、乏力、浮肿、口干、舌干红、脉细数、尿黄等脉症合参,辨证应属脾气虚、肾阴亏、湿热留恋之证。因肾藏精,脾主运化,运化水谷精微,脾肾虚则精微外泄,则出现尿中蛋白经久不消失。《景岳全书》指出:"盖水为至阴,故其本在肾;……水惟畏土,故其制在脾。"脾肾亏虚,水液运化失常,水湿内停,溢于肌表而出现水肿。水湿久蕴化热而成湿热,湿热病机在慢性肾小球肾炎中经常存在。甚至有人认为,湿热贯穿慢性肾小球肾炎始终。而湿热之邪常可进一步损伤肾脏功能,使虚之益虚,虚实夹杂,病情缠绵难愈。故用药始终以清心莲子饮为基础方,益气养阴利湿。又因患者口干、舌红干、脉细数等阴虚内热之症重于气虚症状,故于方中加入白花蛇舌草、天花粉、熟地黄、知母等滋阴、清热解毒之品;另加入山茱萸、山药、芡实与金樱子共奏补脾益肾固精之功。此患者病程中曾出现白带色黄量多、有臭味症状。此乃脾虚运化失权,中气不足,带脉弛缓,失去约束之故,任脉不固,湿热下注,酝酿而成黄白带下,绵绵流出。正如《傅青主女科·带下》谓:"夫带下俱是湿证,而以带名者,因带脉不能约束,而有此病,故以名之。"因此,又加入陈皮、砂仁、枳壳、紫苏、黄柏、薏苡仁等药行气利湿清热。用药10余剂,患者白带即恢复正常。

此外,病程中曾出现腰背酸痛不舒之症状。此乃湿热伤筋、气血痹阻之证。《素问·生气通天论》云:"因于湿,首如裹,湿热不攘,大筋软短,小筋弛长,软短为拘,弛长为痿。"故于方中先后加入白术补气健脾燥湿;地龙、伸筋草舒筋活络;独活、防风祛风除湿止痛;丹参、川芎、当归活血行气;狗脊、杜仲补肝肾、强腰膝、祛风湿。共奏活血通络、祛风除湿之功。本案历经八次诊治,服药近百剂,陈年顽疴终获痊愈。

验案7 清心泻火法治疗虚劳

张某,男,21岁。疲乏无力1年,加重1个月。曾患肾小球肾炎1年余,反复迁延,久治无效。近1月尿化验:尿蛋白(+),尿潜血(2+),红细胞1~2个/HP。

初诊 2003年10月31日。症见患者乏力倦怠加重,腰酸痛,纳差,尿黄,咽痛。咽赤,舌质红,苔白,脉滑。尿常规:尿蛋白(+),尿潜血(2+),红细胞1~2个/HP,余(-)

西医诊断 慢性肾小球肾炎。

中医辨证 脾气虚,肾阴亏,湿热内蕴。

治则 益气养阴,清利湿热。

方药 清心莲子饮加减:

黄芪30g 太子参20g 石莲子15g 地骨皮15g 白花蛇舌草30g 麦冬15g 双花30g 蒲公英30g 荠菜20g 地锦草20g 三七10g 血见愁20g 白茅根30g 小蓟30g 山茱萸20g 枸杞20g 女贞子20g 菟丝子15g 芡实15g 五倍子15g 蝉蜕15g 甘草15g

水煎服,每日1剂,日二次服。

二诊 2003年11月14日。服前方14剂,腰酸痛,咽痛均减轻,现症腹胀,胸闷,睡眠欠佳,余症不显。舌质红,苔白,脉滑。尿常规:尿蛋白(±),尿潜血(2+),红细胞2~4个/HP,白细胞1~2个/HP。

方药 白茅根30g 小蓟30g 三七10g 血见愁20g 地锦草20g 荠菜20g 茜草20g 蒲公英30g 金银花30g 麦冬15g 白花蛇舌草30g 赤芍15g 牡丹皮15g 侧柏叶20g 藕节20g 山茱萸20g 枸杞20g 蝉蜕15g 石莲子15g 地骨皮15g 桂枝10g 生姜10g 甘草15g

水煎服,每日1剂,日二次服。

三诊 2003年11月28日。服前方14剂,胸闷减轻,睡眠尚好,仍感腹胀,腰痛,余症不显。舌质红,苔薄白,脉滑。尿常规:尿蛋白(-),尿潜血(2+),红细胞0~2个/HP。

方药 黄芪30g 太子参20g 白术20g 砂仁15g 升麻10g 柴胡10g 陈皮15g 当归15g 三七10g 茜草20g 小蓟20g 地锦草20g 荠菜20g 女贞子20g 菟丝子15g 蒲公英30g 石莲子15g 地骨皮15g 甘草15g

水煎服,每日1剂,日二次服。

四诊 2003年12月12日。服前方14剂,腹胀,腰痛均减轻,现症尿急,大便干。舌质红,苔薄白,脉缓和。尿常规:尿蛋白(-),尿潜血(2+),红细胞0~1个/HP,白细胞1~2个/HP。

方药 茜草30g 三七10g 刘寄奴20g 茜草20g 小蓟30g 地锦草20g 荠菜20g 白茅根30g 茯苓20g 车前草30g 蒲黄15g 柴胡15g 文军10g 桃仁15g 牡丹皮15g 赤芍15g 甘草15g

水煎服,每日1剂,日二次服。

五诊 2003年12月26日。服前方14剂,尿急缓解,仍大便干,余症不显。舌质红,苔薄白,脉缓和。尿常规:尿蛋白(-),尿潜血(+),红细胞0~1个/HP。

方药 茜草30g 刘寄奴20g 茜草20g 海蛸20g 龙骨20g 牡蛎20g 地锦草20g 荠草15g 白茅根30g 小蓟30g 蒲黄20g 车前草20g 文军10g 桃仁15g 牡丹皮15g 赤芍15g 三七10g 地榆20g 山药20g 甘草15g

水煎服,每日1剂,日二次服。

六诊 2004年1月9日。服前方14剂,症状明显好转,劳累后腰痛,余症不显。舌质红,苔薄白,脉缓和。尿常规:尿蛋白(-),尿潜血(±),红细胞0~1个/HP。

方药 茜草30g 刘寄奴20g 海螵蛸20g 血见愁20g 龙骨20g 牡蛎20g 白茅根30g 小蓟30g 侧柏叶20g 蒲黄20g 车前草20g 王不留行20g 地锦草20g 荠菜15g 文军7g 桃仁15g 赤芍15g 砂仁15g 牡丹皮15g 地榆20g 山药20g 三七10g 甘草15g

水煎服,每日1剂,日二次服。

七诊 2004年1月16日。服前方七剂,病情好转稳定。舌质淡红,苔薄白,脉滑。尿常规:尿蛋白(-),尿潜血(-),红细胞(-),白细胞0~1个/HP。

继服前方七剂,以巩固疗效。

按 本案病程历时一年之久,久治妄效。根据乏力、倦怠、腰酸痛、纳差、咽痛、尿黄、尿中蛋白、隐血不消失,舌红苔白,脉象滑之脉症分析,辨证当属脾气虚、肾阴亏、湿热内蕴,方以清心莲子饮益气养阴、清利湿热,加入山茱萸、枸杞子、女贞子滋阴清虚火;菟丝子、芡实、五倍子补脾肾,固精止血;蝉蜕疏散风热,开宣肺气;荠菜凉血止血,清热解毒,为治疗血尿之佳品。与小蓟、白茅根、茜草共奏凉血止血之功。地锦草与三七活血止血,治疗肾与膀胱湿热尿血,具有止血不留瘀之特点。诸药配合,共奏益气养阴、清热利湿止血之功。服药28剂即使尿蛋白转阴。然镜下血尿持续不缓解。故于复诊方中又加入清热凉血,收敛止血之品,如牡丹皮、侧柏叶、藕节等。

患者二诊又出现胸闷、腹胀症状,此乃脾虚湿阻、气机不舒之证,故先后加入桂枝温通胸中阳气,生姜温胃和中,白术、砂仁、升麻补气升阳、健脾化湿,取补中益气汤之意。

四诊出现尿急便干,乃热壅下焦、瘀热结滞所致。方中加入大黄解毒,与桃仁共用增泻热破血逐瘀之功;配伍白茅根、小蓟等凉血止血之品,以增强泻热逐瘀止血之效。

五诊患者诸症不显,脉见缓和,乃湿邪已除之佳兆。根据舌红,分析此时溺血证之由于热,故仿理血汤之意,加入山药以补肾脏之虚;茜草、海螵蛸以化其凝滞而兼固其脱;龙骨、牡蛎以固其滑脱而兼能化其凝滞;芍药以利小便而兼能滋阴清热。

该患者服药70余剂,根据病情变化,先后以清心莲子饮、补中益气汤、桃黄止血汤、加味理血汤贯穿其中,故取得痊愈之显效。

清心莲子饮出自《太平惠民和剂局方》卷五。原方主治淋浊崩带,为清补兼施之剂。具体方药组成如下:

黄芪50g 党参20g 地骨皮20g 麦冬20g 茯苓15g 柴胡15g 黄芩15g 车前子20g 石莲子15g 白花蛇舌草30g 益母草30g 甘草15g

方中以石莲子为君,取其有清心火、涩精之效。石莲子入脾胃,脾胃有运化水谷精微之功能,蛋白质属于水谷之精微,石莲子清心火养脾阴又秘精微,对蛋白质外泄有收涩作用。黄芪、党参补气升阳,地骨皮、麦冬滋阴,黄芩清上焦心肺之热,肺热清则清肃下行,车前子、茯苓淡渗利湿,柴胡以疏散肝胆之郁热。补气与养阴,清热利湿,秘精合用相辅相成。原方谓:"治小便白浊,夜梦走泄,遗沥涩痛,便赤如血。男子五淋,气不收敛,阳浮于外,五心烦热。"又谓:常服"清心养神秘精补虚"。慢性肾炎多兼血瘀故于原方加益母草活血利水,白花蛇舌草清热解毒,重用黄芪、党参以补气固摄,适用于慢性肾炎蛋白尿日久不消者。在原方秘精补虚效用上加重补气的功能,《素问》谓:"中气不足,溲便为之变。"由于气虚无力下达洲都酿成湿热之邪不得蠲除,故以黄芪为主药,用量较重,一般30~50g。张琪教授用此方随证加减化裁治疗慢性肾小球肾炎、肾病综合征水肿、大量蛋白尿、血浆蛋白低下、高血脂等取得较好疗效,还有慢性肾盂肾炎尿检白细胞顽固不消,有的用西药抗生素无效者均有较好疗效。

再应注意,黄芪属甘温之品,量大久服多易生热,我们曾用过黄芪一味煎膏(黄芪膏)治疗此病久服后产生咽干口燥唇焦,皮肤生疖现象,因此上方用于以气虚为主者较佳。辨证时注意观察,如阴虚内热相对增加者须增加养阴清热用药方能切中病机,如果坚持原方不变,不仅导致阴虚内热加重,尿蛋白亦常随之增加,所见甚多极应注意。若以阴虚症相对较重者如五心烦热,咽赤口干,小便黄赤,舌质红少苔,脉象细数或滑数,则宜加入生地黄、玄参、金银花、蒲公英;如伴有血尿者可加大蓟、小蓟、茅根、蒲黄、侧柏叶等清热凉血止血之剂。热盛者,可加入栀子、生地黄等;若湿热渐去,常可配伍龙骨、牡蛎、海螵蛸、茜草以增收涩止血之力。

张琪教授临床观察有的病例慢性肾小球肾炎肾功能不全氮质血症期,中医辨证属于气阴两虚,应用本方一个疗程蛋白尿及肾功能有明显好转,但并非单用黄芪一味,而是根据辨证属于气虚者,否则无效,可见必须根据辨证论治施用。除本方外还有升阳益胃汤、保元汤重用黄芪,对肾炎的蛋白尿皆有一定效果。但黄芪用量须大方能有效,成人量张琪教授常用 30~50g,个别病例用 100~200g。凡用本方治疗有效者,尿蛋白减少或消失,血浆蛋白提高,血清胆固醇及甘油三酯下降,面色红润,体力增加,脉象转有力,但应注意久服易生内热。

温阳滋阴养血法

此法用于心的阴阳两虚证。心阳不足,鼓动无力,心阴亏虚,濡润滋养失职,临床表现为心悸气短,自汗乏力,胸闷不舒,口干不欲饮,少寐多梦,舌淡红,脉弱或结代等症状。

验案 1 温阳滋阴养血法治疗心悸

孟某,女,40 岁,心悸阵作伴气短 20 余年,于 2008 年 8 月初咯血后住院检查发现先天性心脏病,心脏彩超示:房间隔缺损,右心房扩大,三尖瓣中量反流,二尖瓣少中量反流。现症见:心悸阵作,气短,动则更甚,双手自觉发凉,口干,舌质紫,少苔,少津,脉沉,三五不调。

西医诊断 先天性心脏病。

中医辨证 心阴阳两虚。

治则 温阳滋阴养心。

方药 生脉饮合炙甘草汤加减:

红参 15g 麦冬 20g 五味子 15g 丹参 15g 川芎 15g 当归 20g 桂枝 15g 生姜 15g 生地 15g 桃仁 15g 黄芪 30g 珍珠母 30g 远志 15g 茯神 15g 炙甘草 15g 柏子仁 20g

水煎服,每日 1 剂,日二次服。

服上方 14 剂,自觉心悸减轻,脉象较前有力,但仍三五不调,舌质稍紫,双手转温,继以上方加减调服,共服 30 余剂,后经追踪此病人一直未复发,照常工作,嘱其避免过劳。

按 此患者舌红、少苔、少津、心悸一系列心阴虚证,双手自觉发凉,属心阴阳两虚,心主血,心阴虚不能潜纳心阳,心火独亢,心血虚不能充盈脉道,心脉失养,该患者心阴虚较甚,阳虚较轻。故而加重滋补心阴和肾阴,用生脉饮补心气、滋心阴,合生地滋养阴液,《黄帝内经》曰"心主火",是以心为人身之主宰而立论的,故认为人身之阳气以心火为根本。心为火脏,主血脉,宜温补阳气。且阴阳互根,"阳无阴则无以生,阴无阳则无以化","善补阳者,必于阴中求阳,则阳得阴助而生化无穷;善补阴者,必于阳中求阴,则阴得阳升而泉源不竭。"故助心阳与滋心阴之药相伍,以达阴阳相济,阳生阴长之目的。用桂枝、生姜益气助心阳以通脉络,且桂枝、生姜辛行温通,温心阳,通血脉,诸厚味滋腻之品得姜、桂则滋而不腻。炙甘草、黄芪调中益气,又加丹参、川芎、当归、桃仁以行血,以期达到补而勿壅之效果,柏子仁、珍珠母、远志、茯神则为安神养心之品,因病人睡眠不佳,故用之,取其相辅相成之意。原方用清酒,此方未用酒,因患者心悸阵作,酒尤能助心阳加速心律,故未用之。

验案2 益气滋阴活血疏肝法治疗郁证

金某,男,58 岁。胸闷,气短,头晕,心悸 2 年余,自带心电图示正常心电图,未确定器质性疾病。平素自服冠心苏合丸,止痛药。血压 160/90mmHg。

初诊 2010 年 4 月 15 日。证见胸闷,气短,头晕,心悸,腰痛,手足心热,乏力,汗出。舌紫暗,苔白腻微黄,边有齿痕,脉沉涩。

西医诊断 心脏神经官能症。

中医辨证 气阴两虚兼血瘀。

治则 益气滋阴活血。

方药 生脉饮合血府逐瘀汤加减:

太子参20g 黄芪30g 麦冬15g 五味子15g 当归20g 生地15g 桃仁15g 赤芍20g 红花15g 枳壳15g 柴胡15g 川芎15g 桔梗15g 怀牛膝15g 甘草15g

水煎服,每日 1 剂,日二次服。

二诊 2010 年 4 月 28 日。服药 13 剂,自觉诸症好转,现仍有胸闷、乏力、头晕、汗出。舌紫,苔白,舌体大,脉数。心电示:正常心电图;心频示:神经调节不良。继以上方加减治疗。

方药 太子参30g 黄芪30g 麦冬20g 生地20g 瓜蒌20g 郁金10g 赤芍20g 桃仁15g 川芎15g 红花15g 枳壳15g 柴胡15g 桔梗15g 丹皮15g 丹参20g 半夏15g 陈皮15g 川连15g 石菖蒲15g 石斛15g 甘草15g

水煎服,每日 1 剂,日二次服。

继服上方 30 剂,诸症消除,舌脉无异常。

验案3 益气滋阴活血法治疗病毒性心肌炎

卢某,男,22 岁。曾于某儿童医院诊断为"病毒性心肌炎",经治疗后好转。近日因劳累后复发。

初诊 2003 年 12 月 31 日。症见心前区疼痛阵作、胸闷、气短,舌尖红,苔白,脉结代。心电示:窦性心律,偶发室性期前收缩。

西医诊断 病毒性心肌炎。

中医辨证 气阴两虚兼血瘀。

治则 益气滋阴活血。

方药 生脉饮合血府逐瘀汤加减:

西洋参10g 麦冬15g 五味子10g 生地15g 当归15g 赤芍10g 柴胡10g 川芎10g 桔梗10g 红花10g 牛膝10g 丹参15g 三七10g 丹皮10g 瓜蒌15g 甘草10g

水煎服,每日 1 剂,日二次服。

二诊 2004 年 1 月 7 日。服上方 7 剂,于 6 日查心肌酶:CK:86U/L,ALT:51U/L,AST:38U/L,LDH:147.3mmol/L。现症见:胸痛减轻,仍胸闷、气短,舌质红,苔白,脉滑。继用上方加减治疗。

方药 西洋参10g 麦冬15g 五味子10g 生地15g 当归15g 赤芍15g 柴胡10g 川芎10g 桔梗10g 红花15g 牛膝10g 丹参15g 三七10g 丹皮10g 瓜蒌15g 半夏15g 薤白10g 甘草10g

水煎服,每日 1 剂,日二次服。

三诊 2004 年 1 月 28 日。服上方 21 剂,诸症缓解,舌质红,苔白,脉滑。继用上方加减治疗。

方药 西洋参10g 麦冬15g 五味子10g 生地15g 当归15g 赤芍15g 柴胡10g 川芎

10g 桔梗 10g 三七 10g 红花 10g 薤白 15g 瓜蒌 10g 沙参 15g 陈皮 15g 半夏 15g 远志 15g 枸杞 15g 甘草 10g

水煎服,每日 1 剂,日二次服。

四诊 2004 年 3 月 3 日。服上方 30 剂,后停药,现胸痛消失,胸闷大轻,仍有乏力,舌质红,苔白,脉滑。继用上方加减治疗。

方药 西洋参 10g 麦冬 15g 五味子 10g 生地 15g 当归 15g 赤芍 15g 川芎 15g 柴胡 10g 三七 10g 红花 10g 薤白 15g 玉竹 10g 瓜蒌 15g 沙参 10g 陈皮 15g 半夏 15g 甘草 15g

水煎服,每日 1 剂,日二次服。

五诊 2004 年 3 月 24 日。服上方 21 剂,诸症消除,舌脉无异常。继用上方加减巩固治疗。

方药 西洋参 10g 麦冬 15g 五味子 10g 生地 15g 当归 15g 赤芍 15g 柴胡 10g 川芎 10g 三七 10g 红花 15g 薤白 15g 玉竹 10g 瓜蒌 15g 半夏 10g 陈皮 10g 石菖蒲 10g 沙参 15g 甘草 10g

水煎服,每日 1 剂,日二次服。

按 心系疾病患者有血瘀者较多,但纯为瘀血阻滞者较少,心系疾病发生的各种病理因素如气血阴阳亏虚,阴寒,痰湿等均可导致血瘀的发生,临床上心脉瘀阻之症的发病多呈兼杂表现。证见心胸疼痛较剧,如刺如绞,痛有定处,伴有胸闷,日久不愈,或可因暴怒而致心胸痛剧,舌质暗红、紫暗或有瘀斑,或舌下络脉青紫,苔薄,脉弦涩或结代之典型瘀血证,根据"血实宜决之"、"舒其气血,令其调达"之法,宜选用血府逐瘀汤。王清任"立血府逐瘀汤,治胸中血府血瘀症"。可治十九种瘀血证。其组方为桃仁、红花、当归、生地、川芎、赤芍、牛膝、桔梗、柴胡、枳壳、甘草。胸中为气之所宗,血之所聚,肝经循行之分野,肝主疏泄,性喜调达。如果出现肝失疏泄,气机郁滞,血瘀胸中,则见胸痛、心悸、烦躁、失眠等证。治当活血化瘀、行气止痛。方中药物多入肝经,桃仁、红花、赤芍能活血祛瘀,但血不得气不活,气不得血不行,另有川芎为血中之气药,枳壳长于疏肝理气,二者合用,助本方理气活血,并能调理肝脾;桔梗能载药上行,牛膝能引血下行,柴胡疏肝解郁,与桔梗、枳壳同用,尤能理气行滞,使气行则血行;当归、生地养血活血,甘草和中调药,诸药配伍,共成行气止痛、活血化瘀之剂。

上述两个验案均属心之气阴两虚,因阳气不足,鼓动无力,脉气不充,阴液不足,脉道空虚,每致血行不畅而兼挟瘀血之象,故用生脉饮合血府逐瘀汤治疗。

验案 2 中,患者并无器质性心脏病,但胸闷、心悸等心系症状明显,故可诊断为心脏神经官能症。临床表现有呼吸困难、心悸、疲倦、心前区隐痛、失眠、多梦、急躁易怒、心烦、食欲不振、头晕、耳鸣、多汗、手足发冷、双手震颤等。多在劳动或精神紧张后发生或加重,主要是自主神经平衡失调所引起心血管功能紊乱的结果。本病的发生与心之气血阴阳失调有很大关系。在诸多因素影响下,患者出现血液亏耗,血行异常时,则可能出现不同程度的精神情志方面的病症,如精神疲惫,健忘,失眠,多梦,烦躁,惊悸,甚至神志恍惚。治宜滋阴养血、养心安神。该患所用方中黄芪、人参、麦冬与五味子为益心气、滋阴之首选药,血府逐瘀汤加丹参为用于血脉痹阻有效之方剂。心主血脉,赖大气斡旋,气虚而无力统帅血之运行,因而形成气虚血瘀同病,治疗一面补气之虚,一面又须活血化瘀,故两者合用以达气旺血通、气行血活之效。

验案 3 中患者舌脉并未表现出典型的瘀血征象,但"心气易滞,血脉易瘀"故滋阴的同时要注意活血理气,所谓气为血之帅,能生血、能行血、能摄血;血为气之母,能养气、能载气。脏腑的生理现象、病理变化,均以气血为重要的物质基础,《素问·调经纶》云:"血气不和,百病乃变化而生。"气行则血行,气滞则血凝。祛瘀与养血同施且升降兼顾,才能使血活瘀化气行,气血调和。方中西洋参补气养阴,清热生津之力更强,故易人参为西洋参。初治瘀血较重,故加重活血之品如丹参、三七、丹皮等,又因胸闷较著故用瓜蒌宽胸理气。中期除胸闷外诸证缓解,故合瓜蒌薤白半夏汤行气解郁,通阳散结,祛痰宽胸。后期辅以安神加石菖蒲,佐以养阴用沙参、玉竹。经三个月治疗胸闷痛消失、心律恢复正常。

验案 4　益气滋阴活血法治疗郁证

韩某,男,46 岁。胸闷、气短、乏力 5 年余,每年四五月份加重,自述心电图无异常。

初诊　2012 年 2 月 1 日。现症见胸闷、气短、乏力、心悸、咽红肿,夜寐不佳,多梦,舌红,苔薄白,脉略沉。

西医诊断　心脏神经官能症。

中医辨证　心气阴两虚,血运受阻。

治则　益气滋阴活血。

方药　自拟方剂益气滋阴饮:

太子参 20g　麦冬 15g　五味子 10g　生地 15g　玄参 15g　丹皮 15g　玉竹 20g　川芎 15g　当归 20g　桃仁 10g　红花 15g　川楝子 10g　花粉 15g　甘草 15g

水煎服,每日 1 剂,日二次服。

二诊　2012 年 2 月 15 日。服上方 14 剂,诸症明显减轻,夜寐仍不佳,舌尖红,无苔,脉略沉。继用上方加减治疗。

方药　太子参 20g　麦冬 15g　五味子 10g　生地 15g　玄参 15g　丹皮 15g　玉竹 20g　川芎 15g　当归 20g　桃仁 10g　红花 15g　川楝子 10g　柏子仁 20g　石菖蒲 15g　枣仁 20g　远志 15g　茯神 20g　夜交藤 30g　甘草 15g

水煎服,每日 1 剂,日二次服。

继服上方 14 剂,随访诸症消除,无明显不适。

按　心气虚,心阴不足,气阴两虚,一方无力推动营血之运行,一方又不能达到营养濡润功能,因而产生胸闷、气短、乏力、心悸、咽红肿,夜寐不佳,多梦等症。方中西洋参以补气滋阴养心,五味子、麦冬、生地滋阴养血,因阴虚征象明显,又加玉竹重在滋阴,同时又给玄参滋阴降火,以防阴虚不能制阳,易于生热。同时气虚无以行血,配伍丹皮、川楝子、桃仁、红花行气活血通络,使其补中有通,以补为主,以通为辅,以达相辅相成之效。

活血化瘀养心法

气血相互依存,气滞而血瘀,治法当以疏气活血之品,本条所述为气虚血瘀,气为血之帅,推动血之运行于全身脏腑四肢百骸,所谓"气主煦之,血主濡之",煦为温煦,濡为濡养灌溉,人体内而脏腑经络器官,外而四肢百骸皮肉筋骨,无一不需要气血的温煦濡养,所以气血为人体生命之根基。气滞可以使血瘀,气虚无力推动血之运行亦可发生血瘀。心主血脉,血行不畅,日久心脉气机不畅,导致心血瘀阻。主要症状有心悸胸闷、心前区憋闷或刺痛,痛引肩背,重则痛不可忍,唇甲青紫,舌暗红或有瘀斑,脉沉涩等。故应以活血化瘀、通络宣痹法治疗,血府逐瘀汤效果较著。若兼心阳不振,可加温阳宣痹之品,如薤白、桂枝、川乌等;如身体肥胖、苔白腻等有湿痰阻滞者,可加半夏、南星、橘红、茯苓化痰祛湿以通络。本法除对冠心病心绞痛、心律不齐显效,对脑血管疾病亦效。本法亦可用于中风后遗症,王清任之补阳还五汤为治血瘀之代表方,方以补气为主,气旺则血行。原书谓治半身不遂、口眼歪斜、语言蹇涩、口角流涎等。此方治疗中风后遗症辨证属于气虚血瘀者确有良效,但有热者则不宜用。症见气短无力、半身麻木、心悸怔忡、舌润口和者为宜。方中重用黄芪,因黄芪性温服后易生热。如兼半身肢体发凉畏寒可加桂枝、附子、鸡血藤、牛膝、丹参。本方治疗中风半身不遂,口眼歪斜,口角流涎,语言不清,全身无力,短气自汗,脉象虚或弱。适用于缺血性中风属气虚血瘀所致者,由于病机非风非痰非火,故不用祛风豁痰及清火之品而以补气为主辅以归尾、川芎、赤芍、桃仁、红花、地龙活血通络之,可使气旺血行,瘀去络通,诸症自可渐除。

验案 1   活血化瘀养心法治疗冠心病

田某,女,56 岁,2011 年 5 月 10 日就诊,主诉:胸前憋闷,时有刺痛剧烈,痛引肩背,并有阵发性胸中窒闷、难以忍受之感,既往冠心病史 3 年余。每于生气或劳累后发病。平时服用速效救心丸、硝苯地平等稍有缓解,但屡次复发。舌紫暗,苔白,脉沉迟。查心电图示 ST 段下移,T 波倒置。

中医诊断   胸痹心痛,心血瘀阻证。

西医诊断   冠心病心绞痛。

治则   活血化瘀法。

方药   血府逐瘀汤加减:

当归20g 生地15g 桃仁20g 红花15g 枳壳15g 赤芍20g 柴胡15g 川芎15g 桔梗15g
怀牛膝15g 桂枝15g 薤白20g

水煎服,每日 1 剂,日二次服。

服药 6 剂后,胸闷痛大减,诸症明显减轻。守法用上方略有加减,连服药 40 余剂,心电图恢复正常,诸症消失而病情稳定,曾随访半年一直未复发。

按   本案瘀血阻于心脉,络脉不通,不通则通,故见胸部刺痛,固定不移。血府逐瘀汤乃治疗胸痹心血瘀阻证的要剂,在此方中加入薤白、桂枝以温通心阳,取得了理想的疗效。

验案 2   活血化瘀养心法治疗冠心病支架术(冠状动脉内支架植入术)后再狭窄

姜某,女,64 岁,2009 年 5 月 10 日就诊。主诉:心前区疼痛,发作时痛不能忍,口服硝酸甘油片、异山梨酯,痛可暂时缓解,但不久又发作。心电图示 ST-T 段改变。在西医院做冠状动脉造影后行支架术后一年余。症见体瘦,五心烦热,舌光红无苔,脉沉弦。

西医诊断   冠心病心绞痛支架术后。

中医辨证   胸痹心痛,心血瘀阻证。

治则   活血化瘀,舒调气机。

方药   当归20g 生地15g 桃仁20g 红花15g 枳壳15g 赤芍20g 柴胡15g 川芎15g
桔梗15g 怀牛膝15g 牡丹皮15g

水煎服,每日 1 剂,日二次服。

初服 7 剂痛发作稍轻,继服 14 剂症状明显好转,发作次数大大减少,胸痛胸闷气憋均明显好转,加太子参30g、麦冬15g、五味子15g,服 20 余剂,痛闷未发作。心电图检查亦明显好转。

按   血府逐瘀汤出自清代王清任之《医林改错》,原书用此方治疗血府瘀血 15 种。张琪教授应用此方治疗胸痹心痛颇为有效,但必须随机化裁,不可拘泥而不变。方中当归、川芎、桃仁、赤芍、红花、丹皮皆活血之品。柴胡、枳壳疏郁行气,使气行血行;生地滋阴活血以防伤津;桔梗引药上行达病所,诸药共奏疏肝理气、活血化瘀之效。此方不可久服,过用易损伤正气,故复诊时胸痛症状好转后上方加太子参、麦冬、五味子以防伤津耗气而巩固疗效。

验案 3　活血化瘀养心法治疗病毒性心肌炎心律失常

张某,女,23 岁,于 2012 年 4 月 15 日就诊,主诉:感冒 3 周后,出现心悸,胸闷气憋,心前区刺痛,气短乏力,舌质紫(或尖紫),或有瘀斑,苔薄,脉细或涩,或结代。心电图示:ST 段下移。心肌抗体阳性。

西医诊断　病毒性心肌炎。

中医辨证　心血瘀阻证。

治则　活血化瘀,益气养阴。

方药　血府逐瘀汤合生脉散加减:

柴胡 15g　生地 15g　桃仁 15g　当归 15g　枳壳 15g　赤芍 20g　川芎 15g　桔梗 15g　红参 15g　麦冬 15g　五味子 15g　丹参 20g

水煎服,每日 1 剂,日二次服。

按　本方血府逐瘀汤行气活血以消心脉之瘀阻,合生脉散益气养阴,以扶正强心,并助血府逐瘀汤除瘀之力,若胸痛甚酌加丹参、灵脂、蒲黄,胸闷重加瓜蒌、薤白。

验案 4　活血化瘀养心法治疗病毒性心肌炎心律失常

陈某,女,26 岁。主诉:心悸、气短胸痛二月余。曾经某西医院检查,心电图示:窦性心律不齐,ST 段下移,T 波低平,频发室性期前收缩,呈二联律。诊断为病毒性心肌炎,住院治疗 2 周。曾用抗生素、能量合剂、维拉帕米等药,无明显效果,故出院,为求中医治疗遂到我院求治。

初诊　2009 年 6 月 9 日。现症见心前区刺痛时作,心悸,胸闷,伴气短乏力,自汗,盗汗,手心热,面色萎黄,形体消瘦,舌质紫暗,舌苔薄白,脉结代。

西医诊断　病毒性心肌炎,心律失常,室性期前收缩。

中医辨证　心血瘀阻兼气阴不足。

治则　活血化瘀,益气养阴。

方药　血府逐瘀汤合生脉散加减:

柴胡 15g　生地 20g　当归 20g　桃仁 15g　红花 15g　枳壳 15g　赤芍 15g　桔梗 15g　川芎 15g　党参 20g　麦冬 15g　五味子 15g　玉竹 15g　丹参 30g　黄芪 30g　甘草 15g

水煎服,每日 1 剂,日二次服。

二诊　服上方 7 剂,胸痛、胸闷、心悸症明显减轻,期前收缩减少(12 次/分左右),仍气短,乏力,隐痛,舌暗红苔薄。脉结代。药已奏效,效不更方。

三诊　服上方 14 剂,胸闷、心悸进一步减轻,偶有胸痛,期前收缩再减,5 ~ 6 次/分,自觉乏力,咽干痛,舌质转润,苔薄白,脉结。此为瘀血渐除,气阴不足为突出矛盾,故改益气养阴为主,兼以活血通络,方以前方去柴胡、枳壳、桔梗、赤芍,加桂枝、茯苓、白芍、柏子仁、砂仁、陈皮。

方药　红参 15g　黄芪 30g　白芍 15g　茯苓 15 克　当归 20g　麦冬 15g　生地 15g　玉竹 20g　丹参 20g　五味子 15g　桃仁 15g　红花 15g　柏子仁 15g　砂仁 10g　桂枝 15g　陈皮 15g　炙甘草 15g

水煎服,每日 1 剂,日二次服。

以此方服药 30 余剂,诸症渐平,面色转红,身感有力。但劳累后仍可有少量期前收缩,因嘱再服 2 周(上方),后改服归脾丸月余,复查心电图,已完全正常。追访半年,病人已痊愈上班。

按　本方血府逐瘀汤行气活血合生脉散散瘀血,益气养阴以扶正强心,若阴虚甚加玉竹,气虚甚加黄芪。

验案5　活血化瘀养心法治疗不寐

刘某,男,50岁。主诉:病人近1年来睡眠不佳,易醒、入睡迟。近3个月发展到不能入睡,彻夜不眠,服用地西泮2~3片头部昏沉似有睡意,但仍不能入睡,夜间不能入睡,需外出走一走后方能有睡意,似睡非睡,白日精神疲惫,不能工作,甚为痛苦。服中药近百余剂,大多为养心安神之剂,皆无效,来门诊求治。

初诊　2010年5月10日。症见面色晦暗,眼角有血丝,入夜即感心中有事不能放松处于紧张状态,情绪不佳,舌光紫无苔,脉象弦滑稍数。

西医诊断　失眠。

中医辨证　不寐(气滞血瘀证)。

治则　活血化瘀,舒调气机。

方药　血府逐瘀汤加减:

当归15g　生地15g　桃仁15g　红花15g　枳壳15g　赤芍15g　柴胡15g　川芎15g　桔梗10g
牛膝15g　郁金10g　石菖蒲15g　甘草15g　川连10g

水煎服,每日1剂,日二次服。

二诊　2010年5月18日。自述服上方7剂后心胸有如开锁宽敞之感,夜间能入睡3小时,病人喜出望外,认为继服必能痊愈。原方不变又服10剂能入睡5小时,自感稍有心悸短气,防开破太过伤心气,上方加入人参10g、茯神15g、五味子15g、枣仁15g益气养心安神,继服能入睡6~7小时,从而痊愈。

按　本案病例属心肝二经气滞血瘀之证,《内经》谓:"肝藏血,卧则血归于肝,心主血,血舍神,为神明之官",心肝二经气血瘀滞则神不归,故不能眠,此非心血虚神不藏之证,故用养心安神补益之药无效,用疏气活血法治之。故用血府逐瘀汤化裁治疗取得显效,但服药过久,防其开破损伤正气,故出现心悸症状,因此加入人参、茯神、五味子、枣仁等宁神之剂终获痊愈。

验案6　活血化瘀养心法治疗甲状腺功能亢进

宋某,女,40岁,干部。患者症见头昏眼胀,眼球稍突,心烦,心动过速,110次/分,脱发,月经4个月未至,每至月经期,少腹不适,但月经不潮,曾昏厥过数次,甲状腺不大,甲功三项示:T_3、T_4均高,经某医院诊断为甲状腺功能亢进(甲亢),用药半年未见效,遂来就医。

初诊　2010年11月5日。外观体质较瘦,眼球突,舌质红略薄苔,脉弦滑。

西医诊断　甲状腺功能亢进性心脏病。

中医辨证　瘿病(心肝血瘀)。

治则　疏肝,活血,化瘀。

方药　生地黄20g　桃仁15g　当归15g　红花15g　枳壳15g　赤芍20g　柴胡15g　丹参20g
怀牛膝15g　川芎15g　香附15g　夏枯草30g　海藻20g　玄参15g　牡丹皮15g　菊花15g

水煎服,每日1剂,日二次服。

二诊　11月21日。服药14剂,服药10剂后下腹痛,月经来潮,量较多,心烦大减,心率减慢,90次/分,头脑清醒,睡眠好,自觉眼球向里收缩,诸症均大减,现症见眼球稍胀,脉弦无数象,舌质红润色不紫,脱发,继以上方化裁。上方加草决明15g、刺蒺藜15g、龟板20g、女贞子15g。

三诊　12月5日。服药14剂,诸症已愈,心率70~80次/分,眼球无突出,亦不感胀,睡眠好,脉象缓,舌润口和,继以上方调治以资巩固。

四诊　2011年1月5日。服上方30剂,不仅症状消除,继检查T_3、T_4已恢复正常。

按 此病例甲亢,服西药未效,曾发生昏厥,病人心情恐惧,肝血瘀阻,心阴虚阳亢,宜疏肝活血散胀,辅以清热养阴法,可见中医辨证与辨病结合治疗之效。

验案 7 活血化瘀养心法治疗室性期前收缩

梁某,女,35 岁,自由职业。

初诊 2012 年 10 月 16 日。患者因情绪激动后,自觉心悸,胸闷,夜寐欠佳,四肢不温,心率 85 次/分,心律不齐,期前收缩 15 次/分,舌质紫暗薄苔,脉弦滑。心电图示:频发室性期前收缩。期前收缩 24 小时 6086 个。

西医诊断 心律失常,室性期前收缩。

中医辨证 心悸(阳虚血瘀)。

治则 活血化瘀温阳。

方药 血府逐瘀汤加减:

生地黄 20g 桃仁 20g 当归 20g 红花 15g 枳壳 15g 赤芍 15g 柴胡 15g 丹参 20g 怀牛膝 15g 川芎 15g 五味子 15g 麦冬 20g 麻仁 20g 郁李仁 20g 玄参 20g 巴戟天 15g 寸芸 15g 龙骨 20g 牡蛎 20g

水煎服,每日 1 剂,日二次服。

二诊 10 月 30 日。服药 14 剂,心悸减轻,便秘缓解,睡眠好,脉弦滑,舌质紫薄苔,继服上方。

三诊 12 月 16 日。服药 14 剂,诸症已愈,心律不齐,期前收缩 1～2 次/分,睡眠好,舌润口和,继以上方调治以资巩固,上方加玉竹 15g、女贞子 20g。

按 室性期前收缩是由心之阴阳气血俱虚所致。本病案心阳不振,气血虚弱,兼瘀血阻滞,则心脉鼓动无力而发病。以血府逐瘀汤合温阳药以活血化瘀温阳养血,防纯化瘀之药伤正,加入养阴之品,于阴中求阳。冠心病心律失常以心悸气短,心前区疼痛如刺阵作,或胸中窒闷,舌淡紫,唇暗,脉涩结为主症者,皆可用此法治之,所愈者甚多,不一一枚举。

验案 8 活血化瘀养心法治疗眩晕

兰某,女,49 岁,自由职业。既往脑梗死病史。

初诊 2011 年 6 月 8 日。患者头晕,头痛,头胀,视物不清,心悸,胸闷,BP:160/100mmHg,心率 65 次/分,心律齐,舌质紫红苔白,脉弦。心电图示:ST-T 段改变。

西医诊断 高血压病,冠心病心绞痛。

中医辨证 眩晕血瘀证。

治则 活血化瘀通络。

方药 血府逐瘀汤加减:

生地黄 20g 桃仁 15g 当归 15g 赤芍 15g 枳壳 15g 桔梗 15g 赤芍 15g 柴胡 15g 丹参 20g 怀牛膝 15g 川芎 15g 天麻 15g 钩藤 15g 全虫 10g 蜈蚣 2 条 蔓荆子 15g 甘草 15g 坤草 30g

水煎服,每日 1 剂,日二次服。

二诊 6 月 23 日。服药 14 剂,头胀、眩晕明显减轻,继以上方调治以资巩固,上方加菊花 15g、决明子 20g。

三诊 7 月 8 日。服药 14 剂,诸症已愈,继服上方以资巩固。

按 目前常用于治疗高血压病的活血化瘀中药主要有当归、丹参、红花、川芎、牛膝、桃仁、赤芍、丹皮、地龙、益母草、郁金、鸡血藤、大黄、姜黄、水蛭、全虫等。本方采用血府逐瘀汤加虫类药治疗高血压病取得了显著的效果。活血化瘀降血压方中也可加入部分平肝、滋肾药，益气药，还有佐以苦寒清热、淡渗利水药者。所愈者甚多，不一一枚举。

验案9 活血化瘀养心法治疗中风后遗症。

李某，男，55岁，干部。病人在三亚疗养期间突患脑梗死，经当地医院治疗缓解。

初诊 2010年2月20日。现左侧上下肢有寒凉感，须着棉装方能入睡，下肢无力，起步维艰，语言稍感舌硬，体质较胖，舌光紫无苔，脉象沉缓无力。

中医诊断 中风血瘀证。

西医诊断 脑梗死后遗症。

治则 活血化瘀温阳。

方药 补阳还五汤加减：

黄芪50g 赤芍15g 川芎15g 当归20g 地龙15g 桃仁15g 红花15g 桂枝15g 附子10g 甘草15g

水煎服，每日1剂，日二次服。

二诊 3月7日。服上方14剂左半身寒凉感消除，较前有力，语言稍多则舌稍硬，头胀，咳嗽痰多，舌紫脉象滑。

方药 黄芪50g 赤芍15g 川芎15g 当归20g 地龙15g 桃仁15g 红花15g 麦冬15g 半夏15g 生地15g 丹皮15g 菊花15g 瓜蒌15g 桔梗15g 甘草15g

水煎服，每日1剂，日二次服。

三诊 3月22日。服上方14剂，左下肢无力明显改善，其他临床症状均好转，改服中成药继续调治。

按 此病例中风后遗症左半身寒凉感为主证，属气虚不能充达脉络，气虚血瘀证，治宜益气活血少佐温阳以除其肢体之寒，故用补阳还五汤加桂枝、附子以温阳祛寒，自述服药7剂寒凉除，上下肢有力，可见此方之效。二诊因咳嗽痰多故加用麦冬、半夏、瓜蒌、桔梗以清肺化痰。余治脑梗死后遗症辨证属于气虚血瘀者确有良效，必须重用黄芪从50g开始渐增，如见胸脘痞满可加枳壳、陈皮、佛手之类行气，使其补而不壅，又黄芪性温，用量多日久易伤阴，出现口干咽干热证可加麦冬、石斛、天花粉滋阴清热。

涤痰宁心法

痰为人体的病理产物。其来源于肺、脾、肾，如肺热气郁生痰，脾主运化水湿，运化失调则脾湿而生痰，肾司开阖，肾虚水气上泛则生痰。痰有痰热和痰饮之别，如脾湿生痰，当属脾阳不振，《金匮要略》谓："痰饮者当以温药和之"。肺热成痰则多属痰热，治疗当以清热化痰，前人谓：痰为百病之源。痰郁日久血络受阻则酿成痰瘀。前人对痰瘀有较多的论述，如朱丹溪提出"痰夹瘀血遂成窠囊"。具体而言，痰阻经络气机不畅，血液运行受阻，因而形成痰瘀合病。目前，痰瘀致病非常广泛，如胸痹（冠心病）、中风（脑血管病）、痹证、癥瘕、癫痫、抑郁强迫症（郁证）、肾衰竭、痛风等。本法用于痰蒙心窍或痰火扰心者。因心藏神，心窍通利则神志清爽；心窍为痰浊蒙蔽或为痰火所扰，每见神志异常症状。如痰蒙心窍常见神痴、表情淡漠、神情抑郁、喃喃自语、言语无序、苔白腻、脉沉滑；而痰火扰心则常见心悸心烦、口苦而黏、失眠多梦，甚则语言错乱、狂躁妄动、舌红苔黄腻、脉沉滑数或弦滑。痰蒙心窍宜涤痰宁心开郁,常用导痰汤、菖蒲郁金汤等;痰火扰心者宜泄热豁痰宁心,首选礞石滚痰丸。

验案 1　涤痰宁心法治疗冠心病

吴某,男,59 岁,干部。经某医院诊断为冠心病,胸闷气短,发作时心窝部气憋,攻冲作痛,呕恶,曾在外地某医院按胃病治疗无效,来哈尔滨经确诊冠心病后给予丹参注射液、硝苯地平、单硝酸异山梨酯等效不显,来中医就诊。

初诊　2008 年 11 月 2 日。除上述症状外食纳极差,食量稍多则心窝部胀痛呕恶,舌苔白腻,脉象沉缓。

西医诊断　冠心病。

中医辨证　胸痹,气郁痰湿阻滞。

治则　疏郁化痰通络。

方药　半夏 20g　陈皮 15g　茯苓 15g　石菖蒲 15g　郁金 10g　枳实 15g　甘草 10g　党参 15g　香附 15g　川芎 15g　苍术 15g　神曲 15g　黄连 10g　竹茹 15g　生姜 10g

水煎服,每日 1 剂,日二次服。

二诊　11 月 16 日。服药 14 剂胃脘痛大减,气逆上冲明显减弱,次数减少,自感胸中舒适,嘱继服前方。

三诊　12 月 3 日。上述症状基本消失,舌苔薄润,脉象缓,心电图复查供血不足已经明显好转,心电图 V_5-T 波仍低平,从而缓解。

按　张琪教授临床观察冠心病其病因病机与饮食厚味、醇酒脾胃失节有关,脾胃损伤,升降失司,运化功能失司,气逆津液不能敷布,聚而生痰,痰浊瘀阻,随气升降,在肺则咳,在胃则呕,阻碍清阳则头眩,在心则悸动,在背则冷,在胁则胀等。前人认为善治痰者不治痰而治气,气顺则一身津液随之顺,痰自消也。如症见连连呕呃、胸满胁胀、心悸等皆是气滞痰郁作祟,本方中枳实、竹茹、陈皮、石菖蒲、郁金、香附皆疏郁理气之品,半夏辛温化痰,茯苓养心淡渗除湿,甘草和中,生姜温中降逆,稍佐党参以益气以防伤正。诸药配伍为治疗气郁痰湿阻络之有效方剂。

验案 2　涤痰宁心法治疗狂证

袁某,女,47 岁,2005 年 6 月 14 日初诊。因与邻居口角而发病,精神错乱,狂躁不宁,打人骂人,不避亲疏,脉滑实,舌赤苔燥厚。

西医诊断　精神分裂症。

中医辨证　狂证,痰火内扰心神证。

治则　泄热涤痰。

方药　礞石 25g　大黄 10g　黄芩 15g　沉香 15g　生地 20g　麦冬 20g　玄参 20g　甘草 10g

水煎服,每日 1 剂,日二次服。

连服 20 剂诸症好转,语言较前明显改善,神志逐渐恢复正常。嘱停药观察,病情一直稳定。

按　本病例属于狂证,西医诊为精神分裂症,系因五志过极,痰火壅盛,蒙闭心窍,神不守舍,症见精神亢奋,狂躁不安,打骂不避亲疏,以阳盛为特征,所谓"重阳则狂"。《素问·至真要大论》谓"诸躁狂越,皆属于火"。张琪教授临床观察此证甚多,其狂躁怒骂,力倍于平时,曾遇一狂证患者乘出租车来门诊途中,竟把车用力捣毁,另外还有一患者逾垣上屋,竟把板棚捣毁,可见其力强大超越平时。张琪教授治疗此证喜用礞石滚痰丸加味,加玄明粉,协同大黄以泄壅结之热,青礞石为逐顽痰之要药,以除顽痰著称,沉香、木香疏气开郁,石菖蒲、郁金、槟榔开窍豁痰,诸药合用,具有泄热逐痰,开郁通窍之功,故用于狂病属痰热扰于神明者有较好疗效。

验案3 涤痰宁心法治疗秽语综合征

秦某,男,16岁,初中学生,2009年1月20日初诊。

患者性格内向,平素沉默少言,来诊时咯逆声壮气粗,胸闷气憋,心烦易怒,据其母讲时有秽语骂人或讲一些怪事令人不解,一年来经某医院神经科诊断为秽语综合征,曾给予一些镇静药无效,后又去北京301医院治疗亦未效,随之来中医诊治。初诊见其面容抑郁,除上述症状外,舌紫苔白腻,脉象弦小数。

西医诊断 秽语综合征。

中医辨证 癫证(肝经气血郁滞夹有瘀浊,扰乱神明)。

治则 疏肝理气活血化痰。

方药 桃仁30g 青皮15g 柴胡15g 郁金15g 香附15g 半夏15g 橘皮15g 茯苓15g 胆星15g 川连10g 石菖蒲15g 苏子15g 甘草15g

水煎服,每日1剂,日二次服。

该病人三次复诊。初服14剂心烦大减,精神有愉快感,咯逆亦减,但仍咯,不似服药前声壮气粗,胸闷亦轻,时有不自主秽语,说些不相干骂语或秽语如臭虫、苍蝇、粪便等,据其母说亦较前减少,有明显好转,舌紫脉象弦稍数,继以前方加焦栀子10g。又经二次复诊诸症皆除,嘱继服7剂以善后。

按 本例中医属于癫证,如思维障碍,情感淡漠,无端自笑与愤怒不能控制,伴失眠多梦,烦躁不宁等,用西药镇静药物初服有效,继则无效,据其证脉分析为心肝二经,心气阴两虚,肝气血郁滞,痰热内扰,治疗应双补气阴以宁心,疏气活血,清泄痰热,以调达肝气之郁,使痰热除,气血调畅,心气复,肝气疏,则神自归舍而安。

验案4 涤痰宁心法治疗痫证

王某,男,36岁,2010年4月14日初诊。

患者经某医院诊断为癫痫,发作较频,1个月之内2~3次,发作时可见抽搐,两目上眄,昏不知人,口吐涎沫,喉中痰鸣,牙关紧闭,舌紫苔白,脉弦滑,休止后全身乏力,此病人曾经专科医院治疗,皆未奏效。经介绍求诊,看其以往所服之药皆息风化痰定痫之药无效。

西医诊断 癫痫。

中医辨证 痫证,肝气郁滞痰瘀扰神。

治则 活血通络豁痰。

方药 桃仁30g 香附15g 青皮15g 柴胡15g 半夏15g 陈皮15g 大腹皮15g 赤芍15g 郁金15g 石菖蒲15g 胆星15g 甘草15g

水煎服,每日1剂,日二次服。

两个月后复诊诉服药50余剂,精神愉快,全身轻松。后将近10个月未再发作,从而痊愈。

按 本案经分析为久病入络,病在心肝二经,心主血藏神,肝藏血舍魂,此为肝经气血瘀滞,气郁生痰,心神为之所扰。属气滞血瘀证,在癫狂梦醒汤的基础上化裁应用,理气活血加化痰之品,因神志病多兼痰浊,用胆星、半夏、石菖蒲、郁金化痰开窍宁神,故疗效甚佳。

验案5 涤痰宁心法治疗中风中腑证

刘某,男,46岁,工人。

该患者素有高血压病史,于1周前昏迷跌倒,继则出现右上肢瘫痪,当时经某医院CT检查诊断为脑内囊出血。

初诊 2011年4月14日。病人意识不清,口眼歪斜,牙关紧闭,左侧瞳孔散大,高热持续不退,血压170/100mmHg,经用降颅压、止血剂、多种抗生素发热不退,病人昏不知人,右侧上下肢瘫痪,口角歪斜,面颊赤,唇干,伴有躁动,牙关禁闭,喉中痰声如曳锯,呼吸气粗,双手紧握,大便七日未行,小便遗色赤,腹部拒按,发热不退,体温39.0℃左右,启其齿见舌红苔黄燥,脉象弦数有力。

西医诊断 脑出血。

中医辨证 中风中腑证。

治则 清热化痰开窍。

方药 胆星15g 半夏15g 橘红15g 麦冬15g 玄参20g 生地15g 川连10g 黄芩15g 郁金15g 菖蒲15g 大黄15g 赤芍20g 桃仁20g

水煎服,每日1剂,日二次服。

二诊 4月17日。鼻饲给药,六小时服一次,连服六次,体温降至37.0℃,意识稍清,处于半昏迷状态,烦躁大减,服两剂后牙关已开,但大便10日未行,小便已知,舌苔厚干,脉象弦滑数,此痰热稍减,但大便未行清窍未大开,病人仍处于半昏迷状态,宜前方加芒硝以通利大便醒神开窍。

方药 大黄15g 芒硝15g(另包,冲) 橘红15g 枳实15g 郁金15g 半夏15g 川连10g 黄芩15g 玄参20g 生地20g 麦冬15g 桃仁20g 刺蒺藜15g 胆星15g

水煎服,每日1剂,日二次服。

三诊 4月29日。服药3剂大便下行三次,量较多,污秽奇臭,坚硬成块,病人意识渐渐清醒,能对话,烦热除,舌鲜红,苔白干,脉象稍数,此腑实已通,痰热请,清窍开,继以前方去芒硝,大黄改为7.5g。

此病人经七次复诊后遗半身不遂,行走困难,以大秦艽汤调治。

方药 秦艽15g 川芎15g 白芷10g 羌活10g 黄芩15g 生地20g 熟地20g 当归15g 生石膏30g 赤芍15g 茯苓15g 桃仁15g 全蝎10g 僵蚕10g 丹参15g 甘草15g

水煎服,每日1剂,日二次服。

连服20剂后肢体功能已基本恢复,可以自己料理生活。

按 此病案为中风中腑证,即刘河间所说"风病多因热盛,非外中于风,实因将息失宜,心火暴甚,肾水虚衰,不能制之,则阴虚阳实,而热气怫郁,心神昏冒,筋骨不为用,而卒倒,无所以知"。综合证脉此属心肝火盛、痰热内扰、心神闭阻、腑实不通之中风中腑证,宜清热化痰开窍,通利大便,以除其痰。辨证需要抓住实热内结病机,用泄热化痰开窍治法则可随手奏效。

大黄为本方之主要药,通秘结,使大便通,燥屎下,实热除,发热退,意识随之转清,病人转危为安,热除则血得宁而止,若不顾热使用止血药则不能止。凡见此脉证者皆用此方收效,病轻者用大黄即可,若重者大便不通,须用芒硝,方能使大便行,实热除。如本病例初诊未用芒硝,单用大黄热虽下降,意识清,然而由于大便未通,意识仍处半昏迷状态,二诊于原方加芒硝,服药后大便下行三次,燥屎俱下,意识始完全清醒,可见中腑重症,必须硝黄合用,方能收到通腑泻下之功,从而理解《伤寒论》急症、重危症,必须用大承气汤之意。

近几年急性脑血管病已不多见,大多去专科医院治疗,所见病例皆属后遗症,遗留半身肢体功能不遂或语言不清等,半身不遂多兼有内热症如口干、舌干、五心烦热、脉数等,张琪教授用大秦艽汤加味治疗颇效。大秦艽汤祛风清热养血活络,对本病后遗症肢体不遂,语言不清,证见内热、外风者有良好疗效。

验案6 涤痰宁心法治疗中风中腑证

王某,男,62岁,2012年5月5日初诊。

该患者素有高血压病史,猝然昏倒,神志不清,颜面潮红,口眼歪斜,痰声如曳锯,牙关紧闭,鼻息鼾声,大便不通,蒸热(体温高),舌苔黄腻,舌绛干,脉象弦,滑数有力,眼瞳孔对光反射消失,胸烦热,时去衣被。当时经某医院CT检查诊断为脑出血。

西医诊断 脑出血。

中医辨证 中风中腑证。

治则 清热化痰开窍。

方药 胆星15g 半夏15g 橘红15g 麦冬15g 玄参20g 生地15g 川连10g 黄芩15g 石菖蒲15g 郁金15g 大黄15g 桃仁15g 赤芍15g 牡丹皮15g 甘草10g

水煎服,每日1剂,日二次服。

按 此方为张琪教授之经验方名为豁痰活血通府汤,治疗中风入腑(脑出血),大便闭结不通者加芒硝15g(冲),手足抽搐者加蜈蚣2条,全蝎5~10g;牙关紧闭可用鼻饲法服药。本方为化痰清热通腑之剂,治疗中风属于痰热内壅之闭证,方中半夏、胆星、橘红化痰,黄芩、黄连清热,玄参、生地黄、麦冬滋阴清热,桃仁、赤芍、牡丹皮活血化瘀,大黄泄热通腑,化瘀止血。

临床观察此类辨证属于中风入腑,皆大便不通,甚久者七八日不便,神志昏迷,全身蒸蒸发热,体温较高,脉象弦滑有力,舌红绛,苔黄燥,服此方后,大便得下,下燥屎后,神志即遂之清醒。大黄一味至关重要,必须重用方能取效,量小则大便不下,神志不能恢复。

验案7 涤痰宁心法治疗郁证

张某,男,19岁,学生。该患者系高中毕业生,成绩优良,曾获高中化学奥林匹克竞赛第二名,荣获全国竞赛三等奖,被南开大学免试录取,因未获初衷(入清华大学),郁闷忧思过度,不幸罹患神志异常症,经某专科医院诊断为"神经强迫症",多处求医,服中西药均未见效,本人及家长十分忧虑,经介绍来门诊求治。

初诊 2007年7月3日。患者神情呆滞,思维混乱,偏执甚重,不能自拔,沉默不语,表情淡漠,苦闷、失落感明显,对入学失去信心,舌苔白厚,脉弦滑。

西医诊断 神经强迫症。

中医辨证 郁证,气滞痰郁血瘀。

治则 理气活血,化痰开窍。

方药 川芎15g 苍术15g 焦栀子15g 神曲15g 香附20g 郁金20g 石菖蒲15g 半夏15g 桃仁30g 柴胡20g 苏子15g 甘草25g 小麦50g 红枣10个 百合30g 生地20g

水煎服,每日1剂,日二次服。

二诊 8月6日。服上方7剂,自觉症状稍有减轻,上述症状均存在,但皆稍轻,表情呆板稍好,尤以对话条理化有明显好转,仍用前方加胆南星15g治之。

三诊 8月13日。继服上方7剂,心烦乱、偏执、悲观失落感均大见好转,面带笑容,自感9月1日可以报到上学,有了信心。再以上方化裁。

方药 石菖蒲15g 郁金15g 桃仁30g 赤芍20g 半夏20g 胆星15g 山栀15g 香附20g 苏子20g 柴胡20g 生地20g 百合30g 甘草30g 小麦50g 大枣10枚

水煎服,每日1剂,日二次服。

服上方7剂,病人自述诸症趋于消除,仍有轻微思维混乱,病人对入学有了信心,于本年9月1

日携带 1 个月药(经本院煎好密封)在学校服之,以冀根除,病人在学校曾二次来信谓上述症状基本消除,据述开始几天上课不能投入,经过几天后渐能适应正常学习进度。次年 8 月 22 日暑假来复诊,据称学习已适应,且成绩较好,病已痊愈。

按 本病例中医诊断为郁证,西医诊断为强迫症,得之于所欲未遂,忧虑成疾。审证求因,病得之于所欲未遂,思虑过度伤心脾,心脾气虚,肝气失于条达,气滞血瘀,为虚中夹瘀之证。治疗一面理气活血化瘀,以条达肝气之郁,一面又须补养心脾,宁神益志,前者用癫狂梦醒汤、越鞠丸化裁,后者用甘麦大枣汤、百合地黄汤以益心脾气阴,胆南星、石菖蒲、郁金开窍化痰,药味组成针对病机有的放矢,药味多,配伍严谨不滥,为大方复方之特点。仅三次复诊,服药 20 余剂,强迫偏执诸症大见好转,从而树立了学习的信心,能按期入学,在学校继续服药,直至痊愈,可见中医药治疗之效。

第二章 从肝论治

肝为"将军之官",有"刚脏"之称。肝气主升、主动,喜条达而恶抑郁,肝藏血,血属阴,其体阴柔;而肝气疏泄,气属阳,其用主升主动,故谓"肝体阴用阳"。在病理上,肝气、肝阳常偏亢,肝阴、肝血常不足。

肝主疏泄,是指肝具有疏通畅达全身气机,进而促进精血津液的运行输布、脾胃之气的升降、胆汁的分泌排泄、情志的调畅以及生殖的调节等功能。肝主疏泄的中心环节是调畅气机,气的升降出入正常,则脏腑功能活动安定有序,经络通畅而不郁滞。肝主疏泄功能异常,气机升降出入失调,可影响其他脏腑经络形体官窍的功能活动。

肝主藏血,是指肝有贮藏血液、调节血量和防止出血的作用。肝能够贮藏血液,"肝为血海"。肝贮藏一定的血量,肝之阴血充盈,维持柔和条达,以涵养肝气、肝阳,防止肝气升动太过,抑制肝阳亢逆,保证肝气发挥正常疏泄功能。肝还具有调节血量的作用,人静则血归于肝脏,人动则血运于诸经。肝气充足,则能固摄血液而不致逸出脉外。

肝在体合筋,肝血充盛,筋膜得到充分的濡养,以维持其坚韧刚强之性,肢体关节才能运动灵活,强健有力。若肝血不足,血不养筋,可见肢体麻木,屈伸不利,筋脉拘急,手足震颤等症;若邪热炽盛,劫伤津血,燔灼肝阴,则可出现四肢抽搐,角弓反张,牙关紧闭等症状。

肝开窍于目,目之所以精明视物,主要依靠肝血的滋养,肝主藏血,其经脉直接上通于目系,故有"肝受血而能视"。病理情况下,肝血不足,则视物不清;肝经风热,可见目赤痒痛;肝火上炎,则目赤肿痛,目睛生翳;肝胆湿热,可见两目发黄;肝阳上亢,则头目眩晕;肝风内动,可见目斜上视等。

在志为怒,《素问·阴阳应象大论》:"在脏为肝……,在志为怒"。突然大怒或经常发怒,可伤及肝脏,影响肝的疏泄功能,导致气机上逆,阳气升泄,甚则血随气逆,表现为头胀头痛,面红目赤,呕血,突然昏厥。当肝气上逆,肝火上炎时,又会使人急躁易怒。

在液为泪,病理情况下,肝的阴血不足,泪液分泌减少,可见两目干涩;肝经湿热,可见目眵增多,迎风流泪等。

肝与其他脏腑的关系:

肝与心:二者关系主要表现在血的运行和精神情志两个方面。心主行血,肝主藏血。心血充足,则肝有所藏;若肝不藏血,则心无所主。病理情况下,心血虚与肝血虚互为因果,常形成心肝血虚。心主神志,肝主疏泄,调畅情志,相互依存,相互为用,共同维持正常的精神情志活动。心血充盈,心神健旺,有利于肝气的疏泄;肝疏泄有度,气机调畅,则气血和调,情志畅快,有利于心主神志。病理上,心火亢盛与肝火偏旺相互引动,容易导致心肝火旺,出现心烦失眠、急躁易怒等症;心神不安与肝气郁结相互影响出现情志活动异常,可见郁闷不乐,多疑善虑,精神恍惚等症。

肝与肾:二者关系主要表现在精与血,疏泄与闭藏以及阴阳之间的关系。肝藏血,肾藏精,精能生血,血能化精,肝血与肾精相互滋生。肝主疏泄,肾主闭藏,二者之间相互为用,相互制约,相反相成。肝气疏泄可使肾气闭塞而开合有度;肾气闭藏,又可制约肝之疏泄太过。若肝的疏泄与肾的闭藏关系失调,则可出现女子月经周期紊乱,男子遗精滑泄等。肝肾阴阳相互影响,息息相通,相互制约,协调平衡。生理上,肾阴能够滋养肝阴,肝阴能够抑制肝阳,防止肝阳过亢。若肾阴不足可引起肝阴不足,反之亦然,而形成肝肾阴虚。

　　肝与脾:二者关系主要体现在两个方面,一是肝疏泄与脾运化之间的相互依存、相互影响共同完成消化功能。肝主疏泄,调畅气机,又可分泌胆汁,故有助脾胃对饮食物的消化和吸收;脾主运化,为气血生化之源,脾气健旺,气血化源充足,滋养于肝。病理情况下,肝失疏泄,气机郁结,横逆犯脾,脾失健运,引起肝脾不调,症见胸胁胀痛,食欲不振,腹胀泄泻,倦怠无力等,如果脾失健运,水湿内停,湿郁化热,湿热熏蒸肝胆,胆汁外溢,则发为黄疸。二是肝藏血与脾统血相互协调,在血的生成和运行方面起重要作用。脾气健旺,统摄有权,使血液在脉内运行,防止逸出脉外,则肝有所藏;肝主藏血,调节血量,又主疏泄,调畅气机,与血液的调节和运行密切相关。若脾失健运,生化无源,脾不统血,失血过多,肝无所藏,致肝血不足,见有面色淡白,头晕目花,四肢麻木,妇女月经量少,甚则闭经等。若脾不统血,肝失藏血,则血液离经妄行,而致各种出血。

　　肝与肺:二者关系主要表现在人体气机的升降协调方面,另外也与血液运行有关。肺位于膈上,肝之经脉由下而上贯于肺。肺主肃降,肝气升发,即肝升肺降,肝气升发有制约肺肃降太过,肺气肃降,有防止肝气升发太过,两者一升一降,以维持人体气机正常升降协调。病理上,若肝失疏泄,气机郁结,气滞不通,可致肺气失于肃降,出现胸闷、喘促等症;若肝升太过,肺降不及,则可致气火上逆,循经上行,灼伤肺阴,出现胸胁灼痛,胸闷喘促,咳嗽阵作,咳吐鲜血等肝火犯肺之证;反之,肺失肃降,亦可影响肝之升发,致使肝气上逆,出现头晕目眩,面红目赤,急躁易怒,胸胁胀满等症。肝藏血,主疏泄;肺主气,主治节。全身血液的运行,虽赖心所主,但也须肺主治节与肝主疏泄,调畅气机和藏血作用的调节,故两脏对血的运行均起一定的作用。

疏 肝 法

　　本法适用于肝失疏泄,气机不畅而表现的病证。临床多表现为胸胁胀痛或窜痛,嗳气不舒;肝气犯胃则胃脘胀满、饮食不下、心烦易怒等。另外,足厥阴肝经的一支下抵少腹、环阴器,若肝气郁滞,也可见有少腹胀满或疼痛,以及妇女月经不调、经前腹痛或乳房胀痛,脉弦、面色青黄不荣等一系列症状。在临证中,气郁可以化热,故可有口苦、脉数等表现;肝郁日久则血瘀络阻,故可见舌紫暗,有瘀点、瘀斑,痛处不移等表现。本法在临床中又有疏肝解郁、疏肝益气活血、疏肝清热、利湿解毒等分别。

验案 1　疏肝解郁清热法治疗胃脘痛

　　刘某,男,40 岁。左肋连及胃脘胀痛不可忍,经某医院检查,排除胰腺炎及胃炎,未能确诊,来门诊求治,自述胃脘连及左肋发作时痛不可忍,舌白干无津,口苦,脉弦数。

　　中医辨证　肝气不舒,气郁化热。

　　治则　舒肝开郁兼清热。

　　方药　疏肝饮子加减:

　　柴胡 20g　香附 20g　白芍 20g　青皮 20g　枳壳 15g　当归 20g　丹皮 15g　焦栀 10g　郁金 10g　金铃子 10g

　　水煎服,每日 1 剂,日二次服。

　　服上方 3 剂痛大减,但仍时发作,嘱其连服原方不变,共服数十剂而愈。

　　按　古方疏肝解郁之药甚多,如逍遥散、柴胡疏肝散、四逆散等,用之得当皆效,此自拟方疏肝饮子,方药组成:柴胡 20g、香附 20g、白芍 20g、青皮 20g、枳壳 15g、当归 20g、丹皮 15g。此方为四逆散加味化裁而成,方中柴胡为疏肝之圣药,芍药敛阴养血柔肝,前人谓泻肝,实际上是通过敛阴柔肝以平抑肝气之横逆,柴胡与白芍合用,一疏一柔,疏而不燥,柔而不滞;枳实助柴胡疏肝行气之功,当归、丹皮以养血凉血润燥,因肝主藏血,体阴而用阳,疏肝药物应防止刚燥及伐肝劫阴之品,此方疏肝、敛阴、养血,配伍精当,当无此弊。张琪教授以此方治疗胸胁胀满或胀痛,属肝气横逆犯胃,兼见胃脘胀闷不舒、舌尖赤、苔白少津、脉弦等一系列肝气郁结且化燥伤阴征兆者,常随手取效。如口干口苦,有化燥伤阴之象者,可加焦山栀10g,但此药苦寒,用量不宜过大,防止伤脾胃,临床观察,此类患者包括胆囊炎、胃炎、胃神经官能症、肋神经痛等。

验案2 疏肝活血通络法治疗冠心病

李某,男,55岁。经某医院检查确诊为冠心病,心前区疼痛,入夜不眠,经用各种扩张冠状动脉药物静脉滴注和口服均无明显效果,见其唇舌色紫。

西医诊断 冠心病,心绞痛。

中医辨证 心血瘀,肝气郁。

治则 行气活血化瘀。

方药 血府逐瘀汤加丹参。

服7剂心前区憋闷大减,睡眠也较前好转,能入睡5小时。二诊时在上方基础上加红参、五味子、麦冬连服20剂,症状完全消除,心电图、心肌供血也有明显改善。

按 本法适用于肝郁日久,血瘀络阻之病证。常见舌紫暗,有瘀点、瘀斑,痛处不移等,但也有隐匿无明显症状者,若病程日久,则单用疏肝理气药无效。血府逐瘀汤配伍严谨,既有桃仁、红花、当归、川芎、芍药、地龙活血通络,又辅以柴胡、枳壳、桔梗行气。王清任深明气血相互依存之理,试观《医林改错》活血诸方,皆用行气之品相辅助以达气行血行之效,治疗气滞血瘀之证屡试不爽。

验案3 疏肝活血通络法治疗冠心病

李某,男,85岁。离休干部,心绞痛发作时手足厥冷,面色青,脉沉迟,血压低,经用扩张冠状动脉药物静脉点滴无效请张老会诊,除上述症状外,心电图示心肌供血不全,脉沉迟、手足冷、舌滑润。

西医诊断 冠心病。

中医辨证 肝气郁,心阳不振,心血瘀阻。

治则 疏肝温阳通络。

方药 温阳通络合剂:

丹参20g 桃仁15g 川芎15g 桂枝15g 薤白20g 人参15g 制川乌15g 元胡15g 汉三七(粉末,冲服)5g

水煎服,每日1剂,日二次服。

服6剂心痛稍缓解,继用上方加生姜15g,服14剂痛明显减轻,连服上方30余剂痛止,复查心电有明显好转。

按 《金匮要略》中有"肝着"之病。临床表现"其人常欲蹈其胸上,先未苦时,但欲饮热",其病机在于肝经气血郁滞,着而不行,故以"肝着"为名,方用旋覆花汤、新绛和葱。新绛是采用茜草汁新染之帛,色红而得名。叶天士《临证指南医案》用此方治胸胁痛谓"初病在气,久则入血",血得寒则凝,得温则行,用葱以温通。王清任治一妇女常欲人蹈其胸,用通窍活血汤治疗而愈,此实即《金匮要略》中之"肝着",通窍活血汤方中用麝香、老葱、鲜姜,取其温通辛散;合桃红以温阳通络。

验案2、3均为肝郁日久而血瘀络阻。因肝主藏血,气血相附而行,气为血之帅,气郁日久,血因之而滞,此时纯用疏肝药不效,需考虑用活血通络法治疗,前贤王旭高谓"如疏肝不应,络脉瘀阻,宜兼通络,如旋覆花、新绛、归须、桃仁、泽兰叶等"。因肝主藏血,气血相附而行,气为血之帅,气郁日久,血因之而滞,叶天士谓"久痛入络",除前述症状外,常见舌紫暗,有瘀点、瘀斑,痛处不移等,但也有隐匿无明显症状者,只是病程日久,用疏肝理气药无效者,所谓久病多瘀、久病入络等,是肝郁证的规律,张琪教授常用血府逐瘀汤化裁治疗,获效甚好,足厥阴肝经络于胸胁,凡胸胁满痛,郁闷不舒、短气心悸、怔忡不宁等一系列肝经血脉郁滞,气机不通者,此方皆有效,如冠心病、风心病、肺心病、心脏官能症、顺应失调等皆可用之,适用范围相当广泛。

验案4 疏肝活血化瘀法治疗血小板增多症

岳某,男,46岁。经哈尔滨医科大学附属医院确诊为骨髓细胞增生综合征,血小板增多达500×10⁹/L,经治不下,素有糖尿病、高脂血症(三酰甘油4.50mmol/L)。

初诊 2007年10月31日。现症头昏沉,全身酸困乏力,肝功能谷丙、谷草转氨酶均高于正常,肝大,肝区痛,舌质紫,脉滑。

西医诊断 骨髓细胞增生综合征。

中医辨证 肝郁血瘀。

治则 疏肝,活血,化瘀。

方药 柴胡20g 白芍20g 生地黄20g 牡丹皮15g 桃仁15g 丹参20g 赤芍20g 红花15g 菊花15g 草决明20g 水蛭10g 川芎15g 葛根20g 甘草15g

水煎服,每日1剂,日二次服。

二诊 2007年12月15日。服上方30剂,自感全身有力,头轻松,肝区痛消失,经检查血小板360×10⁹/L,肝恢复正常不大,转氨酶亦恢复正常值,舌质转红,脉滑有力,继服上方化裁。

方药 柴胡20g 白芍20g 枳壳20g 当归20g 牡丹皮15g 桃仁15g 赤芍20g 葛根20g 红花15g 川芎15g 生地黄20g 水蛭10g 草决明20g 甘菊15g 丹参20g 甘草15g

水煎服,每日1剂,日二次服。

三诊 2008年1月20日,服上方40余剂,数次检查红白细胞均正常,血脂亦恢复正常,血小板210×10⁹/L,全身有力,精神大好,B超示肝已不大,肝功能正常,脉滑有力,舌质红,肝区痛消失。继以前方化裁。

方药 柴胡20g 白芍20g 枳壳15g 桃仁15g 丹参20g 赤芍20g 红花15g 葛根15g 川芎15g 草决明20g 水蛭10g 地龙10g 甘菊20g 生地黄20g 牡丹皮15g 西洋参15g 甘草15g

水煎服,每日1剂,日二次服。

服上方15剂,化验均正常,无明显不适,电话告知,未再来诊。

按 原发性血小板增多症是骨髓增生性疾病,其特征为出血倾向及血栓形成,外周血血小板持续明显增多,功能也不正常,骨髓巨核细胞过度增殖,此病由于生活饮食习惯的改变而有发病率增加的趋势。本病人为原发性血小板增多症,化验血小板500×10⁹/L,且伴有肝区疼痛,肝大,转氨酶增高。肝主藏血,主疏泄,肝大、疼痛则为肝气疏泄、藏血功能异常,即肝气郁结,肝血郁滞。舌质紫为血瘀之外候,故辨证属肝郁血瘀,而治以疏肝活血化瘀法,气行则血行,而瘀滞可散。方中柴胡、白芍、四逆之意疏肝柔肝,配以大队活血化瘀凉血之品以疏通血脉,散血瘀之热而宁血。二诊、三诊均以此法化裁治之,且三诊恐日久行气化瘀以伤正气,故加用西洋参益气扶正以防他变,加用草决明、菊花清利头目以降血脂,可见张琪教授辨证用药之周详。

验案5 疏肝理气活血,消坚散结法治疗睾丸结核

李某,男,44岁,干部。主诉:左侧睾丸肿胀,疼痛下坠2个月余。病史:1983年8月扁桃腺肿大出现高热,经用抗生素退热后,左侧睾丸肿胀,疼痛下坠,小腹坠痛,经哈尔滨市某医院诊断为睾丸结核,用链霉素等抗结核药治疗效果不佳,来中医门诊治疗。

初诊 1983年10月9日。患者左侧睾丸肿痛硬、拒触、下坠感,略显赤色;舌白苔,脉滑。

西医诊断 睾丸结核。

中医诊断 子痈。

中医辨证 肝经气滞血瘀。

治则 疏肝理气活血,消坚散结。

方药 柴胡20g 青皮15g 川楝子20g 三棱15g 莪术15g 牡丹皮15g 天花粉15g 连翘20g 皂刺10g 当归20g 红花15g 玄参15g 甘草15g

水煎服,每日1剂,日二次服。

二诊 服上方10剂,小腹及睾丸下坠、疼痛已消失,睾丸肿硬触之渐软,仍疼痛;舌苔已退,脉如前。上方去甘草加海藻25g、昆布20g、乳香10g继服,仿海藻玉壶汤之意。

三诊 服上方20剂明显好转,左侧睾丸肿硬缩小,仅有一小块硬痛,余皆消散,少腹痛坠已完全消失,但自觉小腹凉,舌滑润,脉象沉。继以前方加减治疗。

方药 海藻30g 昆布20g 三棱15g 莪术15g 青皮15g 皂刺15g 连翘20g 川楝子20g 当归20g 木香10g 小茴香15g 延胡索15g

水煎服,每日1剂,日二次服。

四诊 1983年12月27日。服上方14剂,左侧睾丸肿硬痛完全消失,小腹症状完全消失,从而痊愈。

按 睾丸结核比较少见,但近几年随着肺结核发病率的上升,睾丸结核也逐渐增多。《外科全生集》云:"子痈,肾子作痛而不升上,外观红色者是也。迟则成患,溃烂致命"。肝主筋绕阴器,肝气郁结,痰凝阻滞,气血不利经络阻滞则睾丸肿痛,发为子痈。治疗以疏肝理气活血、化痰消坚散结为法而全消。方中以海藻、昆布、莪术、三棱、皂刺化痰软坚散结为主;青皮、柴胡、川楝子、广木香疏气开郁;当归、牡丹皮、红花、延胡索行血活血;连翘、天花粉、玄参清热;三诊后小腹凉,故去掉玄参、天花粉加入小茴香温阳,全方软坚散结,疏气活血,相辅相成,取得佳效。

验案6 疏肝理气,活血散结法治疗乳腺小叶增生

王某,女,42岁,干部。主诉:两侧乳房有硬结、痛3个月。病史:3个月前出现两侧乳房有硬结、疼痛,经某医院诊为乳腺小叶增生。

初诊 2009年4月11日。现患者两侧乳房有硬结、触痛,左侧尤甚;舌质暗红,脉弦滑。

西医诊断 乳腺小叶增生。

中医诊断 乳癖。

中医辨证 气滞血瘀。

治则 疏肝理气,活血散结。

方药 柴胡15g 香附15g 枳壳10g 瓜蒌15g 青皮15g 天花粉15g 桃仁15g 当归20g 丹参15g 赤芍15g 夏枯草30g 郁金15g 牡丹皮10g 甘草15g

水煎服,每日1剂,日二次服。

二诊 服上方14剂,两侧乳房硬结、结核减小,触之渐软,痛亦减轻;舌质红,脉弦。治疗继服上方。

三诊 2009年5月21日。继服上方14剂,两侧乳房硬结基本消失,以手触之有小结节,无明显症状,舌淡红,脉小有弦象。继以前方化裁。

方药　柴胡15g　香附15g　枳壳10g　瓜蒌15g　青皮15g　天花粉15g　当归20g　丹参15g 夏枯草30g　连翘15g　石斛15g　白芍15g　太子参15g　甘草15g

水煎服,每日1剂,日二次服。

四诊　服上方后,两侧乳房结节经彩超检查已消失,无明显症状;舌润口和,脉象稍有弦象,已痊愈。

按　乳癖是乳中生核结肿之病证。妇女乳房部常见的慢性肿块。早在《外科正宗》中就记载了乳癖的临床表现:"乳癖乃乳中结核,形如丸卵,或重坠作痛,或不痛,皮色不变,其核随喜怒消长"。《外科活人定本》卷二:"又名乳栗,或名奶栗。多因肝气不舒,郁积而成,若以为痰气郁结非也。"西医诊断为乳腺小叶增生。本病因情志内伤,忧思恼怒则肝脾郁结,气血逆乱,气不行津,津液凝聚成痰;复因肝木乘土,致脾不能运湿,胃不能降浊,则痰浊内生;气滞痰浊阻于乳络则为肿块疼痛。治以疏肝理气,消坚散结法治之而获效。方中柴胡、香附、枳壳、青皮疏肝解郁;当归、白芍柔肝养血;太子参、天花粉、石斛益气滋阴,防开郁消坚耗伤气血;夏枯草、香附疏郁散结消坚;丹参、郁金、赤芍、桃仁活血;瓜蒌化痰。

验案7　疏肝理气,散寒,软坚散结法治疗睾丸炎

徐某,男,16岁。主诉:睾丸硬,伴时冷时热20余天。病史:20多天前睾丸硬,伴时冷时热,由某医院确诊为睾丸炎。

初诊　睾丸硬、痛,时冷时热,小腹疼痛、凉,肢冷;舌质淡红、苔薄白,脉沉。

西医诊断　睾丸炎。

中医诊断　寒疝。

中医辨证　厥阴肝经气滞,阴寒凝聚,气滞血瘀。

治则　理气,散寒,软坚散结。

方药　导气汤和橘核丸加减:

橘核20g　川楝子20g　肉桂10g　海藻20g　昆布20g　小茴香15g　青皮15g　天花粉15g 延胡索15g　桃仁15g　连翘20g　乌药15g　木香10g　吴茱萸10g　金银花30g　当归20g

水煎服,每日1剂,日二次服。

二诊　服前方14剂,睾丸硬明显减轻,睾丸无疼痛,口干渴,小便黄,手凉,舌尖红、苔薄白。于上方加三棱、莪术破血逐瘀。

方药　橘核20g　川楝子20g　肉桂10g　海藻20g　昆布20g　延胡索15g　青皮15g　天花粉20g　甲珠10g　桂枝15g　连翘20g　附子10g　青皮15g　莪术15g　三棱15g　吴茱萸10g　小茴香15g　木香10g　延胡索15g　海藻30g　昆布20g　夏枯草30g　丹参20g

水煎服,每日1剂,日二次服。

三诊　服前方14剂,晨起咽干、口苦消失,小腹痛、凉好转,睾丸渐软;舌质红、苔薄白。

方药　天花粉20g　柴胡20g　当归20g　穿山甲10g　桃仁15g　桂枝15g　连翘25g　青皮15g　蒲公英30g　肉桂10g　附子10g　三棱15g　莪术15g　吴茱萸10g　小茴香15g　木香10g 延胡索15g　昆布20g　海藻30g　夏枯草30g　牡丹皮15g　丹参20g　川楝子15g

水煎服,每日1剂,日二次服。

四诊　服前方后睾丸变软,胃脘部有烧灼感,咽干;舌质红、苔薄白。

方药　天花粉20g　柴胡20g　当归20g　穿山甲15g　桃仁15g　红花15g　桂枝15g　连翘20g　青皮15g　蒲公英30g　肉桂10g　附子10g　三棱15g　莪术15g　吴茱萸10g　延胡索15g　昆布20g　海藻30g　夏枯草30g　橘核15g　丹参20g　川楝子15g　桔梗15g

水煎服,每日1剂,日二次服。

追踪观察,睾丸变软、无疼痛,小腹疼痛消失,最终痊愈

按 本病寒疝由厥阴肝经气滞,阴寒凝聚,气滞血瘀而发病。《儒门事亲》卷二:"寒疝,其状囊冷,结硬如石,阴茎不举,或控睾丸而痛。得于坐卧湿地,或寒月涉水,或冒雨雪,或卧坐砖石,或风冷处使内过劳。宜以温剂下之。"故治以疏肝理气、活血散结止痛,选用《医方集解》导气汤和《重订严氏济生方》之橘核丸加减。方中川楝子苦寒,疏肝理气;橘核、木香、青皮入厥阴气分而行气、疏肝而和脾;小茴香入肾与膀胱,暖丹田而除冷气,吴茱萸行肝肾气分,燥湿而除寒;桃仁、延胡索入厥阴血而活血;肉桂能暖肾,补肾命之火,以祛寒;昆布、海藻软坚散结;加三棱、莪术、穿山甲、夏枯草破血逐瘀、软坚散结。共奏疏肝理气活血,软坚散结之功,经治全消而愈。

验案8 疏肝理气,涤痰通络法治疗胸腔积液

卢某,女,50岁。主诉:胁肋胀痛40余天。病史:患者40多天前暴怒后出现胁肋胀痛,经检查心电图正常。X线摄片显示:双侧胸腔积液。曾进行胸腔积液穿刺术胸水化验,结核菌阴性,试用抗结核及抗菌药物治疗无效。

初诊 2000年12月2日。患者胁肋胀痛,形体肥胖,胸背闷痛,胃脘胀痛,气短乏力,善太息,肢体沉重,口干渴喜饮,失眠;舌尖红、苔白腻,脉沉弦。

西医诊断 胸腔积液。

中医辨证 肝郁气滞,水阻痰凝。

治则 疏肝理气,涤痰通络法,佐以清热。

方药 柴胡10g 黄芩15g 红参15g 半夏15g 郁金15g 浙贝母15g 白芥子15g 瓜蒌仁15g 陈皮15g 青皮15g 石菖蒲15g 麦门冬15g 延胡索15g 桃仁15g 甘草15g 生姜15g 生地黄20g 香附20g 大枣5枚

水煎服,每日1剂,日二次服。

二诊 2000年12月9日。诸症均减轻,但口干渴喜饮、腹胀症状突出,前方去麦门冬、青皮、香附,加五味子、知母、厚朴、红花均15g,改红参为太子参20g。水煎,日1剂,分早晚服。

三诊 2000年12月16日。诸症明显减轻,续用上方7剂,症状消失。X线摄片显示:心肺未见异常。随访1个月未见复发。

按 本例胸腔积液西医未能确诊何病,中医辨为悬饮,证属肝气郁滞、水阻痰凝留于胁下。《金匮要略·痰饮咳嗽病》云:"水在肝,胁下支满"。该患者素为多痰多湿之体,复因郁怒伤肝,气机畅,水湿痰浊因而阻滞,水停胁下致胁肋胀痛;湿性重浊黏滞故见肢体沉重;痰湿阻络,血行不畅,久则化热伤阴。张老针对上述病因病机以疏肝理气、活血通络、化痰清热为治,取得良好疗效。方中柴胡、青皮、陈皮、香附疏肝理气;半夏、浙贝母、白芥子、瓜蒌仁、石菖蒲化痰湿通络,其中白芥子尤善祛皮里膜外之痰涎;延胡索、郁金、桃仁活血化瘀通络;黄芩、生地黄、麦门冬滋阴清热;人参、甘草、生姜、大枣益气调中,相辅相成共奏疏肝理气、化痰祛瘀通络、疏畅三焦气机之功,气机畅则痰湿消。郁化热,防其耗气伤阴,二诊加太子参、五味子、知母以益气敛阴清热。仅服数剂而痊愈。

验案9 疏肝活血,攻逐水饮法治疗肝癌、肝硬化

孔某,男,27岁。腹胀6个月,曾诊为肝硬化,因呕血、便血入某院。经检查提示肝弥漫性病变,大量腹水,肝硬化癌变可能性大。治疗一周转回原单位护肝抗癌治疗。病人慕名来张琪教授处求

治,诊时证见腹部膨满,进食则胀满难忍,腹壁脉络显露,面色晦黄,肌肤干燥,形体消瘦,口干苦,便干溲短赤,舌少津苔白,脉弦数,肝大,脾大,高度腹水,下肢不肿。

西医诊断 肝癌、肝硬化、上消化道出血。

中医诊断 鼓胀。

中医辨证 肝郁日久,气血瘀滞,水道不通,水热互结。

治则 疏肝健脾,活血解毒,攻逐水饮。

方药 舟车汤加减:

炙甘遂10g 炙大戟5g 白术30g 茯苓40g 海藻30g 二丑各40g 槟榔30g 广木香10g 党参30g 大黄10g 泽泻30g 茵陈30g 生姜15g

水煎服,每日1剂,日二次服。

按 本案为肝硬化失代偿期,当时病重至极,坚如堡垒,消耗正气,必须以重剂,攻之邪去则正安。此方融攻伐、健脾诸药于一炉,其用量之大确属罕见。前后治疗攻补兼施。服药共50天,用去甘遂305g,大戟135g。病人于7月31日体温正常,腹水全消,腹不胀,食粮每日约600g,精神振作,体重增加。随访病人两年,病情稳定,已正常工作。

此外,张琪教认为慢性病日久大多正虚邪实、寒热错杂,补正则碍邪,祛邪则伤正,必须辨证精细,正邪兼顾,温清并用,攻补兼施,切中病机,方能收效。

验案10 疏肝柔肝,清热利湿解毒法治疗肝炎、肝硬化

李某,女,60岁,离休干部,诊断慢性乙型肝炎,病者发病一年余,曾在某院住院,用中西药治疗效果不显,来门诊就诊。胃脘及腹胀满,恶心不欲食,大便溏,日2~3次,低热,体温37.8℃左右,乙型肝炎、肝炎后肝硬化。

初诊 病人神疲乏力,巩膜黄染,面色晦暗无光泽,体质消瘦便深黄,舌质红,苔滑,脉濡数。彩超:脾厚4.8cm,有小量腹水,肝弥漫性改变。肝功能:谷丙转氨酶445μ/L,谷草转氨酶378μ/L,总胆红素251μmol/L,直接胆红素173μmol/L。

西医诊断 慢性乙型肝炎,肝炎后肝硬化。

中医诊断 黄疸。

中医辨证 肝胆气郁,湿热蕴结,湿盛于热,脾为湿热所困,运化受阻。

治则 化湿利湿,清热解毒退黄。

方药 苍术15g 砂仁15g 白蔻15g 石菖蒲15g 藿香15g 紫苏15g 腹皮15g 陈皮15g 茵陈20g 五味子15g 板蓝根20g 公英20g 双花30g 川连10g 芦根30g 甘草15g

水煎服,每日1剂,日二次服。

二诊 服上方7剂,食纳好转,乏力稍轻,但仍腹胀满(有少量腹水),大便溏,日3~4次,小便少色黄,口干苦,低热不退,治以清热利湿,温脾法。

方药 白术20g 茯苓20g 泽泻15g 猪苓15g 桂枝15g 炮姜10g 白蔻15g 砂仁15g 大腹皮15g 川朴15g 茵陈25g 大青叶20g 板蓝根20g 公英20g 双花30g 虎杖20g 黄芪20g 川连10g

水煎服,每日1剂,日二次服。

三诊 服中药28剂,腹胀大减(B超检查已无腹水),大便日二次,成形不溏,食欲好转,全身较前有力,面色及巩膜黄染亦明显减退,舌苔转薄,脉象缓,下午仍有低热,37.5℃左右。肝功能:谷丙转氨酶104μ/L,谷草转氨酶112μ/L,总胆红素154μmol/L,直接胆红素87μmol/L,总蛋白57g/L,B超:脾厚4.71cm,经前一段治疗,诸症皆明显好转,肝功能亦有明显恢复。中医辨证仍属湿热中阻,脾胃升降失调,肝气郁而不疏,木郁土壅,宜用疏肝健脾,清热利湿解毒法治疗。

方药 柴胡20g 白芍20g 枳实15g 陈皮15g 青皮15g 黄芩15g 川连10g 砂仁15g 川朴15g 泽泻15g 猪苓15g 茵陈50g 白花蛇舌草30g 大青叶30g 虎杖20g 板蓝根20g 五味子15g 苍术15g 甘草15g

水煎服,每日1剂,日二次服。

四诊 服上方14剂,诸症皆除,精神大好,全身有力,黄染已退,面色晦暗但有光泽,腹稍不适,脉象缓而有力,舌红苔薄。肝功能除胆红素稍高外,其余均达正常值,腹中不适稍痛,考虑为清热解毒药有伤脾阳,上方去白花蛇舌草、枳实、大青叶,加公丁香10g、干姜10g、草蔻15g以温脾,继续服之。

五诊 服上方14剂,腹未痛,但口苦时有恶心,纳差,大便稍干,此胃中化热之兆。前方去干姜、公丁香、草蔻,加入大黄10g。

六诊 服上方7剂,大便下行2次,口苦恶心及腹胀俱除,食纳转好。

七诊 继服上方14剂,大便通畅,日行2~3次,胃脘腹胀均除,食纳增,脉弦滑,舌红,苔白润,生化检查:总胆红素34μmol/L,其余均正常值。上方去大黄,加赤芍40g继续服用。

八诊 继服上方28剂,诸症均除,黄疸消退,面色红润有光泽,脉滑舌润,肝功能检查,总胆红素17μmol/L。

按 本病例按辨证与辨病相结合治疗原则,辨证在于湿热困脾,脾失运化,升降失调,湿热中阻,辨病为邪热侵肝,肝失条达,郁而不疏,形成肝脾不和,土壅木郁之证。凡来中医就诊者,大多用过各种西药效果不明显,如本病人曾经用过较长时间的保肝药物治疗,无明显疗效。在治疗病程中,曾针对病情变化有所增减药物,如病人一度泄泻明显,考虑脾阳不振,于方中加入温脾之炮姜、白蔻、砂仁、桂枝,药后泄泻即愈,继服上方一段时间又出现腹胀、大便不爽、口苦、纳差,除去以上温燥之品,加入大黄,服后大便下行通畅,腹胀等症随之消除,经治疗肝功均恢复正常,但胆红素仍高于正常值,于原方加入赤芍40g,活血开郁以改善胆细胞微循环,服药后总胆红素由34μmol/L降至17μmol/L,趋于正常值。

验案11 疏肝醒脾,清热利湿解毒法治疗肝炎、肝硬化

杨某,男,50岁。本患者去外地出差,返哈尔滨途中在北京站感全身疲倦沉重难支,经人帮助勉强挣扎上车,在某医院经检查诊断:戊型病毒性肝炎。此病人在某医院住院,经用西药保肝等一系列药物治疗,临床症状及肝功好转均不明显,经医院同意来中医就诊。

初诊 2001年6月30日。肝功能:谷丙转氨酶1200μ/L,谷草转氨酶800μ/L,胆红素97μmol/L,面黄身黄,巩膜黄染,色泽晦暗不鲜明,全身倦怠,沉重难支,胸闷脘腹胀满,恶心不欲食,尿少色黄,口干苦,苔白腻,脉象弦缓。

西医诊断 戊型病毒性肝炎。

中医诊断 黄疸。

中医辨证 湿热疫邪伤及肝脾,湿盛于热,脾为湿困。

治则 清热解毒,利湿退黄,疏肝醒脾。

方药 茵陈50g(后下) 白术20g 泽泻20g 猪苓20g 茯苓20g 桂枝15g 白蔻15g 砂仁15g 川连15g 柴胡20g 陈皮15g 川朴15g 黄芩15g 紫苏15g 白花蛇舌草30g(后下) 板蓝根20g 虎杖20g 大青叶20g(后下) 甘草15g

水煎服,每日1剂,日二次服。

二诊 服上方7剂,身目黄俱减,尤以身黄消退明显,尿量增多,色黄,仍食纳不佳,大便溏日3

次,舌苔见薄,脉弦缓,宜上方加温脾之药。

方药 茵陈50g 白术20g 茯苓20g 泽泻20g 猪苓20g 桂枝15g 砂仁15g 白蔻15g 干姜15g 紫苏15g 赤芍30g 柴胡20g 白花蛇舌草30g 大青叶20g 板蓝根20g 虎杖20g 败酱草30g 川连10g 石菖蒲15g

水煎服,每日1剂,日二次服。

三诊 检查谷丙转氨酶79μ/L,谷草转氨酶58μ/L,总胆红素104.2μmol/L,疲劳减轻,体力有好转,精神稍好,食纳仍不佳,脘腹胀满,大便秘,脉象缓,舌润,黄疸转淡。此属脾胃湿热阻滞,气滞不通,宜清热利湿,辅以通降法。

方药 黄芩15g 川连15g 砂仁15g 川朴15g 枳实15g 半夏15g 陈皮15g 泽泻20g 干姜10g 茯苓15g 猪苓20g 茵陈50g 姜黄15g 山栀15g 赤芍30g 柴胡15g 大黄5g 甘草15g

水煎服,每日1剂,日二次服。

四诊 服药胀满大减,大便日一行通畅,食欲好转,黄疸基本消退,体力精神均有所恢复。检查血清谷丙转氨酶47μ/L,谷草转氨酶36μ/L,总胆红素40μmol/L,胀满大好,食欲好,巩膜小有黄染,脉缓有力,舌润。

方药 黄芩15g 川连15g 砂仁15g 川朴15g 枳实15g 半夏15g 陈皮15g 茵陈50g 干姜10g 茯苓20g 泽泻20g 姜黄15g 山栀15g 赤芍30g 柴胡20g 大黄5g 大青叶15g 板蓝根15g 甘草15g

水煎服,每日1剂,日二次服。

五诊 服上方14剂,食欲好,脘舒畅,乏力倦怠均进一步好转,脉缓舌润,薄苔,右胁肋(肝区)稍不适,黄疸已退,面色转润,检查总胆红素34μmol/L,余皆正常值。

方药 柴胡20g 白芍20g 枳壳15g 甘草20g 赤芍30g 茵陈30g 板蓝根20g 大青叶15g 干姜10g 山栀15g 川连10g 砂仁15g 白术20g 茯苓15g 川朴15g 泽泻15g 黄芪30g 文军5g 枸杞20g 女贞子20g

水煎服,每日1剂,日二次服。

六诊 服上方7剂,诸症皆除,食欲增进,面色红润,舌润薄苔,脉缓,检查血清转氨酶等均恢复正常值,唯胆红素34μmol/L,仍稍高。嘱继服上方7剂以巩固疗效。

七诊 症状俱除,检查胆红素18μmol/L,已正常,脉象舌苔如前,至此病已痊愈。

按 本病例属于时疫黄疸,病机为湿热之邪伤脾,脾为湿困,湿盛于热,肝气失于条达,肝郁脾湿,土壅木郁。初诊小便少,湿热不得下行,故以茵陈五苓散以利湿热下行,辅以醒脾之白蔻、砂仁、紫苏,更用黄连、黄芩苦寒清热除湿,柴胡疏肝气,厚朴、陈皮以平减,干姜温脾,板蓝根、白花蛇舌草、大青叶、虎杖清热解毒以利肝损伤之恢复。此案在治疗过程中7月21日复诊共服前方21剂,诸症明显减轻,谷丙、谷草转氨酶明显下降,精神转佳,疲劳好转,面色稍黄转润泽,但脘腹胀满,大便秘结,食纳不佳,舌润,脉缓,属脾胃湿热壅滞,气滞不通,胃失和降,继用茵陈五苓散不能完全适合,故改用中满分消汤加大黄分消佐利湿热,尤以加大黄以开郁,通脘泻浊。

张琪教授认为初期治疗此病以除邪为主,辅以扶正,中期则正邪兼顾,后期邪除大半,当以扶正为主治疗,改用四逆散以柔肝养肝,加用枸杞子、女贞子滋补肾阴,黄芪、白术、茯苓益气健脾,扶正为主,辅以清热解毒利湿之品以除邪。继续调治,又服药20剂,诸症俱除,全身有力,精神及食欲均恢复正常,血清胆红素18μmol/L,已正常,从而痊愈。

慢性肝炎包括慢性迁延性肝炎及慢性活动性肝炎,肝炎后肝硬化则是由慢性肝炎发展而来。我国慢性病毒性肝炎的发病率很高,张琪教授对此病的治疗亦有精辟见解。肝郁脾虚虽为慢性肝炎的基本病机,但因肝气不畅、脾运不健,而致湿邪不化,郁而化热,阻于中焦,故此类肝病常夹湿热中阻证。从中医角度讲,乙肝病毒属于毒邪,故在疏肝健脾法为主要治法的基础上,伍以清热利湿解毒之品是其用药特点。张琪教授常用的清热利湿解毒之品为茵陈、虎杖、大青叶、板蓝根、公英、连翘、败酱草、白花蛇舌草等。

针对乙肝表面抗原及 e 抗原阳性,或丙型肝炎者,或见肝功能转氨酶升高,或见病毒复制者,在应用疏肝健脾益气药物四逆散加白术、茯苓、黄芪的同时,加清热解毒之品,正邪兼顾,其效甚佳。在此基础上自拟经验方护肝汤疏肝健脾,利湿解毒,收效明显。药物组成:柴胡20g、白芍30g、枳实15g、甘草15g、白术20g、茯苓20g、黄芪30g、五味子15g、败酱草30g、茵陈20g、板蓝根20g、虎杖20g、公英30g、连翘20g。功效:疏肝理脾,清热解毒,用于慢性肝炎症见胁肋胀满疼痛,五心烦热,肝掌,舌赤,脉弦或弦数等。

对于肝病出现黄疸的治疗,张琪教授认为感受湿热疫邪是黄疸病的一个主要原因。肝旺乘脾,肝脾不和,贯穿于疾病的始终。病始于肝,湿热之邪侵于肝胆,致使肝失疏泄,胆汁外溢,加之湿热内阻中焦,郁而不达,使脾胃运化失常,则见黄疸。因此黄疸的治疗原则为疏肝柔肝,益气健脾,以四逆散加参芪术术等化裁的基础上,注重清热利湿退黄,以茵陈五苓散、热胀中满分消丸、甘露消毒丹等方加减化裁。在应用上述清热利湿解毒药的同时,还可随证加减:若湿邪较重,则加醒脾之白蔻、砂仁、紫苏;若热邪偏重,则加用苦寒之黄连、黄芩;若腹胀等气滞症状明显,则加厚朴、陈皮以平满;若脾寒则加干姜温脾。

在肝炎后肝硬化腹水时期,张琪教授则认为,肝炎后肝硬化系急慢性肝炎演变的结果,湿热之邪蕴蓄不除,伤及脏腑气血,而脾为湿热困扰,日久则水湿运化失健,水气不能下行,导致水液内停而形成腹水。因此,肝郁脾虚,湿热中阻,是形成肝硬化腹水的主要原因。临床湿热阻于中焦,主要表现为腹部胀满,恶心不欲食,口苦口干,尿少色黄,大便溏而黏秽,五心烦热,头昏,舌质红,苔黄腻,脉滑数等。常用东垣中满分消丸加减,药物组成:黄芩15g、黄连15g、砂仁10g、枳实15g、厚朴15g、半夏15g、陈皮15g、知母15g、泽泻15g、干姜10g、姜黄15g、党参15g、白术15g、茯苓15g、猪苓15g、甘草15g。此时应以从上中下三焦分消湿热为主,以清热解毒为辅,对大量腹水者,应酌加逐水之峻剂,如二丑、醋炙甘遂,其消肿利水效果甚佳。

对于肝炎后肝硬化脾大者,表现为腹胀满,胁肋胀痛,食少纳差,面色黧黑或晦暗,辨证时又多见其有邪热内蕴证候,如口苦咽干,五心烦热,尿黄赤,巩膜黄染等,在拟方中加用一些清热解毒之品,如茵陈、虎杖、黄连、栀子、公英、大青叶、丹皮等,并重用炙鳖甲软坚散结,辅以青皮、郁金、丹皮、柴胡疏气活血化瘀,应用消补兼施与清热解毒相配伍,获效良好,自拟"软肝化癥煎"。药物组成:柴胡15g、白芍20g、青皮15g、郁金10g、人参15g、白术20g、茯苓20g、黄芪30g、山萸15g、枸杞15g、炙鳖甲30g、茵陈30g、虎杖15g、黄连10g、公英30g。

清 肝 法

肝为刚脏,肝气、肝阳常有余,极易出现肝郁化热或肝火上升,临床症见头痛头眩、耳鸣、面红目赤、急躁易怒、舌燥、脉弦数等。肝胆为表里,临床有肝胆湿热证,见有右胁或两胁下胀痛,口苦咽干目眩,耳鸣,头胀痛,腹胀便秘,烦躁不宁,或见巩膜黄染,舌苔黄燥、脉弦滑或弦数。

验案1 清泄肝火法治疗外阴瘙痒

张某,女,55岁。前阴瘙痒灼热,夜不能寐,诸治无效,脉弦滑,小有数象,舌苔白腻少津。
西医诊断 外阴瘙痒。
中医辨证 肝火炽盛,上扰清窍,下注阴部。

治则 清肝热,养肝阴,平肝阳。

方药 清肝饮子加减:

龙胆草10g 菊花15g 草决明20g 钩藤15g 黄芩15g 生地15g 川芎15g 薄荷10g 白芷15g 甘草15g 苦参15g 苍术15g

水煎服,每日1剂,日二次服。

3剂,瘙痒即除。

按 肝为刚脏,极易出现肝火上升或肝郁化热,症见头痛头眩、耳鸣、面红目赤、急躁易怒、舌燥,脉弦数等,如《西溪书屋夜话录》云:"肝火燔灼,游行于三焦,一身上下内外皆能为病,难以枚举,如目红颧赤,痉厥狂躁,淋泌疮疡,善饥烦渴,呕吐不寐,上下血溢皆是"。张琪教授临床见此颧红目赤头胀之患者,常用清肝饮子,又名胆草菊明清肝饮(自拟方):胆草10g、菊花15g、草决明20g、钩藤15g、黄芩15g、生地15g、川芎15g、薄荷10g、白芷15g、甘草15g。方中龙胆草苦涩大寒清泻肝火为主药,《本草正义》:"龙胆草,乃足厥阴、少阳之正药,大能泻火,但引以佐使,则诸火皆治。凡肝肾有余之火,皆其所宜"。菊花、草决明、钩藤清热平肝,《本草纲目》:"菊花性甘、微寒,具有散风热、平肝明目""钩藤手、足厥阴药也。足厥阴主风,手厥阴主火,惊痫眩晕,皆肝风相火之病,钩藤通心包于肝木,风静火熄";黄芩清热;生地、川芎补血养肝,肝为藏血之脏,补血即养肝,泻肝之剂反做补肝之用。薄荷清利头目。诸药合用,清肝泄热。张琪教授常用此方治疗高血压患者效佳。若眩晕明显可加代赭石、磁石、珍珠母、龙骨、牡蛎重镇潜阳。

此类疾病多见舌质红,舌苔黄燥,脉弦数,用此方颇效。若便秘可加用大黄泻热通腑,大便得通,邪热下行,则诸症可除。《小儿药证直诀》有泻青丸,治肝经火郁,上攻头目,见心烦多怒、易惊,夜间睡眠不安,目赤肿痛,头痛,大便秘结,所用药物有胆草、栀子、大黄、羌活、防风、川芎、当归各等分,方中羌活、防风疏散风邪;当归、川芎养血润燥;胆草苦寒清泻肝火;栀子、大黄通利二便,导热下行,此方用作汤剂亦效。若肝胆火郁,出现痉厥、神志错乱,烦躁不宁,抽搐,小便黄,大便秘结,可用当归芦荟丸以泻肝火,肝热平则诸症愈。治疗肝火之另一方为龙胆泻肝汤,方用黄芩、胆草、栀子、泽泻、木通、车前子、当归、生地、柴胡、甘草,此方治肝胆湿热下注疗效极佳,如筋痿、阴肿、阴痛、白浊、尿血等,因足厥阴肝经"抵少腹,入毛中,络阴器",故此肿、痛、白浊等均属于肝火所致。以上所列出自《太平惠民和剂局方》,另东垣书中亦有此方,但无黄芩、栀子、甘草,治疗阴痒臊臭,张琪教授临床喜用前者治疗阴痒有奇效,如上则医案,投以清肝饮子加苦参15g、苍术15g。

验案2 清泄肝火法治疗阳痿

宋某,男,32岁,半年来性欲减退,阴茎不坚,曾服补肾温阳药无效,经人介绍来门诊治疗,诊其脉象滑数有力,舌体大,苔白,问其小便,述其小便色深如茶。

西医诊断 阳痿。

中医辨证 肝经湿热下注。

治则 清肝经湿热,补肝阴。

方药 清肝饮子加减:

龙胆草10g 菊花15g 草决明20g 钩藤15g 黄芩15g 生地15g 川芎15g 薄荷10g 白芷15g 甘草15g 土茯苓20g 草薢15g 白芍15g 枸杞20g 女贞子20g

水煎服,每日1剂,日二次服。

初服7剂效不显,服至15剂时觉阳事稍振,精神佳,于原方加滋补肾阴之龟板20g、山萸肉20g,连服30剂而愈。

按 此类阳痿属于肝经湿热下注,但湿热仅为其标,其本仍属肾阴亏耗、应属虚中夹实之证,故服此方15剂后于方中加入龟板等滋补肾阴之药,因"乙癸同源",肾阴复则肝阴亦复。

验案3 清肝泄热,行气健脾止痛法治疗泄泻

宋某,女,54岁。腹部胀痛、发热20天。既往体质较好,20天前进食生冷,加之外感,则出现大便泻下,伴腹胀痛有发热感。经用抗生素治疗效果不明显,求治于张老。

初诊 1991年7月14日。腹部胀痛热闷感,大便泻而不爽,目干多眵,胸闷痛,口苦咽干,舌质红苔白腻,脉滑,辨为厥阴风热。

中医辨证 风热阻于肝络,肝郁乘脾。

治则 清肝泄热、行气止痛。

方药 白头翁20g 黄柏15g 黄连15g 乌梅20g 枳实15g 广木香10g 苍术15g 甘草15g 槟榔20g 白芍20g 公英30g

水煎服,每日1剂,日二次服。

二诊 服上方7剂,腹胀痛减轻,但仍有热闷感,大便日1次成形,目干口苦减轻。继上方进一步治疗。

三诊 服上方7剂,腹胀痛发热消失,大便日1次成形,目干口苦亦消失。但食油腻之品则大便次数增多,舌质红,苔薄白,脉滑。继以上方加白术15g、茯苓15g调治而愈。

按 此案主要表现为风热阻于肝络及肝木乘脾之候。治宜清肝泄热,行气健脾止痛。《伤寒论》乌梅丸为厥阴主方,非只为蛔厥之剂,"又主久利",张琪教授临证常以乌梅丸化裁治疗虚实夹杂的泄利等证。重用乌梅,敛阴滋肝,以抑肝气之亢,酸与苦合则泄热,故此案乌梅合黄连、黄柏、白头翁清肝泄热,佐以行气之品,旨在"通则不痛",辅以白术、茯苓,旨在扶脾,扶正祛邪而获痊愈。

验案4 清肝明目,活血凉血法治疗高脂血症

王某,男,45岁,血胆固醇及血脂皆高于正常人数倍,终日头昏目眩,倦怠乏力,口干舌燥,脉弦滑小有数,舌光紫无苔,体质尚可,不超重,血压正常。CT示脑有腔隙梗死灶。

西医诊断 高脂血症、脑梗死。

中医辨证 肝阳上亢,血络瘀阻。

治则 清肝明目,凉血活血。

方药 决明子饮:

决明子30g 钩藤15g 菊花20g 生地20g 玄参15g 赤芍20g 桃仁15g 当归15g 川芎15g 枳壳10g 黄芩15g 甘草10g

水煎服,每日1剂,日二次服。

服药30剂头胀大减,全身亦较有力,检查除三酰甘油略高外,胆固醇已恢复正常。

按 高血压病脑动脉硬化等为临床常见病,常伴高脂血症,它们互为因果,而高血脂多为心脑血管疾病发病及加重的重要因素,因此降血脂治疗尤为重要。张琪教授在临床用验方决明子饮治疗此类疾病,收到较好疗效。此方的应用关键在于准确辨证。凡属肝阳亢盛,肝风内动,血瘀内阻,气血失于上荣者,即用此方,疗效极佳,辨证的关键在于肝阳上亢与瘀血同病。方中决明子为主药,决明子味甘,苦,性寒,入肝肾经。肝开窍于目,又清肝火散风邪,补中兼具清散之功,故为明目要药。现代药理证明能抑制血清胆固醇升高和主动脉粥样斑块的形成,又有润肠通便作用。生地黄、玄参凉

血滋阴,桃仁、赤芍、当归、川芎养血凉血活血,黄芩苦寒清热,钩藤清头目息风。全方具有清肝明目,活血凉血之效。

补 肝 法

肝藏血,血属阴,补肝也即补肝血、补肝阴,用以治疗阴血不足,阴液亏耗之证,临床症见两目干涩,视物昏花不清,头晕耳鸣,少寐多梦,胁下隐痛,口干舌淡,脉弦细。肝肾同源,故在临床中见肝不足者,予以肝肾同补。

验案 1 补肝明目法治疗糖尿病视网膜病变

刘某,男,67 岁,2009 年 10 月 14 日初诊。病史:患糖尿病十余年,一直用胰岛素维持尚可,近一年来出现视物不清,经眼科检查视网膜病变,由糖尿病合并而来,无法医治,今求治于中医。

西医诊断　糖尿病视网膜病变。

中医辨证　肝肾阴亏。

治则　补肝肾阴,明目。

方药　生熟地各 15g　山茱萸 20g　山药 20g　茯苓 15g　牡丹皮 15g　泽泻 15g　枸杞 20g　菟丝子 15g　菊花 15g　决明子 20g　木贼草 15g　蒺藜 15g　密蒙花 15g　青葙子 15g　茺蔚子 15g

水煎服,每日 1 剂,日二次服。

投以上方服 14 剂,视物微清,继服 14 剂复诊谓两眼视物有明显好转,继服 30 余剂,两眼视物基本恢复正常。

按　糖尿病属中医"消渴"范畴,其视网膜病变为主要的并发症之一,多由于病程日久,肝肾阴亏,目睛失于濡养,而致视物不清,张琪教授治疗此病常用滋补肝肾,祛风通络之法为主,此方在枸菊地黄汤基础上加用决明子、木贼草、密蒙花、青葙子、茺蔚子清肝明目之剂收效甚佳,枸菊补肝肾明目,糖尿病视网膜病变乃肝肾阴亏所致,补肝肾滋阴即为治本之图,决明子、木贼草、蒺藜、密蒙花明目祛风通络,标本兼顾故能取效。

验案 2 补肝血法治疗筋脉拘挛

王某,女,61 岁。体质消瘦,近几日两大腿筋抽掣,初较轻微而未介意,突于昨夜就寝之际,两大腿筋剧烈抽搐拘挛,左腿大筋杠起僵直似一条棍棒,抽掣疼痛难以忍受。当即延医针刺并艾灸足三里稍见缓解,然终不能控制其发作,一夜之间不断发作,翌晨请张老诊视。观其人素禀赋阴亏血燥,木火体质。

中医辨证　血燥阴亏、筋脉失荣。

治则　养血柔肝。

方药　白芍药 60g　甘草 25g　知母 15g　公藤 30g

水煎服,每日 1 剂,日二次服。

煎服 1 剂后,两腿大筋有欲抽之感,但始终未能发作,尤其在傍晚两腿有一阵轻松舒适之感。继服上方 3 剂而愈。

按　芍药甘草汤出自《伤寒论》第 29 条:"……脚挛急……更作芍药甘草汤与之,其脚即伸……"。成无己谓:"脚挛急者阴气不足也……"。赵嗣真谓:"脚挛急,乃血为汗夺,筋无以润养也。"陈修园曰:

"热盛伤津,故脚挛急。"从诸家注释可以理解本症乃热耗阴液,由于血虚不能濡养筋脉而致挛急。《朱氏集验方》别名此为去杖汤,"治脚弱无力,步行艰难。"日·矢数道明长谓本方应用"以紧迫性强烈肌肉挛急与疼痛为主要目标,一般多为腹直肌挛急,本方不仅作用于表里,同时对四肢、腹部、腰背之挛急有效。"故本方除治脚挛急外,亦治腹痛,因肝主筋藏血,肝血充盈则筋得养,肝血虚或为热耗则失营而挛急。由此可知,无论腓肠肌或腹直肌挛急,其病变皆责之于肝,肝体阴用阳,阳亢阴亏故易发生此症。芍药甘草汤益阴养血而柔肝,肝血充盈则筋舒而挛急自除。

验案3　补肝肾、强筋骨、活血化瘀法治疗强直性脊柱炎

王某,男,21岁,学生。病史:患者系哈尔滨某大学在校学生,患腰骶部痛,不能久坐,坐2小时以上即疼痛难以忍受,经某医院X片摄影,确诊为强直性脊柱炎,来中医门诊求治。

初诊　2001年9月29日。病者体质消瘦,自述腰骶部痛,僵硬不能久坐,颈部亦僵硬,活动受限,舌紫少苔,脉象滑。

西医诊断　强直性脊柱炎。

中医辨证　肝肾素虚,血络瘀阻。

治则　补肝肾,强筋骨,活络化瘀。

方药　丹参20g　当归20g　乳香10g　没药10g　全虫10g　僵蚕20g　桃仁15g　红花15g　乌蛇15g　穿山甲15g　䗪虫10g　蜈蚣2条　地龙15g　牛膝15g　熟地20g　狗脊20g　山萸20g　寄生20g　炙川乌10g

水煎服,每日1剂,日二次服。

二诊　2001年10月13日。服药二周后,自觉腰骶部僵硬疼痛减轻,尚能久坐,但仍僵痛,舌紫脉滑。

方药　丹参20g　当归20g　䗪虫10g　穿山甲15g　柴胡15g　花粉15g　乌蛇15g　地龙15g　僵蚕20g　全虫10g　桃仁15g　红花15g　山萸20g　熟地20g　枸杞20g　狗脊15g　牛膝15g　甘草15g　防风15g　羌活15g　大芄15g

水煎服,每日1剂,日二次服。

三诊　2001年11月3日。服14剂,腰骶僵痛明显减轻,颈部僵硬亦明显好转,舌有薄苔,脉象沉滑有力,继以上方化裁。

方药　当归20g　花粉15g　柴胡15g　申姜15g　䗪虫10g　穿山甲15g　丹参20g　地龙15g　全虫10g　桃仁20g　红花15g　乌蛇15g　山萸20g　熟地20g　杜仲15g　狗脊20g　寄生20g　防风15g　羌活15g　大芄15g　川芎15g　甘草15g

水煎服,每日1剂,日二次服。

四诊　2001年11月17日至12月16日又两次复诊,服药四周。服药过程中,腰骶部僵硬痛逐渐减轻,能持续久坐4~5小时,稍有疼痛,全身有力。仅颈部僵不敢后仰,脉象较前有力,继以上方化裁治疗。

方药　葛根20g　丹参20g　赤芍15g　桃仁15g　红花15g　川芎15g　全虫10g　蜈蚣2条　姜蚕15g　乌蛇15g　穿山甲15g　地龙15g　申姜15g　柴胡15g　花粉15g　当归20g　熟地20g　山萸20g　狗脊20g　杜仲15g　巴戟15g　大芄15g　防风15g

水煎服,每日1剂,日二次服。

五诊　2002年1月13日至3月9日曾两次复诊,病人继服上方,腰骶部已无痛,能久坐,无不适感,颈部亦活动自如,全身有力,精神好转,能坚持上课,从而获得近期治愈。

按　对于痹证日久,关节变形僵直,手指足趾关节呈梭形肿大,疼痛如锥刺,不能屈伸,甚则

功能丧失者,常采用虫类搜剔之药治疗。此类痹证多由病邪壅滞不去,深入关节筋骨,痼结根深,难以驱除。张琪教授善用虫类药物透骨搜风,通经络止痛。其中乌蛇透骨搜风,通经络,《本草经疏》谓其"性走窜,亦善行而无处不到,故能引诸风药至病所,自脏腑而达皮毛也",即言其搜剔风邪之力;全蝎、蜈蚣驱风通络止痛;穿山甲散瘀通经络;䗪虫活血散瘀止痛。数种虫类药配合,有较强的透骨搜风、通络止痛作用。然此类病证多病程长,气血亏耗、肝肾亏损,为此在搜剔风寒湿邪基础上,加当归、白芍、熟地、仙灵脾等补肝肾益气血,营筋骨利关节,体现了扶正祛邪的治疗原则。

张琪教授亦认为该病病位在于督脉与肝肾。病机属督脉不充,肝肾亏损,筋骨失于濡养,外为风寒湿邪侵袭,经络痹阻所致。《黄帝内经》谓:"督脉起于下极之俞,并于脊里,上至风府,入属于脑。"下极为人体躯干最下部,下极之俞即前后阴之间的会阴穴。也即督脉的循行部位,从会阴部上行至于脑部,可见人体脊柱属于督脉。又谓:"督脉之为病,脊强而厥。"督脉行身之背,任脉行身之前,任、督二脉又统于肾之部位,《素问·宣明五气》谓:"肾主骨",主藏精,精生于髓,髓居属于骨中,赖精髓以充养,肾精充则骨骼得到滋养而强健有力,反之则出现骨骼脆弱,而肾之经脉循行……沿内踝后……直上股内侧后缘,贯通脊内(长强穴),穿过脊柱,属于肾络膀胱。此外,《素问·宣明五气》谓:"肝主筋",肝藏血濡筋,筋之所以能司身之运动,主要赖于肝血的濡养。综上所述,可以认为强直性脊柱炎是病位在于督脉及肝肾,其病机则为肝肾亏耗,督脉不充,筋骨失于濡养,外为风邪侵袭,经络痹阻,属于中医学的骨痹症,治疗必须补肝肾之精血,充督脉以扶正,活络透骨搜风以除邪,尤必须用虫类药搜剔,本病例之治疗,即宗上述病因病机,辨证与辨病结合治疗而取得良好疗效。

验案 4　补肝血法治疗眩晕病

张某,女,37岁,终年头昏痛不愈,每逢大风天气更剧,经各种检查均无结果,但病人整日头昏眩不清,目不欲睁,不能工作,脉细数,舌质红,面色青。

中医诊断　眩晕。

中医辨证　肝经血虚无以上荣,夹有风邪。

治则　补肝阴,疏肝风。

方药　养血止眩汤加减:

当归20g　川芎20g　白芍20g　生地20g　丹皮15g　苍耳子15g　荆芥穗10g　菊花15g　薄荷10g　女贞子15g　枸杞20g　天麻15g　焦栀15g

水煎服,每日1剂,日二次服。

连服1个月而愈,后患者来哈尔滨复诊,疗效巩固。

按　上方为养血止眩汤加天麻、山栀而成。《素问·阴阳应象大论》中谓"东方生风,风生木,木生酸,酸生肝",说明自然界之"风"与人体之肝经密切相关,本例患者病机为肝经血虚,头眩痛,逢风天则剧,说明中医学天人相应学说在说明人体与自然界的关系、指导临床实践是很有意义的。

《医宗金鉴》有补肝汤,方用当归、地黄、川芎、白芍、枣仁、木瓜、甘草治疗肝血不足,筋缓不能自收持(肝主筋),目暗视物不清等。《金匮翼》谓"肝虚者,肝阴虚也,阴虚则脉绌急,肝之脉贯膈布胸胁,阴虚血燥,则筋脉失养而痛,其症胁下筋急,不得太息,目暗不明,爪枯色青,遇劳即甚,或忍饥即发是也",主以补肝散,张琪教授临床治疗头痛眩晕,目暗不清,胁下隐痛,妇女经行量少或经闭,面色不荣,舌淡红等,尤其是头眩晕不清,终年不愈,制养血止眩汤予以治疗。

镇肝息风法

本法适用于肝阳暴涨，风火相煽，肝风内动之证。其临床表现为头胀掣痛、眩晕、口眼歪斜、肢体发麻或震颤，或半身不遂、舌强而语言塞涩，重则突然昏倒、手足拘急或抽搐、舌质红苔燥、脉弦滑或弦数等。临床又分镇肝和血息风、镇肝泻火息风、培土宁风之治则。

验案1 镇肝息风、定心安神法治疗多动症

滕某，女，9岁，学生。

初诊 2004年9月12日。素来身体健康，近年以来出现睡眠中颜面搐动，手亦搐动，语言多，滔滔不绝，不能自控，精神兴奋，学习不能专注，经某医院精神神经科诊断为"多动症"，经治无效来中医门诊治疗。

西医诊断 多动症。

中医辨证 肝风内动，心神失养。

治则 镇肝息风，定心安神。

方药 镇肝息风汤加减：

柴胡10g 生龙骨10g 生牡蛎10g 珍珠母15g 代赭石20g 钩藤15g 菊花10g 全虫15g 蜈蚣1条 天竺黄10g 甘草10g

水煎服，每日1剂，日二次服。

二诊 10月2日。服上方14剂，睡眠中不见手足搐动，精神比服前稳定，语言亦好转，嘱继服上方。

三诊 10月20日。诸症皆愈，已能继续入学学习，从而痊愈。

按 儿童多动症又称注意力缺陷多动症，或脑功能轻微失调综合征，是一种常见的儿童行为异常疾病，主要表现为注意力不集中，注意短暂，活动过多，情绪易冲动。张琪教授认为此类疾病的病因病机主要以肝风内动为主。本病例以睡眠中颜面搐动，手足搐动，说话滔滔不绝，不能自控，学习精神不能专注为特征，经哈尔滨某医院诊断为多动症，中医辨证属于肝风内动，肝主筋，筋搐动不能自控，卧则血归于肝，故睡眠中易发作，说话过多，异常兴奋，亦属肝阳亢盛，故用镇肝潜阳息风之剂治疗而愈。方中柴胡疏肝解郁，生龙骨、生牡蛎、珍珠母、代赭石、钩藤、菊花、全虫、蜈蚣镇肝息风，天竺黄清肝热，凉心定惊，诸药合用而奏全功。

验案2 镇肝息风法治疗抽动秽语综合征

秦某，男，15岁，学生。病史：患儿不自主地头摇、眨眼，时出秽语，喉部发出呃逆之声。经哈尔滨医科大学附属医院神经内科诊断为"抽动秽语综合征"，来中医求治。

初诊 2001年3月8日。观其精神正常，语言对话无异常，舌苔薄脉弦，唯头动眨眼无休止，呃呃连声，四肢时搐动。脉弦，舌质红。

西医诊断 抽动秽语综合征。

中医辨证 肝阳亢逆、肝风内动。

治则 镇肝息风。

方药 龙骨20g 牡蛎20g 黄芩15g 半夏15g 大黄7g 柴胡15g 生赭石30g 生石决明30g 珍珠母30g 全虫10g 蜈蚣1条 钩藤15g 天竺黄10g 菊花15g

水煎服,每日1剂,日二次服。

二诊 2001年3月15日。服药7剂后,四肢搐动大有好转,头摇亦轻,唯眨眼不休(挤眉弄眼),呃呃连声,声壮气盛不减。考虑前方镇肝息风,头摇手足搐动大减,唯独呃逆不止,挤眉弄眼,当属肝气郁而不舒,上逆所致。仿王清任之癫狂梦醒汤,疏肝郁活血法。

方药 桃仁30g 香附20g 青皮15g 半夏15g 木通10g 陈皮15g 大腹皮15g 赤芍20g 桑白皮15g 苏子30g 八月札20g 甘草15g 石菖蒲15g

水煎服,每日1剂,日二次服。

三诊 2001年3月22日。服药7剂,呃逆明显减少,眨眼亦减轻,仍用上方。

四诊 2001年3月29日。服药7剂,呃逆进一步减轻,眨眼亦明显减轻,继续服前方。

五诊 2001年4月5日。据述因在校与同学生气后,呃逆加重,眨眼秽语亦出现。

方药 苏子20g 珍珠母30g 半夏20g 白芍20g 太子参20g 旋覆花15g 钩藤20g 代赭石40g 香附20g 柴胡20g 青皮10g

水煎服,每日1剂,日二次服。

六诊 2001年4月28日。呃逆不减,挤眉弄眼如故,上方加生赭石50g、旋覆花15g、太子参20g。

七诊 2001年5月16日。呃逆声不减,眨眼不减。张琪教授反复思考,考虑此乃肝气郁而上逆,用前方仍不效,宜用镇潜摄纳,与柔肝活血疏郁合用法。

方药 生地20g 丹皮15g 赤芍15g 桃仁30g 生赭石30g 珍珠母30g 柴胡20g 当归20g 玄参15g 生龙骨20g 甘草15g 生牡蛎20g 葛根20g 半夏15g 陈皮15g 苏子20g

水煎服,每日1剂,日二次服。

八诊 2001年5月31日。服用上方10剂后,呃逆明显减轻,间隔时间拉长,且呃逆声亦小而弱,眨眼亦明显好转。

方药 生地20g 桃仁30g 赤芍15g 红花15g 当归20g 枳壳15g 柴胡20g 川芎15g 丹皮20g 半夏15g 苏子20g 陈皮15g 生龙骨20g 生牡蛎20g 甘草15g 生赭石30g 八月札20g

水煎服,每日1剂,日二次服。

九诊 2001年6月20日。呃逆大减,声亦小弱,眨眼亦大减,继续用上方。

十诊 2001年6月28日。呃逆眨眼几乎消失,仅不时有小呃逆,继续用上方不变。

十一诊 2001年7月26日。继续服上方14剂,呃逆上气、眨眼、手足搐动、秽语等症状俱消除,未出现。精神状态良好,可正常学习,睡眠亦佳,无任何不适,舌润脉缓,从而痊愈。

按 本病例患者以头摇动、眨眼、手足搐动、秽语为特征,经哈尔滨医科大学神经内科诊断为抽动秽语综合征。据以上症候分析为肝阳亢逆、肝风内动,用镇肝息风之剂治疗,前症俱除,唯呃逆不止,声壮气盛,两眼眨动不休,夜间仍时有秽语,考虑仍属肝气郁而不达,气逆上冲,肝藏血,气郁亦必涉及血瘀,卧则血归于肝,故夜间时出秽语,仿王清任之癫狂梦醒汤化裁,疏气活血法治疗。连服此方14剂,呃逆明显减轻,眨眼秽语均随之减轻,以为继续服药当可治愈。不料本年4月5日复诊,呃逆加重,呃逆声壮气粗,眨眼秽语亦伴随出现,病情反复,询问其母,据云在学校与同学口角,生气后加重,仍用前方疏气活血,服药后毫无疗效,又在前方基础上加入生赭石、珍珠母、旋覆花亦无效,患者呃逆连续不断,十分痛苦,几致束手无策。忽然忆及张锡纯之镇肝息风汤,代赭石与龙骨、牡蛎合用以镇肝息风,使肝气下达,本病开始亦曾用龙骨、牡蛎与代赭石等合用,平肝息风,药后头动手足搐动皆除,后因呃逆,改用疏肝之剂,因龙骨、牡蛎有收敛之功,故摒弃未用。考《名医别录》谓:龙骨主治"恚怒惊心腹烦满气伏在心下,不得喘息。"牡蛎主"惊喜怒气"。感寒属水,以柔肝二药合用,有镇肝息风、平冲气上逆之效。5月16日拟方,疏气活血药中加入龙骨、牡蛎各20g,用药后呃逆、眨眼、秽语均大轻,继续服此方 7 剂,诸症消除而愈。此案经过反复周折,最后获得治愈,可见医者意也,运用之妙,存手一心,必须随机应变,反复构思,方能中肯。

验案 3　镇肝泻火息风法治疗森林脑炎

一森林脑炎患者,高热 39℃ 以上,因当时传染病院不收病人,在某旅馆住,经人介绍请张老治疗,除上述症状外,诊其脉滑数有力,舌苔燥黄有芒刺,腹部硬满拒按,大便不行,曾用大量抗生素,但热仍不退。

中医辨证　阳明实热内结,风火相煽,肝风内动之危证。

治则　通腑实,泻肝热,息风。

方药　大承气汤加生石膏 100g、玄参 30g、寸冬 30g、大黄 30g。

服法　鼻饲,服 1 剂后有矢气,但大便未通,高热未除,嘱其继服药 2 剂,大便下如羊屎状,干燥,继则下泄污秽大便甚多,味奇臭,神志转清,抽搐也随之控制,继续调治而愈。

此人现居于伊春,一直健康,无任何后遗症。

按　张山雷谓中风皆风木猖狂,煽风内激,扰乱清空之窍,宜介类潜阳;张锡纯之镇肝息风汤也治此证,张琪教授经验,介类潜阳如珍珠母、石决明、生牡蛎等固然可用,但必须配合以清肝泻火滋阴之品方能有效,如胆草、黄芩、山栀、生地、赤白芍、寸冬、玄参等,大便秘者还须加大黄以泻热,大便通则神志转清,诸证可愈,余治疗脑血管病凡大便秘者必用大黄,不仅可以泻热通便,还可以通过泻热以止出血,非他药所能及,《金匮要略》中风历节病篇有风引汤(大黄、干姜、龙骨、桂枝、甘草、牡蛎、寒水石、滑石、赤石脂、白石脂、紫石英、石膏)除热瘫痫;《外台秘要》谓其"大人风引,少小惊痫,瘛疭日数十发",其中"热瘫"可概括为现代的中风病,"痫"则是指癫痫,尤在泾谓此方是"下热清热之剂,以中风多从热起",大黄、石膏、寒水石为大寒之品,与紫石英、赤石脂、白石脂、龙骨、牡蛎合用重镇潜阳,辅以干姜、桂枝温通防其过寒伤阳,张锡纯之镇肝息风汤实从此方化裁而来,张琪教授令大黄与石膏合用治疗肝热亢盛,热极生风证(脑炎、脑膜炎等),表现为高热,四肢抽搐,角弓反张,神昏谵语,大便数日不行等,服药后大便通利,诸证即除。

验案 4　镇肝息风、滋阴潜阳法治疗慢性肾衰竭高血压

梁某,男,45 岁。主诉:头晕伴胀痛反复发作 5 年,加重 5 天。现病史:5 年前劳累后出现头晕、头胀,于附近诊所测血压 160/100mmHg,服用北京降压 0 号后症状缓解,未继续服用药物。平时头痛时即服用降压药,无症状即停服用药物,未再诊治。五天前头痛加重,测血压 180/100mmHg,于某医院就诊,查同位素肾图:双肾功能轻度受损,排泄延迟。心电图:ST-T 段改变。肾功能:肌酐 264μmol/L,尿素氮 15mmol/L。

初诊　2000 年 2 月 16 日。头晕、胀痛,伴鼻衄、乏力、腰痛。舌红,脉弦。

西医诊断　高血压肾病,肾衰竭(失代偿期)。

中医诊断　眩晕。

中医辨证　肝肾阴虚、肝阳上亢。

治法　滋阴潜阳,活血补肾。

方药　镇肝息风汤加减:

代赭石 40g　生龙骨 20g　生牡蛎 20g　石决明 30g　怀牛膝 20g　珍珠母 30g　菊花 20g　益母草 30g　水蛭 10g　杜仲 20g　枸杞子 20g　女贞子 20g　菟丝子 20g　玉竹 20g　桃仁 15g　赤芍 15g　牡丹皮 15g　钩藤 15g　草决明 30g　甘草 15g　葛根 20g

水煎服,每日 1 剂,日二次服。

二诊 14 剂后头晕减轻,鼻衄未再出现,脉弦之势减。血压:150/90mmHg,血肌酐 218umol/L,尿素氮 7.5mmol/L。守前方加减治疗。

方药 代赭石 40g 生龙骨 20g 生牡蛎 20g 石决明 30g 怀牛膝 20g 珍珠母 30g 菊花 20g 益母草 30g 水蛭 10g 杜仲 20g 枸杞子 20g 女贞子 20g 菟丝子 20g 玉竹 20g 桃仁 15g 赤芍 15g 牡丹皮 15g 钩藤 15g 草决明 30g 甘草 15g 葛根 20g 生地黄 15g 玄参 15g 麦门冬 15g

水煎服,每日 1 剂,日二次服。

三诊 服上方 28 剂后临床症状消失。血压维持在 140~150/80~85mmHg,继续服用 3 个月余血肌酐、尿素氮逐渐稳定下降恢复至正常。

按 本例高血压所致肾衰竭,治疗过程中以降血压为主。遵从张锡纯重镇潜阳之法,用镇肝息风汤加减,重用代赭石、珍珠母、石决明达 30~40g,通过降血压可以减轻高血压对肾脏的负担,有利于肾功能恢复。用活血化瘀之品:牡丹皮、赤芍、水蛭、牛膝、益母草等,改善肾衰竭的血瘀状态,有利于促进恢复肾功能;方中葛根是张老常用药,认为对头晕、头项不适,现代医学的高血压、脑动脉硬化、颈性眩晕都有较好的疗效,现代药理证实其含有的黄酮类物质和葛根素能直接扩张血管,使外周阻力下降,有明显的降压作用,同时能抑制血小板凝集。镇肝息风汤出自张锡纯《医学衷中参西录》,由怀牛膝、生代赭石、生龙骨、生牡蛎、生龟板、生白芍、玄参、天门冬、川楝子、生麦芽、茵陈、甘草组成。专为因肝肾阴亏、肝阳暴张、阳化风动、血随气逆上冲所致之证而设,张琪教授认为该病本在肝肾阴亏,标在肝阳暴张,血随气逆上冲于脑,急则治其标,缓则治其本。张琪教授常以本方治疗肝风内动所致头眩痛欲仆、肢体麻,振颤手足抽搐蠕动,语言不利,步履蹒跚,舌红少苔,脉弦,血压高者。该方以镇肝息风为主,平其亢逆,辅以滋阴潜阳固本。方中重用牛膝、生赭石为君药。牛膝辛苦性寒,归肝肾经,辛行苦降而活血祛瘀,引血下行,质润而滋肝肾;生赭石苦寒,质重沉降,主入肝经,能重镇肝气,使气不逆则血不逆上,同时肝气不逆不犯胃,噫气亦降;生龙骨、生牡蛎、生龟板为水中之物,得阴气得复而咸寒入心肝经,滋阴潜阳,平肝安神,助君药潜制亢阳;玄参、天冬、白芍为阴柔性寒之品,玄参、天冬甘苦微咸归肾经,助君药滋肾以制阳,白芍苦酸入肝,助生赭石平抑肝阳。肝阳上亢则肝气有余化火,佐茵陈、川楝子、麦芽清泄肝阳有余,条达肝气郁结,甘草调和诸药,合麦芽益胃和中,防重坠之品伤胃。

验案 5 滋补肝肾、平肝潜阳法治疗慢性肾小球肾炎

王某,男,33 岁。病史:1999 年体检时发现尿中尿蛋白(2+),同时发现血压升高,曾服用多种降压药物,血压控制不理想。其后未复查及系统治疗。

初诊 2006 年 11 月 24 日。患者无明显不适,舌淡红舌中有黄厚苔,脉弦有力。血压:200/120mmHg。辅助检查:尿液分析:尿蛋白(3+),尿潜血(3+),红细胞 0~1 个/HP,白细胞 0~2 个/HP。肾功能:无异常。心电图:正常。

西医诊断 慢性肾小球肾炎。

中医辨证 肝肾阴亏,肝阳上亢。

治则 滋阴补肾,平肝潜阳。

方药 育阴潜阳汤加减:

代赭石 40g 龙骨 30g 牡蛎 30g 珍珠母 30g 枸杞 20g 山茱萸 20g 玄参 20g 生地 20g 麦门冬 15g 牡丹皮 15g 桃仁 20g 赤芍 20g 川芎 15g 柴胡 15g 红花 15g 枳壳 15g 草决明 30g 女贞子 20g 旱莲草 20g 怀牛膝 20g 生山药 20g

水煎服,每日 1 剂,日二次服。

二诊 2007年1月5日。症状:患者无明显不适。血压:150/120mmHg,尿液分析:尿蛋白(+),红细胞4~5个/HP,白细胞:1~2个/HP。

方药 代赭石50g 龙骨30g 牡蛎30g 珍珠母30g 赤石脂30g 枸杞20g 山茱萸20g 玄参20g 生地20g 麦门冬15g 桃仁15g 牡丹皮15g 赤芍20g 川芎15g 黄芩15g 夏枯草30g 菊花30g 草决明30g 白蒺藜20g 桑椹子20g 旱莲草20g 怀牛膝20g 车前子15g 甘草15g

水煎服,每日1剂,日二次服。

三诊 2007年1月26日。症状:无明显不适,脉来平稳。血压:150/100mmHg,尿液分析:尿蛋白(+),白细胞1~2个/HP。

方药 代赭石50g 龙骨30g 牡蛎30g 珍珠母30g 赤石脂30g 山茱萸20g 枸杞20g 太子参20g 熟地20g 麦门冬15g 桃仁15g 牡丹皮15g 赤芍20g 川芎15g 黄芩15g 夏枯草30g 菊花20g 草决明30g 白蒺藜20g 旱莲草20g 女贞子20g 五味子15g 车前子15g 甘草15g

水煎服,每日1剂,日二次服。

四诊 2007年2月16日。症状:夜晚咽痒,咳嗽。血压:150/105mmHg,尿液分析:尿蛋白(+),红细胞:0~1个/HP,白细胞:1~2个/HP。

方药 生地15g 当归20g 桃仁15g 红花15g 枳壳15g 赤芍15g 柴胡15g 川芎15g 桔梗15g 怀牛膝20g 代赭石30g 草决明30g 白蒺藜20g 菊花20g 钩藤15g 珍珠母30g 麦门冬20g 玄参15g 天花粉15g 知母15g 甘草15g 牛蒡子15g

水煎服,每日1剂,日二次服。

五诊 2007年3月9日。症状:咽痒,咳嗽,咽略红。舌淡红苔薄白。血压:155/95mmHg,辅助检查:尿液分析:尿蛋白(+),0.5g/L,红细胞0~1个/HP,白细胞1~2个/HP。

方药 当归20g 生地20g 桃仁15g 红花15g 赤芍15g 柴胡15g 川芎15g 桔梗15g 怀牛膝15g 代赭石30g 珍珠母30g 龙骨20g 牡蛎20g 菊花20g 草决明30g 钩藤20g 玄参20g 麦门冬15g 牛蒡子15g 甘草15g

水煎服,每日1剂,日二次服。

六诊 2007年3月30日。症状:无明显不适。血压:140/90mmHg,辅助检查:尿液分析:尿蛋白(-),白细胞3~5个/HP。

方药 代赭石30g 珍珠母30g 龙骨20g 牡蛎20g 菊花20g 草决明30g 钩藤15g 玄参20g 麦门冬15g 牛蒡子15g 熟地20g 山茱萸20g 桃仁15g 赤芍20g 柴胡15g 川芎15g 桔梗15g 枸杞20g 女贞子20g 甘草15g

水煎服,每日1剂,日二次服。

七诊 2007年4月20日。症状:无明显不适,尿多沫。脉略数。血压:130/85mmHg,辅助检查:尿液分析:尿蛋白(+),0.5g/L。

方药 代赭石30g 龙骨20g 牡蛎20g 珍珠母30g 草决明30g 钩藤15g 玄参15g 麦门冬15g 熟地20g 山茱萸20g 山药20g 枸杞20g 赤芍15g 桃仁15g 川芎15g 柴胡15g 女贞子20g 牛蒡子15g 旱莲草20g 甘草15g

水煎服,每日1剂,日二次服。

八诊 2007年5月11日。症状:时有尿频,午后及晚间咳嗽,有痰,味咸。舌苔白边有齿痕。血压:130/80mmHg。辅助检查:尿液分析:尿蛋白(+),0.3g/L,白细胞1~2个/HP。

方药 代赭石40g 龙骨20g 牡蛎20g 珍珠母30g 草决明30g 钩藤15g 玄参15g 麦门冬15g 熟地20g 山茱萸20g 山药20g 枸杞20g 赤芍15g 桃仁15g 川芎15g 柴胡15g 女贞子20g 旱莲草20g 牛蒡子15g 桔梗15g 甘草15g

水煎服,每日1剂,日二次服。

按 本病例患者发现蛋白尿7年多,同时伴有高血压,未有系统的治疗。患者来诊时无明显症状,唯血压明显升高,曾服用多种降压药物,血压一直控制不理想。诊断为慢性肾小球肾炎。张琪教授辨证与辨病相结合,分析该患者患病日久,损伤肾阴,肾阴亏虚,肝失涵养,肝阳上亢,临床以血压升高为主要表现,证属肝肾阴亏,肝阳上亢。治以滋阴补肾,平肝潜阳法,选用育阴潜阳汤加减治疗。患者从2006年11月来诊至2007年5月先后就诊八次,始终无明显症状,经治疗患者血压逐渐平稳,尿蛋白从3+减至1+(0.3g/L),尿潜血从3+至消失,疗效显著。

此病例充分体现出张琪教授辨证与辨病相结合的治疗原则,患者无明显的临床表现,属于中医无证可辨的范围。张琪教授结合现代医学检查,抓住高血压这一临床表现,根据患者的舌脉表现及对慢性肾小球肾炎病因病机的认识而辨证为肝肾阴虚、肝阳上亢证,并且始终以滋补肝肾、平肝潜阳为原则进行治疗而获得良好的疗效。对于单纯应用降压药物治疗不理想的慢性肾小球肾炎高血压经与中药同用治疗后,血压逐渐平稳,同时病情得以缓解,为慢性肾小球肾炎顽固性高血压的治疗提供了新的思路。

张琪教授认为:此病例所应用的育阴潜阳汤是针对肝肾阴虚,肝阳上亢病机而设定的。临床多用于眩晕、头目胀痛、视物模糊、腰膝酸软、心烦少寐,舌红苔薄黄或薄白干,脉弦细或弦数等表现的患者。方中代赭石重镇降逆,用怀牛膝引血下行,使虚阳归于下元;再配龙骨、牡蛎、珍珠母、草决明、钩藤、菊花清肝热、平肝潜阳;山茱萸、枸杞、生地、玄参、二至丸滋阴以制阳。配伍诸药,用于慢性肾小球肾炎临床以高血压为表现者。同时患者病久,属久病入络者,可加桃仁、红花、赤芍、丹参等活血化瘀之品治疗。

验案6 滋补肝肾之阴,镇摄潜阳法治疗神经性耳鸣

朱某,男,70岁,离休干部。主诉:耳鸣8个月。病史:素体健康,自述2010年7月去某省军区打靶,于室外手枪射击10发子弹,打靶当时即觉双耳被震,当晚出现耳鸣,未重视,数日后仍不愈,且日渐加重,甚至影响入睡,曾于哈尔滨市三家三甲医院检查,双耳无器质性病变,西医诊断为神经性耳鸣,服用一些西药治疗无效,半年余不除,其为苦恼,来求诊中医治疗。血压不高,血脂、血糖均正常。

初诊 2011年3月28日。患者耳鸣,左耳较重,右耳较轻,昼轻夜重,面颊红赤;舌质红,苔薄,脉象弦有力。

西医诊断 神经性耳鸣。

中医诊断 耳鸣。

中医辨证 肝肾阴亏,虚阳上浮。

治则 滋补肝肾之阴,镇摄潜阳法。

方药 珍珠母30g 磁石30g 代赭石30g 生龙骨30g 生牡蛎30g 生地黄20g 枸杞子20g 山茱萸20g 女贞子20g 玉竹20g 白芍20g 路路通15g 王不留行15g 甘草15g

水煎服,每日1剂,日二次服。

二诊 2011年4月5日。服药14剂,耳鸣大轻,自述曾经有一日无耳鸣,次日又鸣,但声已小,明显好转。嘱继服前方。

三诊 2011年4月19日。继服上方14剂,进一步有好转,夜静时耳中有极小的声音,日间几乎正常,两颊稍红;舌红渐浅、润,脉象滑。继服前方不变。

四诊 2011年5月30日。服14剂耳鸣基本消失,日间已无,夜间入睡时有极微的声响,睡眠好,精神好;舌色红,苔薄,面颊稍赤,脉象滑。停药观察。

2011年6月2日患者来信谓停药后,白昼甚好,夜间仍有极微的耳鸣,自己服上方14剂后,连续

1个月未出现上述情况。2011年8月23日来信叙述已痊愈,并示感谢。

按 此病人因打靶巨声震动后出现耳鸣,经哈尔滨市各医院诊断为神经性耳鸣,治疗无效,半年余甚为痛苦,经中医四诊,面稍赤,舌红薄苔少津,脉象弦。辨证属肝肾阴亏,阴虚阳气上浮,耳窍不得潜藏所致,耳为肾之窍,肝肾阴亏阳不潜藏上升于肾窍,肝肾同源,宜滋补肝肾潜阳为主,如生地、山茱萸、枸杞子、女贞子滋补肝肾之阴,磁石、代赭石、珍珠母、龙牡平肝潜阳,稍佐以路路通、王不留行、胆草通络、清肝热,相辅相成,故而取得疗效。

暖 肝 法

本法用于肝经虚寒或寒滞肝脉之证。肝为刚脏,风热阳亢证居多,但亦有虚寒证,前者为常,后者乃变。临床常见头昏痛,面色青暗,手足厥冷,倦怠乏力,少气懒言,畏寒喜暖,少寐多梦,肢体拘急身痛,舌淡嫩,脉沉细弦弱。并可见干呕、吐涎沫、阴囊湿冷等肝经厥寒之症。

验案1 暖肝法治疗眩晕症

孙某,女,45岁,眩晕2年余,不能工作,用曲克芦丁、辅酶A等药物治疗效果不明显。

初诊 见其面色青暗不泽、头昏、目不欲睁、畏寒肢厥,舌润滑,脉沉细无力,服祛风及补肾中药无效。

中医诊断 眩晕。

中医辨证 肝经寒邪上逆、阳气不振。

治则 暖肝散寒。

方药 吴茱萸15g 红参15g 川芎15g 当归15g 细辛5g 蔓荆子15g 生姜15g 大枣5个
水煎服,每日1剂,日二次服。

二诊 服药7剂见小效,觉全身有力,精力稍振,继用上方加桂枝15g,连服15剂而愈。

按 肝为风木之脏,以热证居多,间亦有寒滞肝脉或肝经虚寒之症,《千金要方》谓:"病苦胁下坚,寒热,腹满不欲食,腹胀,怏怏不乐,妇人月经不利,腹痛,名曰肝虚寒也",寒邪循经上逆之厥阴头痛,因足厥阴肝经连目系,上出额,与督脉会于巅顶,寒邪循经上逆于头则头痛,干呕、吐涎沫、手足厥冷,见上症者,吴茱萸汤可有桴鼓之效。

验案2 暖肝法治疗手足厥寒症

孟某,男,60岁,自觉两足冷甚,如踏冰雪,虽盛夏亦觉寒冷。

中医辨证 肝经虚寒,不得温煦,筋脉失荣。

方药 当归四逆汤去木通,加黄芪、丹参、石斛、王不留行、鸡血藤,连服50余剂,复诊,已无寒冷感觉。

按 当归四逆汤为《伤寒论》厥阴篇"手足厥寒,脉细欲绝"之主方。历代有些注家认为本证之手足厥寒当用姜附,不宜再用桂枝汤(原方中包括桂枝汤缺姜),如钱潢氏谓:"手足厥寒即四逆也,故当用四逆汤,而脉细欲绝,乃阳衰而血脉伏也,故加当归,是以名之曰当归四逆汤也,不谓方名,虽四逆而方中无姜附,不知何以挽回阳气,是不能无疑也。"柯琴氏谓:"此条证为在里,当是四逆本方加当归,如茯苓四逆之例,若反用桂枝汤攻表,误矣,既名四逆汤,岂得无姜附。"钱、柯二氏咸谓既名四逆,必须用姜附,殊不知本证之手足厥寒,病机与少阴病不同,少阴病之四逆乃心肾阳气衰微而呈现手足厥逆,常伴有下利清谷,恶寒蜷卧,脉微欲绝,阴寒盛阳气衰等证候,宜用四逆汤类温肾助阳以驱阴寒为正治,如四逆汤、通脉四逆汤、白通汤、干姜附子汤、茯苓四逆汤等。即王太仆所谓:"益火之元,以消阴翳。"本证则不然,乃属足厥阴肝经虚寒之证,肝藏血,血虚寒凝不能充达于四末,故手足厥寒,脉细欲绝。《伤寒论》厥阴篇中记载多种厥证,本证之厥,为厥阴之正证,其他厥证(除蛔厥)于厥阴篇者乃借宾定主之谓,以提示与本证之厥鉴别。汪诏庵谓:"四逆之名多矣,而有因寒因热之不同,此则风寒中血脉而逆。"周扬俊说:"四逆汤全从回阳起见,四逆散全从和解表里起见,当归四逆全从养血通脉起见。"周氏列举三证四逆之不同,颇为中肯。由于血虚寒凝,故用当归补血行血。桂枝辛温,温通血脉,与芍药、甘草、大枣合用调和荣卫,以解散外邪。辅以细辛以散血分之寒邪,木通通血脉利关节。诸药配伍,寒去脉通而四逆之证自然可以消除。本证之脉细欲绝与脉微尚有区别,脉细为荣气内束,细而欲绝形容应指不见,绝而不至之谓。

应用本方时,不能局限于"手足厥寒,脉细欲绝"。凡属于厥阴肝经虚寒,血虚阳气衰,只要掌握非肝阳亢逆、肝经实热证,即可用之。本方加减:"若素有久寒者,加吴茱萸、生姜"。张琪教授用此方时,即使无久寒亦用之,取其温经之功,加黄芪、丹参、石斛、王不留行、鸡血藤以加强其益气活络通血脉之功效。在此方基础上自拟活络通脉饮:当归20g、赤芍15g、桂枝15g、细辛10g、甘草10g、王不留行30g、鸡血藤30g、黄芪30g、丹参20g、石斛15g、山甲15g。功效:温肝散寒。适应证:治疗末梢神经炎,四肢麻木、寒凉、脉微细、舌润口和者,对雷诺症、下肢静脉炎等亦有效。

今人用以治疗寒疝腹痛,虚寒下利,久疟,巅顶头痛,痹证,血痹,肢端冷痛,脱疽,冻疮等,其病机皆属于厥阴肝经血虚寒凝所致,用本方可收异病同治之效。张琪教授用此方甚多,只要掌握上述病机,常收桴鼓之效。

肝脾同治法

本法为治疗肝旺脾虚之法,肝失疏泄,横逆克脾,则脾失健运,表现为情志抑郁,心烦易怒,腹胀肠鸣或痛泄,妇女月经先期,或崩漏带下,苔白腻或舌尖赤,脉弦等一系列肝气亢、脾气虚之象。

验案1 疏肝健脾法治疗萎缩性胃炎

某女,患胃脘痛,经某医院检查诊断为萎缩性胃炎,查其舌红苔薄脉弦,胃脘胀痛,大便不爽有溏泄。

西医诊断 萎缩性胃炎。

中医辨证 肝郁脾虚。

治则 疏肝健脾止痛。

方药 六君子汤加白芍,白芍重用30g。

连用3剂,胃痛大减,继续调治而愈。

按 以上案例肝气亢、脾气虚之象,治疗必须平抑肝气,健脾以助运化,抑肝宜用白芍、乌梅、佛手、五味子;疏肝之药可用柴胡、香附等为佳,常用方剂如逍遥散、痛泄要方等,凡此证应不用香燥开破伐肝之品,以免耗伤肝阴。抑肝当以白芍为首,李时珍《本草纲目》谓其可于"土中泄木",泄木即是抑制肝木之横逆,张琪教授常用白芍与健脾药合用,治疗肝气乘脾犯胃之胃脘痛、腹痛等症甚效。

验案2 疏肝健脾法治疗肝炎、早期肝硬化

谷某,男,46岁。病史:经某西医医院诊断为丙型病毒性肝炎,早期肝硬化,经治疗无明显效果,来中医门诊求治。

初诊 2001年5月16日。症见两肋痛,连后腰酸痛,脘腹胀闷,痞满不舒,消化不良,大便溏,视其面色尚可,两手红(肝掌),舌淡胖,脉象沉弦,平时嗜酒。肝功能:谷氨酰转肽酶64U/L,胆碱酯酶15 703U/L,谷丙转氨酶66U/L,B超:肝脏弥漫性病变,脾厚4.1cm、胆囊炎。

西医诊断 丙型病毒性肝炎,早期肝硬化。

中医辨证 肝气不疏,郁而化热,邪热内伏,肝郁乘脾,脾虚失运。

治则 疏肝柔肝,清热解毒,健脾益气。

方药 柴胡20g 白芍25g 枳实15g 甘草15g 白术25g 云苓20g 山药20g 鸡内金15g 黄芪20g 太子参15g 炙鳖甲20g 郁金10g 桃仁15g 败酱草30g 茵陈10g 五味子20g 炮姜15g 虎杖20g

水煎服,每日1剂,日二次服。

二诊 2001年7月11日。共服药28剂,两胁痛、脘腹胀满均减,大便成形,日一次,饮食亦佳,白天精神体力均佳,化验肝功能:谷丙转氨酶49U/L,继以上方化裁。

方药 柴胡20g 白芍25g 枳壳15g 甘草15g 白术20g 茯苓20g 黄芪30g 太子参15g 炙鳖甲20g 郁金15g 败酱草30g 板蓝根20g 蒲公英30g 白花蛇舌草30g 茵陈10g 五味子15g 虎杖20g 白蔻15g 砂仁15g 陈皮15g

水煎服,每日1剂,日二次服。

三诊 2001年9月19日。连续服上方,胁痛脘腹胀均除,大便日一次成形,无消化不良,食欲佳,精神体力均佳,舌润薄苔,脉象弦滑,肝掌亦轻减,体重增1kg,化验肝功能:谷丙转氨酶等均正常,唯谷氨酰转肽酶73U/L,仍高于正常值,脾未查,治以疏肝益气,健脾补肾,清热解毒活血。

方药 柴胡20g 白芍25g 枳实15g 甘草15g 黄芪30g 白术20g 云苓20g 太子参20g 炙鳖甲20g 䗪虫15g 郁金15g 牡丹皮15g 五味子15g 败酱草30g 虎杖20g 公英30g 白花蛇舌草30g 山茱萸20g 枸杞子20g 女贞子20g 菟丝子20g

水煎服,每日1剂,日二次服。

9月19日至2002年1月3日中间复诊四次,继服上方症状全除,过劳后右季肋稍不适,其余均正常,化验肝功能:谷丙转氨酶28U/L,谷氨酰转肽酶63U/L,后1月30日复查谷氨酰转肽酶50U/L,无明显症状,嘱其继服上方加西洋参15g以巩固疗效。

按 张琪教授认为慢性肝病(慢性肝炎及肝炎后肝硬化),肝郁及脾虚贯穿于肝病的始终。慢性病毒性肝炎,肝阴不足,肝气郁结,肝气不畅,横逆乘脾,脾气虚弱是其主要的病理机制,故疏肝柔肝健脾法是慢性肝炎的主要治疗大法,同时根据辨病辨证论治的原则,采取相应的兼治法而治其兼夹证候,如脾虚者,湿热中阻者,乙型肝炎表面抗原及e抗原阳性者,脾大者,转氨酶增高者,均可在柔肝疏肝的基础上,酌以加减用药,效果甚佳。张琪教授治肝炎尤重视健脾益气,善重用白术、茯苓、山药、黄芪、太子参以培土抑木,并体现了"见肝之病,当先实脾"的思想。

本例以护肝汤加味主治,开始症见两胁痛,脘腹胀满,大便溏,伴有不消化样便,用柔肝疏肝之剂并重用白术、云苓、山药、鸡内金、黄芪、太子参等益气健脾助消化之品以益气健脾,培土抑木,伍以败酱草、茵陈、虎杖、白花蛇舌草清热解毒以除热邪,再用炙鳖甲、郁金、桃仁活血软坚,因肝肾同源,后方又增入山茱萸、枸杞子、女贞子、菟丝子以补肾健肝。

验案3 疏肝健脾补肾法治疗肝炎、早期肝硬化

张某,男,51岁。病史:患乙型病毒性肝炎15年,近日自觉肝区痛,查彩超提示脾厚4.5cm,门静脉内径1.6cm,诊断早期肝硬化、脾大。为求中医治疗来诊。

初诊 1995年12月1日。现病人自述肝区痛,腹胀,口干,舌红、舌体胖大苔白、脉弦。

西医诊断 肝炎、早期肝硬化、脾大。

中医辨证 肝肾阴虚、脾气虚。

治则 养肝阴、滋肾阴、健脾、柔肝。

方药 黄芪30g 党参20g 白术20g 山药30g 莲子15g 益智仁15g 砂仁10g 诃子20g 柴胡15g 白芍20g 枳壳15g 甘草15g 炙鳖甲20g 丹参15g 内金15g 陈皮15g 枸杞20g 山萸15g 女贞子20g 白花蛇舌草30g 公英30g 生姜15g 大枣5个

水煎服,每日1剂,日二次服。

二诊 12月29日,服上方28剂,泄泻4~5次/日,仍腹胀,口干好转明显,舌体胖大,质红。治以疏肝健脾补肾、清热解毒。

方药 柴胡20g 白芍20g 枳壳15g 甘草15g 炙鳖甲20g 内金15g 枸杞20g 山萸15g 女贞子20g 白花蛇舌草30g 公英20g 白术15g 茯苓15g 莲子20g 黄芪30g 党参20g 乌梅15g 扁豆20g 陈皮15g 丹参20g

水煎服,每日1剂,日二次服。

三诊 1996年1月26日,共服上方28剂,泄止,大便成形,肝区隐痛,血浆白蛋白33g/L、球蛋白80g/L,胆红素51μmol/L,谷丙转氨酶87U/L,谷草转氨酶65U/L,舌紫、苔白厚、舌体胖大。治以疏肝益气健脾补肾,清热解毒。

方药 柴胡20g 白芍20g 枳壳15g 甘草15g 炙鳖甲20g 内金15g 白术20g 茯苓20g 山药20g 砂仁15g 黄芪30g 五味子15g 茵陈20g 大青叶20g 白花蛇舌草30g 板蓝根20g 公英30g 虎杖20g 山萸15g 枸杞20g

水煎服,每日1剂,日二次服。

四诊 4月14日,服上药初服无腹泻,现又出现腹泻5~6次/日,总胆红素40μmol/L,直接胆红素11μmol/L,谷丙转氨酶67U/L,谷草转氨酶60U/L,治以涩肠止泻,健脾温脾,疏肝解毒。

方药 诃子20g 炮姜15g 米壳10g 陈皮15g 赤石脂25g 白术20g 茯苓20g 莲子15g 党参20g 砂仁10g 白蔻15g 柴胡15g 白芍20g 虎杖20g 茵陈30g 泽兰叶20g 双花30g 大青叶15g 五味子15g 厚朴10g 甘草15g 炙鳖甲20g

水煎服,每日1剂,日二次服。

五诊 1996年4月26日,现胁痛,食少纳呆,大便尚可,乏力,眼涩,舌红苔白。

方药 砂仁15g 陈皮15g 白术20g 厚朴15g 公英30g 柴胡20g 白芍20g 黄芪25g 白花蛇舌草30g 板蓝根20g 大青叶15g 枳壳15g 枸杞20g 山萸15g 五味子15g 麦冬10g 甘草15g

水煎服,每日1剂,日二次服。

六诊 1999年8月13日,病人服上药后症状好转,肝功正常,无不适感,而停药。近三年来病情稳定。近日食少纳呆,足心热,少寐,肝区不适。化验:白球倒置,直接胆红素:9.9μmol/L,总胆红素17μmol/L,谷丙转氨酶34U/L,谷草转氨酶47U/L。超声诊断:肝硬化、脾大、腹水。

方药 柴胡20g 白芍25g 枳壳15g 甘草15g 白术20g 茯苓20g 黄芪30g 干晒参15g 赤芍20g 丹皮15g 丹参20g 炙鳖甲20g 茵陈20g 虎杖20g 板蓝根20g 大青叶15g 陈皮15g 神曲15g 麦芽30g 山楂15g

水煎服,每日1剂,日二次服。

七诊 9月23日,药后腹痛、大便稀5～6次/日,夜晚足轻度浮肿,手足心热,脉数。肝功能:球蛋白47g/L,白蛋白28g/L,总胆红素39.54μmol/L,直接胆红素:5.7μmol/L,间接胆红素:33.84μmol/L,在前方的基础上加山药25g、扁豆20g、砂仁15g、枸杞20g、女贞子20g、五味子15g、生姜15g、大枣5个。

八诊 11月19日,服上药病情稳定,10月22日谷草转氨酶53U/L,谷丙转氨酶39U/L,白蛋白26.90g/L,球蛋白52g/L,总胆红素30.92μmol/L,直接胆红素7.00μmol/L,间接胆红素23.92μmol/L,近日患者腹泻4～5次/日,食欲不振,胃痛,小腹痛,交替发作。辨证为脾虚生湿而泄泻,故予升阳益胃汤加味。

方药 黄芪30g 干晒参15g 白术20g 川连10g 半夏15g 陈皮15g 茯苓15g 泽兰15g 防风15g 柴胡15g 白芍20g 生姜15g 大枣5个 炙鳖甲20g 内金15g 山药20g 公英30g 白花蛇舌草30g 五味子15g 女贞子20g 枸杞20g 炮姜10g 白豆蔻15g

水煎服,每日1剂,日二次服。

九诊 2000年1月28日,服上药后偶尔腹泻,余无不适感。肝功能:谷草转氨酶26U/L,谷丙转氨酶36U/L,白蛋白27.30g/L,总蛋白68g/L,胆红素21.40μmol/L。

方药 柴胡20g 白芍20g 枳壳15g 甘草15g 白术20g 茯苓20g 干晒参15g 山药20g 山楂15g 内金15g 麦芽30g 神曲15g 白豆蔻15g 砂仁15g 枸杞20g 山萸15g 女贞子20g 玉竹15g 炙鳖甲20g 䗪虫10g 丹参15g 虎杖20g 赤芍20g 白花蛇舌草30g 公英30g

水煎服,每日1剂,日二次服。

十诊 4月7日,食欲好,但消化欠佳,善饥,舌红苔滑润。2月25日复查肝功:白蛋白27.90g/L,谷丙转氨酶38U/L,谷草转氨酶44U/L,总胆红素23.06μmol/L,间接胆红素20.46μmol/L。

方药 红参15g 白术20g 茯苓20g 甘草15g 陈皮15g 砂仁15g 神曲15g 麦芽30g 山楂15g 枸杞20g 山芋20g 菟丝子15g 鳖甲20g 女贞子20g 䗪虫10g 丹参20g 黄芪30g 虎杖20g 茵陈15g 白花蛇舌草30g 柴胡15g 白芍20g 枳壳15g 内金15g

水煎服,每日1剂,日二次服。

十一诊 6月2日,无明显不适感,肝功能:白蛋白28g/L,球蛋白42g/L,总蛋白69.5g/L,胆红素39μmol/L,直接胆红素5μmol/L,间接胆红素34μmol/L,余正常。

方药 柴胡20g 白芍25g 枳壳15g 甘草15g 砂仁15g 陈皮15g 大青叶15g 黄芪30g 白术20g 茯苓20g 红参15g 山楂15g 神曲15g 麦芽30g 白花蛇舌草30g 公英20g 山萸20g 枸杞20g 菟丝子20g 女贞子20g 丹参15g 板蓝根20g 鳖甲20g 䗪虫10g 桃仁15g 虎杖20g 茵陈15g

水煎服,每日1剂,日二次服。

十二诊 9月8日,现体质增加,食欲好,精神状态好,脉有力,舌红,体胖大。肝功能:白蛋白33.4g/L。

方药 柴胡20g 白芍30g 枳壳15g 甘草15g 白术25g 茯苓20g 山药20g 扁豆20g 砂仁15g 白豆蔻15g 党参15g 黄芪30g 山萸20g 枸杞20g 菟丝子20g 女贞子20g 内金15g 炙鳖甲20g 䗪虫10g 丹参15g 桃仁15g 赤芍15g 茵陈20g 五味子15g 败酱草30g 板蓝根20g 虎杖20g 大青叶20g 生姜15g

水煎服,每日1剂,日二次服。

按 慢性肝炎从脏腑辨证涉及肝脾肾三脏,初病在肝脾,肝郁乘脾,肝旺脾虚,治疗的整个过程主要是本着"见肝之病,知肝传脾,当先实脾"的原则,治疗以疏肝健脾清热解毒,佐活血软坚散结。

方中四逆散疏肝柔肝,以利肝气疏泄条达;肝主疏泄,肝郁日久,横逆乘脾,脾为气血生化之源,扶土抑木,重在保护脾胃,方中党参、白术、茯苓、山药、黄芪益气健脾。肝脾失调,湿热内蕴与外邪化热互为影响,故用茵陈、败酱草、白花蛇舌草、虎杖、板蓝根清热利湿解毒;炙鳖甲、䗪虫、丹参、桃仁活血软坚散结。病人一度泄泻明显,考虑脾阳虚,于方中加温脾之炮姜、白豆蔻、砂仁。诸法合用,正邪兼顾,病情缓解。现代药理研究表明,黄芪、五味子对肝损伤有保护作用;五味子、大青叶、板蓝根、虎杖等降低转氨酶;茵陈扩张胆管,促进胆汁排泄,降低胆红素,护肝利胆;败酱草降酶促进肝细胞再生,防止肝细胞变性坏死等,体现张琪教授辨病与辨证相结合的学术思想。

张琪教授认为,乙型病毒性肝炎引起肝炎后肝硬化,虽辨证分型不同,但证型不是固定不变的,常因正邪能拮抗胜衰病情演变,且多经中西药治疗而演变,不能固守一方一药的治疗。根据经验,本病虚寒热夹杂,必须多法联用即在一方之内疏肝理气、益气健脾、清热解毒活血化瘀溶于一体,才能收到事半功倍的效果。多法联用更要注意辨证,随机应变,方能体现中医辨证的特色。

验案4 疏肝健脾、软坚散结法治疗甲状腺囊肿合并甲亢

王某,男,60 岁,干部。经某医院诊断为甲状腺囊肿合并甲亢。

初诊 2001 年 7 月 4 日。经彩色超声检查甲状腺体积增大,被膜饱满,右侧叶囊实性占位(4.00× 3.40×5.49)cm³,左侧叶(1.88×1.92×4.31)cm³,右侧叶(4.00×3.40×5.49)cm³,甲状腺功能检查:FT₃ 8.4pmol/L(3.2~6.8 pmol/L),FT₄ 4.54pmol/L(10.5~257 pmol/L),TSH 0.002VU/ml(0.3~5 VU/L)。颈部有瘿瘤,触之软不痛,全身疲倦乏力,心悸自汗,大便溏日 2~3 次。

西医诊断 甲状腺囊肿合并甲亢。

中医诊断 瘿瘤、泄泻。

中医辨证 肝气郁结,脾虚失运,湿痰凝聚。

方药 海藻30g 昆布30g 夏枯草30g 浙贝母20g 三棱15g 青皮15g 生牡蛎30g 白术20g 茯苓20g 山药20g 太子参20g 首乌20g

水煎服,每日 1 剂,日二次服。

二诊 病人连续用上方近50剂。颈部瘿瘤明显见小,大便日1次正常,全身有力,精神体力均恢复正常,面色转润,饮食正常,体重增加5kg,脉象有力。2001 年 11 月 8 日彩超复查报告:甲状腺左侧叶(1.73×1.90×4.20)cm³,右侧叶(3.90×2.90×5.39)cm³,甲状腺系列检查:FT₃ 3.4pg/ml(1.4~4.4 pg/ml),FT₄ 1.6pg/ml(0.8~2.0pg/ml),TSH 1.2VU/ml(0.3~5 VU/L),甲状腺体积有所缩小,甲状腺功能均恢复正常,甲亢已愈,但甲状腺囊肿尚未完全消除。

按 方中用消补兼施之法,海藻、夏枯草、昆布、三棱、莪术、生牡蛎软坚消积散结,白术、茯苓、山药健脾补中,太子参、首乌益气补肾,消与补合用则消坚之力可增强,而不伤正气,补得消药相伍,则补而不壅,此消与补合用之妙。

通过此案例治疗,张琪教授认为甲亢不宜用海藻、昆布之说法值得商榷。中医用海藻、昆布等药系取其软坚散结消瘿,《千金方》治瘿有效方皆用海藻,可以认为瘿包括甲状腺肿,也包括甲亢在内,随着瘿之消,甲亢亦随之痊愈。两者既有相分的一面,又有不可分割的一面,因此不能认为海藻可以治甲状腺肿瘤而不能治甲亢。

验案5 疏肝健脾、清热利湿解毒法治疗时疫黄疸

王某,男,48岁,教师。病史:病人在某医院住院,诊断为重症病毒性肝炎并出现昏迷,黄色肝萎缩。经哈尔滨某医院抢救病情缓解,但尚未脱离险境,现病人神志已清但嗜睡,黄疸不退,腹胀满不

欲食,体力疲惫不堪,肝功能示谷丙转氨酶、谷草转氨酶、胆红素居高不下,血氨高,医院诊断为重症病毒性肝炎,肝损伤,黄色肝萎缩。经治疗有好转,但仍未脱离险境,请中医会诊。

初诊 1995 年 5 月 10 日。躯干、巩膜黄疸不退,脘腹胀满,纳呆,精神疲惫,嗜睡,低热,体温 38.5℃左右,舌苔白腻满布,小便色深黄,大便稍溏。

西医诊断 病毒性肝炎、肝性脑病。

中医诊断 时疫急黄。

中医辨证 肝郁脾虚,湿热蕴蓄。

治则 醒脾化湿,苦寒清热,舒肝健脾,活血解毒。

方药 砂仁 15g 藿香 15g 白蔻 15g 陈皮 15g 茵陈 20g 川连 10g 黄芩 10g 石菖蒲 15g 柴胡 15g 赤芍 15g 郁金 15g 丹参 15g 红花 15g 黄芪 20g 白术 15g 茯苓 15g 双花 20g 公英 30g 甘草 15g

水煎服,每日 1 剂,日二次服。

二诊 1995 年 5 月 20 日,服上方 8 剂黄疸明显减退,全身较前稍有力,腹胀减轻,食纳稍好,低热退,舌苔转薄,仍白腻,脉象沉缓,现仍巩膜黄染,小便黄,全身阵汗出,此为肝郁渐疏,脾气渐复,湿热渐退佳兆,继宜上方化裁治疗。

方药 藿香 15g 白蔻 10g 茵陈 30g 石菖蒲 15g 滑石 20g 川连 10g 黄芩 10g 砂仁 15g 丹参 15g 桃仁 15g 公英 30g 双花 30g 红花 15g 柴胡 15g 黄芪 25g 甘草 15g 白术 15g 茯苓 15g 赤芍 15g

水煎服,每日 1 剂,日二次服。

上方连服 30 剂诸症大减,脘腹胀满消失,食欲佳,精神好转,体力增加,黄疸消退,舌苔转薄,质稍红,脉象滑,肝功检查谷丙转氨酶、谷草转氨酶均恢复正常,唯胆红素稍高,停药一个月后复查胆红素亦恢复正常而愈。

按 本病人在哈市某医院住院二个月余,诊断为急性重症病毒性肝炎并呈现昏迷,经有关专家会诊为肝损伤、黄色肝萎缩,经过一系列抢救治疗已有好转,但仍未脱离险境,病人嗜睡,眼不欲睁,无食欲,腹胀满,小便色黄,黄疸不退,肝功能检查丙转氨酶、谷草转氨酶、胆红素均居高不下,医院给予护肝治疗,病情无明显好转,家属恐惧,要求请中医会诊治疗。据脉证分析为湿热困脾,肝气郁滞,肝脾不和,结合辨病为肝损伤血络瘀阻,宜芳化湿浊,苦寒清热以利脾之转输健运为主,佐以益气活血解毒恢复肝之损伤。据现代药理证明柴胡、黄芪与活血药合用具有抗肝损伤,抑制肝纤维化增生作用。桃仁、丹参、红花、赤芍活血通络,茵陈清热利湿退黄,白术、茯苓健脾除湿,从多方面入手正邪兼顾,辨证与辨病结合,相互协同,故能取得良好疗效。本病人经过远期追踪观察肝功一直良好。

心肝同治法

适用于心气虚肝郁证。心藏神,主血脉,肝喜条达,主疏泄。肝的疏泄条达正常,则气血和顺,血脉通调,运行无阻,心神疏畅,说明心与肝之功能相互关联,反之肝的疏泄功能失常,则气机失调而郁滞,临床表现抑郁不乐,多疑善怒,心烦不宁,心悸怔忡,胸闷胁胀,或胁肋痛等。病机为肝气郁,心气虚,以肝主疏泄,在志为怒,肝气郁而不达,则心烦易怒,胸满胁肋痛,善太息,抑郁不乐。肝以阴为体,阳为用,肝郁则易化火伤阴,出现口苦,咽干,心烦不宁。心藏神,心气虚,则神气浮越,重则不守舍,出现惊悸不寐等证。又肝肾同源,水不涵木,肝阳暴张,加心火炽盛,可出现心肾不交之证。

验案1 清肝火,补心气,宁心安神法治疗不寐

孙某,男,44岁,某公司经理。

初诊 2000年5月6日。一年余睡眠不佳,噩梦纷扰,头昏胀,终日惊悸不宁,心烦焦虑,口干苦,舌红少苔,脉弦数。

西医诊断 失眠。

中医辨证 心气虚,肝胆郁热。

治则 疏泄肝胆,养心宁神。

方药 柴胡龙骨牡蛎汤加减:

柴胡20g 龙骨20g 牡蛎20g 半夏15g 黄芩10g 大黄7g 太子参20g 生地20g 麦冬15g 柏子仁20g 石菖蒲15g 炒枣仁20g 桂枝10g 茯神20g 远志15g 夜交藤30g 甘草15g

水煎服,每日1剂,日二次服。

二诊 服药21剂,睡眠明显好转,焦虑惊悸均大好,继以上方增减治疗。

方药 柴胡20g 龙骨20g 牡蛎20g 半夏15g 黄芩10g 生地20g 麦冬15g 柏子仁20g 远志15g 石菖蒲15g 太子参20g 桂枝10g 枣仁20g 珍珠母30g 夜交藤30g 甘草15g 大黄7g

水煎服,每日1剂,日二次服。

三诊 继服上方14剂,睡眠好转,精神大好,恐惧感消除,体力增强,脉象缓,舌转淡红,苔薄润,继以上方调治而愈。

按 此病人患病一年余,精神抑郁,心情苦闷,心烦焦虑,惊悸不宁,夜梦纷扰,不能工作,按心气虚,肝胆郁热,用柴胡龙骨牡蛎汤酌加养心安神之品,前后共服40余剂而愈,现已上班一年余,精神状态一直良好。

柴胡加龙骨牡蛎汤系由柴胡、黄芩、桂枝、茯苓、半夏、大黄、铅丹、生姜、红枣、牡蛎、龙骨、人参十二味药组成。此方治伤寒误下,病入少阳,邪气弥漫,烦惊谵语,表里俱病、虚实互见之少阳变证。"足少阳经……下胸中贯膈",故胸满而烦,与柴胡汤证胸满相同;足少阳之腑为胆,误下伤及胆,胆气虚则惊。本方用柴胡、黄芩、大黄以疏解肝胆郁热,又用人参、大枣、龙骨、牡蛎、铅丹以益气敛神、镇惊。复用桂枝、半夏、生姜以温阳化痰利湿,散与敛、通与补、温与清共用于一方,用药虽杂而结构严谨,配合巧妙,恰是对证施治之剂。

张琪教授以此方去铅丹(因其有毒,且内服对胃有刺激而产生胃部不适、呕吐等,故去之),随证加减治疗虚实夹杂的内科神志病,常取得显效。神志病,系以神志活动异常为主证的疾病。诸如癫狂、不寐、郁证、脏躁、夜游、百合病、惊悸、痴呆、多寐、健忘等,皆属此范畴。神志病在临床辨证中虽可分为虚、实两类,但纯虚、纯实者不多,而常见的多是虚实夹杂之证,故治疗时应视其孰轻孰重,补泻兼施。张琪教授在长期临证中观察到,神志病虚实夹杂证病机属肝胆郁热、心气不足者居多。肝胆郁热则痰气内扰,心气不足则心神浮越,故见心神不安诸症。以柴胡龙骨牡蛎汤加减,疏解肝胆郁热、益气养心敛神,治疗多种神志病均取得较满意疗效。

验案2 疏肝郁、益心气、活血化痰法治疗精神分裂症

于某,女,23岁,因情志不遂,以至于失眠多梦,无端喜笑不休,或喜怒骂詈,不避亲疏,经某医院诊断为精神分裂症,曾用氯丙嗪、卡马西平,但渐渐不能入睡,症状逐渐加重,再用上药无效,前来就诊。观其神志呆板,双目失神,动作反常,阵阵喜笑不能自控,语无伦次,舌胖大、质紫、苔腻。

西医诊断 精神分裂症。

中医辨证 心气虚、肝气血郁滞,痰浊化热,扰于心神。

治则 益心气,疏肝郁,活血化痰。

方药 柴胡加龙牡汤合甘麦大枣汤加减:

柴胡20g 黄芩15g 半夏20g 大黄10g 生龙骨20g 生牡蛎20g 桃仁20g 青礞石20g 石菖蒲15g 郁金15g 赤芍20g 青皮15g 浮小麦50g 甘草25g 红枣5个

水煎服,每日1剂,日二次服。

服上方7剂,精神好转,较前入睡容易,睡眠亦较平稳,虽仍有阵阵喜笑,阵阵烦躁,而不能自控,但时间较前缩短,发作次数亦较前减少,舌苔稍薄,脉象滑,继以上方化裁,调治补气阴以宁心,疏气活血,清泻痰热,以条达肝气,旨在使痰热除,气血调畅,心气阴复则神自归舍而安。前后共五次复诊,服药35剂,精神平稳,喜笑、愤怒等完全消除,能不用安眠药平稳入睡。

按 此病案辨证在心与肝,心藏神,主神志,肝主疏泄以辅助心神功能,肝气条达血气和顺,则心神舒畅,病由于心气虚,神志失养,肝气郁,失于条达,气机不畅,化火生痰,扰于心神,则出现一系列精神苦闷以及喜怒失常等症状,治疗从补益心气之虚、条达肝气之郁,清热化痰入手,收满意疗效。

验案3 清肝火、泻心火,涤痰安神法治疗神经强迫症

李某,女,65岁,退休干部。2年前患神经强迫症经张老治愈,近期因暴怒犯病,自用张老前方20余剂不效。家住外地,与其家人来哈尔滨就医,症状表情淡漠,苦闷状,情绪不稳,悲观失望,惊悸失眠,服艾司唑仑4片,始能朦胧入睡3~4小时,多梦幻想,终日痛苦,不能自拔,自感病已陷入绝境,无痊愈之望,对治疗失去信心。张老开始以安神养心之剂,二次复诊,又以温胆汤加味主治均无效,后去深圳疗养,去广州就医均无效,本次又来哈尔滨求治。

初诊 1998年11月16日。观其神志呆板,沉默不语,面色暗无光泽,舌红,苔白燥,脉象弦滑,重按有力,询其大便秘结不通,小便黄赤。

西医诊断 神经强迫症。

中医辨证 肝郁化火,痰浊扰心。

治则 疏畅气机,清泄肝火,涤痰安神。

方药 川芎15g 苍术15g 香附20g 郁金15g 川连15g 黄芩15g 大黄10g 山栀15g 生地20g 玄参15g 麦冬20g 石菖蒲15g 远志15g 炒枣仁20g 胆星15g 竹茹15g 橘红15g 半夏15g 茯苓15g 甘草15g

水煎服,每日1剂,日二次服。

二诊 服药7剂,大便日行1~2次,下黏秽便,色污奇臭,睡眠明显好转,精神苦闷大减,来诊时面露笑容,情绪有一定程度稳定,多疑幻想亦有好转,病人对治疗有了信心,自感有痊愈之望。继以上方化裁调治。

方药 川连15g 黄芩15g 大黄10g 栀子15g 礞石20g 沉香10g 郁金15g 柴胡15g 石菖蒲15g 胆星15g 远志15g 半夏15g 香附15g 生地20g 麦冬20g 玄参20g 炒枣仁20g 百合20g 白芍20g 茯神15g

水煎服,每日1剂,日二次服。

三诊 服上方7剂,大便日1次,大便污秽转黄,精神苦闷及心烦不宁、悲观、恐惧、多疑、幻想皆顿除,精神一如常人,舌红转浅,脉象亦转缓,嘱继服上方以巩固。

四诊 诸症皆愈,未再复发,一如常人,嘱其戒怒,保持心态乐观,迄今2年余一直很好。

按 张琪教授治此类病,辨证多见肝气郁,心气虚证,喜用柴胡加龙牡汤、甘麦大枣汤、百合地黄

汤等方配合化裁,应用疗效甚佳。本案病人亦曾用过 20 余剂,未见好转。在总结前法无效的基础上,考虑仍属辨证未能中肯。审证求因,病人得之暴怒,肝郁化火伤阴,见舌红少苔,大便秘,小便赤,脉象弦滑实,则属热邪内郁不得外泄,津液遇热化成痰浊,气郁、痰浊、热邪交织,郁而不得外达,扰于心神,故表现以上一系列症状。心为肝之子,心肝火盛,相互肆虐,既要清肝火,又要泻心,所谓实则泻其子,故治疗以大黄、黄连、黄芩、栀子苦寒泻心火,《赤水玄珠》所谓"火郁"、"木郁",不宁则郁,郁则不达,故以香附、柴胡、郁金、沉香疏散气郁,胆星、半夏、礞石、石菖蒲化痰浊开窍,远志、枣仁、茯神养心安神,热炽伤阴,复用生地黄、麦门冬、玄参、百合、白芍以滋养阴液,针对病机组方从四方面入手,药味繁多,但配伍严谨,服药后大便畅通,下污秽黏液便甚多,遂之心情舒畅,烦躁不宁等症顿除而愈。

验案 4 镇肝息风,益气养心安神法治疗抽动秽语综合征

李某,女,20 岁。主诉:头摇,腹部抽动,上臂不自主运动 1 年。病史:14 岁时曾发摇头,经治好转,近 1 年复发,时有头痛,心烦易怒,脑电图:广泛轻度异常。某医院诊断为抽动秽语综合征。

初诊 2005 年 5 月 11 日。现患者腹部抽动,上臂不自主运动,记忆力减退,每遇看书、读报、紧张时发作频繁,手足冷凉,时觉胸闷、气短、心慌,时有头痛;舌质红,苔白,脉缓。腹部 CT:无异常,生化检查及 T_3、T_4 均正常。

西医诊断 抽动秽语综合征。

中医诊断 肝风。

中医辨证 肝风内动、心气亏虚。

治则 镇肝息风,益气养心安神。

方药 柴胡加龙骨牡蛎汤加减:

柴胡 20g 半夏 15g 太子参 20g 白芍 40g 龙骨 30g 牡蛎 20g 桂枝 15g 珍珠母 30g 代赭石 30g 甘草 20g 生姜 15g 大枣 5 个 五味子 15g 石菖蒲 15g 远志 15g 茯苓 20g 夜交藤 30g 当归 15g 川芎 15g

水煎服,每日 1 剂,日二次服。

二诊 2005 年 5 月 25 日。服上药后腹部抽动减轻,心烦明显减轻,多梦,偶觉心前区窜痛,月经如常;舌淡红,苔白,脉缓。

方药 柴胡 20g 龙骨 30g 牡蛎 30g 太子参 20g 桂枝 15g 代赭石 30g 珍珠母 30g 白芍 40g 甘草 20g 五味子 15g 夜交藤 30g 茯神 20g 天竺黄 15g 百合 25g 生地黄 15g 酸枣仁 20g 远志 15g 石菖蒲 15g 柏子仁 20g

水煎服,每日 1 剂,日二次服。

按 抽动秽语综合征是一种以多发性不自主的抽动,语言或行为障碍为特征的综合征。儿童抽动证表现为短暂、快速、突然、程度不同的不随意运动,症状开始于 2~15 岁,临床一般表现为出现眼肌、面肌、四肢、躯干部肌肉多发性不自主抽动,喉部异常发音及模仿语言,模仿动作等。相当于中医肝风范畴。《黄帝内经》云:"风动属于肝经";"诸风掉眩,皆属于肝"。"肝主筋";"肝在志为怒。"又谓:"足厥阴之脉上于巅顶。"故本病之心烦易怒、头痛、摇头、腹部抽动、上臂不自主运动、记忆减退等皆属于肝经之证。此类儿童大多受父母关爱和陪伴较少,性格内向,不善交往,易受惊吓,没有安全感。肝气郁而不疏,肝阴亏耗,肝风内动,因而出现以上系列症候。肝气平则心肝和谐,肝气虚则心肝失调,心气虚则出现心神不宁、心悸、心慌、气短、健忘等症候。综上分析本案病变当属心肝之经,肝气郁为实,心气虚为虚,为虚实夹杂之证候,治疗宜用柴胡加龙骨牡蛎汤加味化裁。疏肝之郁,敛阴柔肝潜阳以平肝气之亢盛,益气宁神以养心,使心肝协调诸症自愈矣。方用柴胡疏肝,白芍敛阴

柔肝,两者一疏一柔使肝气疏,肝气平,为治肝气郁而亢逆之要药;龙骨、牡蛎收敛正气,治肝胆惊恐,镇惊安神。《伤寒论》龙牡合用之方甚多,大多用于镇惊安神收敛正气,张锡纯《医学衷中参西录》谓其敛正气而不敛邪气,本方与柴胡、白芍配伍,取其相反相成之效。代赭石、珍珠母镇逆气平肝潜阳;茯苓、石菖蒲、远志、夜交藤养心安神;太子参、桂枝、甘草、生姜、大枣益心气,温心阳。师仲景方法而不泥其方,用之收效甚佳,仅三诊服药 50 余剂而诸症皆平而安。

验案 5 镇肝息风,滋阴养心法治疗多动症

王某,男,8 岁。主诉:手搐动,眼睛眨动,易惊 1 个月。病史:患者 1 个月前出现手搐动,眼睛眨动,易惊,某医院诊断为多动症。心电图:Ⅱ度Ⅰ型房室传导阻滞。

初诊 2008 年 1 月 23 日。现病人睡眠时手搐动,易惊,烦躁,胸闷,善太息,眼睛眨动,乏力气短,手心热,眠差,大便正常;舌红,苔薄白,脉弦。

西医诊断 多动症。

中医诊断 肝风。

中医辨证 肝风内动、心气阴两虚。

治则 镇肝息风,滋阴养心。

方药 柴胡加龙骨牡蛎汤加减:

龙骨 20g 牡蛎 20g 珍珠母 30g 石菖蒲 15g 代赭石 30g 五味子 15g 西洋参 10g 生地黄 15g 麦门冬 15g 半夏 15g 柴胡 15g 白芍 15g 钩藤 15g 桃仁 15g 丹参 15g 赤芍 15g 川芎 10g 夜交藤 20g 酸枣仁 20g 甘草 15g

水煎服,每日 1 剂,日二次服。

二诊 2008 年 2 月 20 日。服前方后胸闷、善太息、烦躁均好转,现仍眼睛眨动,睡眠时身体易抖动,大便正常,脉弦小数。

方药 柴胡 15g 黄芩 10g 龙骨 20g 牡蛎 20g 珍珠母 30g 石菖蒲 15g 代赭石 30g 五味子 15g 西洋参 15g 麦门冬 15g 生地黄 15g 白芍 15g 钩藤 10g 夜交藤 20g 桃仁 15g 半夏 15g 胆南星 10g 赤芍 15g 川芎 15g 酸枣仁 15g 甘草 15g

水煎服,每日 1 剂,日二次服。

三诊 2008 年 3 月 5 日。服前方后睡眠时手搐动减轻,睡眠稍安稳,食纳转佳,唇红;舌红少苔。

方药 柴胡 15g 白芍 15g 黄芩 10g 龙骨 20g 牡蛎 20g 半夏 15g 西洋参 15g 桂枝 10g 代赭石 30g 珍珠母 30g 五味子 15g 夜交藤 20g 酸枣仁 20g 钩藤 10g 龙胆草 10g 当归 15g 甘草 15g

水煎服,每日 1 剂,日二次服。

四诊 2008 年 3 月 19 日。服前方后睡眠好转,现目干涩,易眨动,烦躁;舌尖红,舌红润,苔薄白。

方药 柴胡 15g 黄芩 10g 龙骨 20g 牡蛎 20g 珍珠母 30g 石菖蒲 15g 代赭石 30g 五味子 15g 白芍 15g 西洋参 15g 麦门冬 15g 生地黄 15g 钩藤 10g 夜交藤 20g 胆南星 10g 半夏 15g 川芎 15g 酸枣仁 15g 甘草 15g

水煎服,每日 1 剂,日二次服。

五诊 2008 年 5 月 21 日。服前方后眼眨动好转,现仍有手搐动,但较前已大减轻,眠少,纳差,恶心;舌质红,滑润,少苔。肝风已平,考虑痰气内阻,用温胆汤加减。

方药 半夏 15g 陈皮 15g 茯苓 15g 甘草 15g 竹茹 15g 枳实 15g 砂仁 15g 紫苏 15g 麦芽 15g 神曲 15g 山楂 15g 龙骨 20g 牡蛎 20g 柴胡 15g 黄芩 10g 五味子 15g 西洋参 15g 丹

参15g 麦门冬15g

水煎服,每日1剂,日二次服。

按 小儿多动症即注意缺陷多动障碍,是指与同龄儿童相比,有明显的注意力集中困难、注意力持续时间短暂、活动过度或冲动的一组综合征。此案当属心肝二经之病,《黄帝内经》谓:"肝在志为怒";"诸风掉眩皆属于肝";"心藏神"、"心主血"。肝气郁则烦躁易怒,心之气阴两虚,肝风内动呈睡眠时手搐动,易惊,眨眼,短气乏力,手心热,舌红脉弦。治以柴胡加龙骨牡蛎汤加养心神活血之剂,疏肝气活血以平肝气之逆;采用《医醇賸义》中驯龙汤重用珍珠母之意,重用珍珠母、生赭石以镇肝息风,西洋参、生地、五味子益心气养阴,酸枣仁、夜交藤安神。经五诊治疗症状有明显改善,但仍有搐动,后出现纳差恶心,舌滑润,因考虑其经较长时间的治疗,仍小有搐动,舌润滑当属脾湿痰气阻,在原方基础上加入温胆汤、砂仁、紫苏、神曲、麦芽、山楂化痰醒脾和胃,继服之而安。远期疗效巩固,诸症已消失。

验案6 疏肝郁,补心气,活血化痰法治疗精神分裂症

于某,女,23岁,工人。病因情志不遂,日久不解,遂致失眠,阵喜笑不休,阵又发怒不能控制。在哈尔滨某专科医院诊断为精神分裂症,用氯丙嗪、卡马西平收到一定的催眠效果,但日久又不能入睡,症状逐渐加重,医院用前药加大剂量亦无效,家属甚为忧虑,由其父携同来门诊就医。

初诊 观其神志呆板,表情苦闷,默默不语,舌体胖大,质紫暗有瘀斑,苔白腻,脉象滑有力。

西医诊断 精神分裂症。

中医辨证 心气虚,肝气郁,血瘀、痰浊扰于神明。

治则 养心疏肝,活血化痰。

方药 小麦20g 甘草25g 红枣5个 百合20g 生地20g 枣仁30g 香附20g 青皮15g 柴胡15g 半夏20g 陈皮15g 苏子25g 赤芍20g 胆星15g 郁金15g 石菖蒲15g 大黄10g

方药:水煎服,每日1剂,日二次服。

二诊 共服上方28剂,睡眠明显改善,能入睡,一夜8小时,但有时多梦,心烦不宁,无端喜笑及愤怒近二周未出现,精神状态稳定,现头昏,记忆力差,舌苔薄,质稍紫,瘀斑已无,嘱继服用上方不变,以求进一步巩固疗效。

三诊 继服上方14剂,睡眠佳,不用安眠药能入睡,一夜7~8小时,精神稳定,自述一切症状均消失,家属为求巩固,又来复诊。

按 本例西医诊断为精神分裂症,中医属于癫证。心气阴两虚,肝气血郁滞,痰浊郁火内扰心神,则神明受阻,气血不能通调,出现神志异常,前人分为癫、狂、痫三病,又谓"重阳则狂,重阴则癫",阴阳乃相对而言,癫证决非阴证,如《灵枢·癫狂》论"癫始生,先不乐,头重痛,貌举目赤,甚作极,已而烦心"。目赤烦心,头重痛,皆非阴证。癫证特征为精神抑郁,表情淡漠,沉默痴呆,语无伦次,静而少动,乃针对狂证躁扰不宁,打骂,动而多怒,精神亢奋等。故癫证并非阴证,张琪教授临床观察癫证多见心气虚,肝气实,痰浊瘀血,火热扰于心神所致。

本例患者西药氯丙嗪、卡马西平初服有效,继则无效,据其证脉分析为心肝二经,心气阴两虚,肝气血郁滞,痰热内扰,治疗双补气阴以宁心,疏气活血,清泄痰热,以调达肝气之郁,旨则使痰热除,气血调畅,心气复,肝气疏,则神自归舍而安。《黄帝内经》谓"心藏神","神有余则笑不休",张琪教授体会,神有余,系指邪气盛,即痰浊瘀血类,扰于神明,非生理之正常有余。本病例之阵笑不休,乃为痰浊扰于心神,愤怒不能自控,为肝郁气血不能调畅之故。二者相互影响,脏腑相关,不能孤立看待。

验案 7 滋阴疏肝解郁,养心安神散结法治疗自身免疫性甲状腺炎

赵某,女,37 岁,干部。主诉:心悸、多汗 1 年。患桥本甲减病史 1 年,服优甲乐,转为甲亢,服甲巯咪唑转为甲减至今。现停服一切西药。B 超示:甲状腺弥漫性改变,血流快。

初诊 2009 年 9 月 16 日。颈部可触及肿块,乏力,腰酸膝软,心悸多汗多梦,夜寐欠佳,胸闷气短,口干咽痛,舌质红无苔,脉弱。

西医诊断 桥本甲状腺炎、甲状腺功能减退症。

中医诊断 瘿病。

中医辨证 肝肾阴虚、肝郁血虚。

治则 滋阴疏肝解郁,养心安神散结。

方药 生地黄 20g 熟地黄 20g 山茱萸 20g 枸杞子 20g 女贞子 20g 太子参 20g 白芍 20g 当归 20g 夏枯草 30g 龟板 20g 五味子 15g 柏子仁 15g 龙骨 20g 牡蛎 20g 海藻 20g 青皮 15g 柴胡 15g

水煎服,每日 1 剂,日二次服。

二诊 2009 年 10 月 14 日。服上方 28 剂。乏力心悸气短减轻,颈部肿块质变软,右眼跳,咽干不痛,舌质红无苔,脉弱。复查甲状腺功能:正常,FT_4 9.04pmol/L(标准值 12 ~ 22pmol/L),TSH 39.94pU/ml(标准值 0.27 ~ 4.2pU/ml)。继以前方化裁。

方药 生、熟地黄各 20g 山茱萸 20g 枸杞子 20g 女贞子 20g 玉竹 20g 太子参 20g 五味子 15g 黄芪 30g 柴胡 15g 青皮 15g 夏枯草 30g 昆布 30g 海藻 30g 生牡蛎 30g 酸枣仁 20g 柏子仁 20g 夜交藤 30g 当归 20g 白芍 20g 玄参 15g

水煎服,每日 1 剂,日二次服。

三诊 2009 年 11 月 18 日。服上方 28 剂,自觉有力,无心悸气短,夜寐转佳,舌质红苔薄,脉数。继以前方化裁以巩固疗效。

方药 生、熟地黄各 20g 山茱萸 20g 枸杞子 20g 菟丝子 15g 玉竹 20g 女贞子 20g 黄芪 30g 太子参 20g 何首乌 20g 酸枣仁 20g 夜交藤 30g 当归 20g 玄参 20g 青皮 15g 夏枯草 30g 昆布 30g 海藻 30g 生牡蛎 20g 五味子 15g 柏子仁 20g

水煎服,每日 1 剂,日二次服。

四诊 2010 年 2 月 3 日。服上方 28 剂后,因故中断服药半月余,偶遇急事出现心悸,夜寐多梦,倦怠嗜卧,舌质红,苔薄白,脉沉。复查 FT_3、FT_4、TSH 均正常。继以前方化裁治疗。

方药 生、熟地黄各 20g 山茱萸 20g 枸杞子 20g 太子参 20g 黄芪 25g 女贞子 15g 龟板 20g 五味子 15g 酸枣仁 20g 柏子仁 20g 夜交藤 25g 夏枯草 30g 龙骨 20g 牡蛎 20g 海藻 25g 昆布 20g 当归 20g 柴胡 15g 白芍 20g

水煎服,每日 1 剂,日二次服。

五诊 2010 年 4 月 21 日。服上方 28 剂后,因中断服药 1 个月余,病情反复,出现心悸、多梦易醒,乏力,舌紫红,苔薄白,脉沉细。复查 FT3、FT4 正常,TSH 2.37U/ml。治宜益气养心、疏肝软坚之品。

方药 黄芪 30g 太子参 20g 茯神 20g 远志 15g 酸枣仁 20g 龙骨 20g 龟板 20g 当归 20g 白芍 20g 五味子 15g 夜交藤 30g 柏子仁 20g 桂枝 10g 柴胡 15g 川芎 15g 生地黄 15g 海藻 20g 昆布 20g 夏枯草 30g 石菖蒲 15g

水煎服,每日 1 剂,日二次服。

六诊 2010 年 6 月 2 日。服上方 28 剂,自述多梦、乏力减轻,遇事心悸,舌质红而苔干,脉和缓有力。继以前方化裁。

方药　生、熟地黄各 20g　山茱萸 20g　枸杞子 20g　女贞子 20g　麦门冬 15g　太子参 20g　黄芪 30g　龟板 20g　五味子 15g　龙骨 20g　牡蛎 20g　酸枣仁 20g　柏子仁 20g　夜交藤 25g　夏枯草 30g　海藻 25g　昆布 20g　柴胡 15g　白芍 20g　当归 20g　青皮 15g

水煎服,每日 1 剂,日二次服。

七诊　2010 年 8 月 11 日。服药 28 剂后停西药,自述偶有多梦、畏寒,余无不适。复查甲状腺功能均正常。予以滋阴潜阳安神之剂。

方药　生、熟地黄各 20g　山茱萸 20g　枸杞子 20g　女贞子 20g　太子参 20g　白芍 20g　当归 20g　五味子 15g　酸枣仁 20g　远志 15g　石菖蒲 15g　龙骨 20g　牡蛎 20g　玄参 20g　天门冬 15g　甘草 15g

水煎服,每日 1 剂,日二次服。

八诊　2010 年 10 月 20 日。服上方 28 剂,乏力、畏寒、心悸症状均缓解,颈部肿块已消失,舌质红,苔白有津,脉沉弱。继以前方以巩固。

方药　熟地黄 25g　山茱萸 20g　菟丝子 15g　枸杞子 20g　茯神 15g　五味子 15g　附子 10g　桂枝 15g　白芍 15g　太子参 15g　淫羊藿 15g　山药 20g　石菖蒲 15g　远志 15g　龙骨 20g　牡蛎 20g　柏子仁 15g　酸枣仁 15g

水煎服,每日 1 剂,日二次服。

随访病人体力恢复如常,能精力充沛地学习、工作,远期疗效很好。

按　该病案张琪教授辨病与辨证相结合,认为此病人病机属素体阴虚,肝阴亏耗,肝肾同源,导致肾阴不足,肝藏血,肝阴不足而致肝血不足,肝血不足致心血不足,心失所养则心悸、气短、失眠多梦,汗为心液,心血不足则多汗、口干咽痛均属阴虚津亏之证,阴血不足则乏力、倦怠,以熟地黄、山茱萸、枸杞子、女贞子滋补肝肾之阴,治其本。夏枯草、柴胡、青皮疏肝气、泻肝火,以治其标。龙骨、牡蛎、龟板滋阴潜阳,重镇安神,生地清热凉血,白芍养肝血,柔肝阴。海藻、昆布软坚散结,柏子仁养心安神,治失眠。太子参、黄芪益气健脾,以增加机体免疫力。五味子酸甘敛阴,收敛固涩敛汗。玉竹以增加生津止渴之功。柏子仁、酸枣仁、远志养心安神,夜交藤、何首乌补肾填精,治脱发,增强免疫力。本案病人由甲减转为甲亢,再由甲亢转为甲减,病变复杂、失治、误治,贻误治疗最佳时机,给病人带来巨大的痛苦,病人对西药抵触,经张老治疗期间,由于种种原因,病人经常服 28 剂药后间断 1 个多月,再进行下一次复诊,但是也达到良好疗效,经张老断断续续将近 1 年的治疗,停服一切西药,病人身体从根本上得到了调整,各种不适症状均减轻或消失,FT_3、FT_4、TSH 均恢复正常,提高了体力,能精力充沛的工作和学习,疗效满意。

验案 8　清肝火、泻心火、滋肾阴法治疗不寐

一孕妇,1 个月不寐,用一切安神养心药皆无效,舌尖赤脉象滑数。

中医诊断　不寐。

中医辨证　心肝火盛亢逆、肾阴不足无以制约、心肾不交。

治则　清心肝火、滋肾阴。

方药　黄连阿胶汤加减:

黄连 10g　黄芩 20g　阿胶 15g(冲)　鸡子黄 2 枚(冲)　白芍 30g　生地 40g　玄参 25g　生赭石 40g　生龙骨 25g　生牡蛎 25g　枣仁 25g　夜交藤 50g

水煎服,每日 1 剂,日二次服。

1 剂愈。

按 黄连阿胶汤载自《伤寒论》一书中,治"少阴病,心中烦,不得卧"。本病系少阴经热化证。足少阴肾,手少阴心,一水一火相互制约,相互资助,即所谓"心肾相交,水火既济",以保持正常生理功能。如手少阴心火亢盛,足少阴肾水不足,破坏了相互制约和相互资助之功能,于是亢则为害,出现心中烦不得卧诸症,而心火亢盛、肾水不足又与肝有密切联系,由于水不涵木,肝阳暴张,因而出现心肝同病,木火上炎,故用黄连苦寒入心经以直折君火,黄芩苦寒入肝胆以清相火。二药合用有相辅相成之妙。芍药酸寒柔肝养血,阿胶、鸡子黄滋助心肾之阴,如此使水升火降,心肾交、坎离济则心烦不得卧诸症自除。此仲景先师制本方之妙义也。如症见下肢痿软不能步履,可加用枸杞、肉苁蓉、川断、川牛膝、女贞子以补肝肾,强筋骨。

黄连阿胶汤张琪教授用之甚多,凡心火亢盛,心烦不寐,见舌红脉滑数用之辄效。此类不寐误用温补药如归脾汤等则加重,医者不可不慎。

泻肝保肺法

本法适用于肝火犯肺,木火刑金证。主证为气逆呛咳,干咳少痰带血,胁痛咳引加剧,目干赤,面色青,遇怒则加重,舌边赤苔燥,脉弦或弦数。

验案1 泻肝火、清肺热法治疗支气管扩张并发感染

某女,37岁,患支气管扩张并发感染,发热咳嗽,咳血量甚多,在某医院住院,经用抗生素治疗热退,咳嗽减轻,但咳血不止,该医院给予云南白药等止血药无效,邀张琪教授会诊,咳痰稠黏,大量咳血不止,咳则引胁痛、气上逆,随之即咳血,色鲜红,脉弦数,舌尖红苔薄燥。

西医诊断 支气管扩张并发感染。

中医辨证 肝气郁滞,邪热内蕴,迫血上溢。

治则 清肝泄热止咳。

方药 泻白散加味加生赭石30g(研末)、焦山栀15g、汉三七粉10g。分2次冲服。

服药3剂,咳血大减,胁痛气上逆减轻。但仍未平。继用上方服之,连服7剂,咳嗽大减,咳血止,胁痛气上逆诸症平,继续调治而安。

按 肝咳治宜泻肝保肺,清热宁金,多见于肺结核、支气管扩张或感染等病,张琪教授用泻白散加味主治。药物组成:桑皮15g、地骨皮10g、郁金10g、柴胡15g、白芍15g、瓜蒌20g、黄芩10g、降香10g、麦冬15g、甘草10g。如咳血不止加三七5g,研末与汤药同时服之,如气上逆咳血加生赭石30g。

本案除泻肝保肺清热宁金外,妙在用赭石以镇肝气之上逆,张琪教授治咳血吐血症,皆喜用理气之药相配伍,原气与血相互依存,气不得调畅则血不归经而妄行,此案有胁痛气上冲之候,不难辨识,属肝气郁而不舒,亢逆上冲,因而血不能止,必须肝肺同治,尤以治肝为主,方能收效。方中之降香、郁金、柴胡、白芍皆疏肝利气之品,与清热保肺之品相伍,故能适合木火刑金之病机。

验案2 疏肝解郁,补肾温阳法治疗阳痿

李某,男,32岁。主诉:阳痿6年余。病史:患者6年前出现阳痿,无遗精,伴腰酸,乏力。曾服中药治疗(具体药物不详),效果不显,为求进一步治疗故来我院门诊。

初诊 2010年9月13日。现患者阳痿,无遗精伴腰酸,耳鸣,乏力,脱发,夜尿频,心烦易怒,睡眠不佳;舌质淡红,苔白滑润,脉沉滑。

西医诊断 阳痿。

中医诊断 阳痿。

中医辨证 肝郁不舒,肾精不足。

治则 疏肝解郁,补肾温阳。

方药 柴胡加龙骨牡蛎汤加减:

柴胡15g 龙骨15g 牡蛎20g 桂枝15g 黄芩15g 半夏15g 白芍20g 珍珠母30g 巴戟天20g 肉苁蓉15g 鹿角胶15g 淫羊藿15g 山茱萸20g 熟地黄20g 女贞子20g 枸杞子20g 甘草15g 附子10g

水煎服,每日1剂,日二次服。

二诊 2010年10月18日。患者阳痿好转,夜尿频减轻,腰酸减轻,睡眠未见好转,头痒甚,咽中如有物阻;舌红,苔黄有津液,脉沉。

方药 桂枝15g 甘草15g 龙骨30g 牡蛎20g 白芍20g 巴戟天20g 肉苁蓉15g 鹿角胶15g 淫羊藿15g 山茱萸20g 枸杞子20g 熟地黄20g 女贞子20g 菟丝子15g 黄柏10g 知母15g 附子10g

水煎服,每日1剂,日二次服。

三诊 2011年2月14日。患者阳痿明显好转,腰疼减轻,现腿疼,膝关节疼痛,睡眠不佳,头痒,咽干,舌质红苔薄白滑润,脉滑。考虑有伤阴之势故加天花粉、桔梗、玄参养阴利咽。

方药 桂枝20g 甘草15g 龙骨20g 牡蛎20g 白芍20g 牛膝15g 杜仲15g 秦艽15g 青风藤30g 穿山龙30g 地龙15g 淫羊藿15g 巴戟天15g 鹿角胶15g 肉苁蓉15g 熟地黄20g 附子10g 菟丝子15g 女贞子20g 知母10g 黄柏10g 天花粉15g 桔梗15g 玄参15g

水煎服,每日1剂,日二次服。

四诊 2011年3月7日。患者双下肢疼痛减轻,膝关节疼痛亦减轻,咽干减轻,睡眠尚可,头皮痒,手足心热,脱发好转,阳痿基本消失,偶有乏力,咽红;舌红苔白,脉略数。

方药 生、熟地黄各20g 山茱萸20g 山药20g 茯苓15g 牡丹皮15g 泽泻15g 牛膝20g 杜仲15g 肉苁蓉15g 巴戟天15g 鹿角胶15g 菟丝子15g 狗脊20g 千年健20g 地枫20g 知母15g 天花粉15g 麦门冬20g 桔梗15g 玄参20g 甘草15g

水煎服,每日1剂,日二次服。

五诊 2011年3月28日。患者腰腿疼好转,晨起略有腰疼,在骨科诊断为腰肌筋膜炎,脱发明显好转,手足心热,头发痒,大便稀;舌红苔白,脉数。

方药 熟地黄20g 山茱萸20g 山药20g 茯苓15g 牡丹皮15g 泽泻15g 杜仲15g 牛膝15g 巴戟天15g 肉苁蓉15g 鹿角胶15g 菟丝子15g 淫羊藿15g 千年健15g 地枫15g 狗脊15g 枸杞子20g 女贞子20g 龙骨20g 牡蛎20g 桔梗15g 天花粉15g 麦门冬20g 甘草15g

水煎服,每日1剂,日二次服。

按 患者阳痿,伴腰酸、耳鸣、乏力、脱发、夜尿频、心烦易怒、睡眠不佳;舌质红苔白滑润,脉沉滑,辨证属肝郁不舒,肾精不足。肝藏血,主疏泄;"前阴者,宗筋之所聚",肝之经筋结于阴器;肝藏魂,阴器振奋有赖精神情志活动的调节,若肝失条达疏泄,经络郁闭,气血不能畅达宗筋,经筋失于濡养,可导致阴器不用,阳事不举。《素问·灵兰秘典论》曰:"肾者,作强之官";肾藏精,主生殖,在窍为前后二阴,肾阳亏虚,命门火衰,作强不能故为阳痿。用柴胡加龙骨牡蛎汤疏肝解郁,畅达气血;巴戟天、肉苁蓉、鹿角胶、淫羊藿、菟丝子、附子补肾壮元阳,山茱萸、枸杞子、熟地黄、女贞子滋补肾阴;黄柏、知母泻相火,使阴阳相济;三诊时患者阳痿明显好转,唯腿疼、膝关节疼痛,故加牛膝、杜仲补肾强腰膝;秦艽、青风藤、穿山龙、地龙舒筋活络。尚有咽干加天花粉、桔梗、玄参滋阴利咽喉。四、五诊患者腰膝疼有好转,但仍加狗脊、千年健继续治疗,以期诸症俱除而安。

第三章 从脾论治

　　脾位于中焦，腹腔之中。脾的形态，《医学入门》形容"扁似马蹄"；《医贯》称"其色如马肝紫赤，其形如刀镰"。脾的主要生理功能为主运化、主升、主统血。脾的生理特性是喜燥恶湿，脾气的运动特点以上升为主。脾在体合肉、主四肢，其华在唇，开窍于口，在液为涎，在志为思。脾在五行中属土，为阴中之至阴，通于长夏。足太阴脾经与足阳明胃经相互络属构成表里关系。

　　脾主运化是指脾具有消化饮食、吸收水谷精微并将其转输至全身的功能。脾主运化包括运化水谷和运化水液两个方面。脾主运化的功能强健，称为"脾气健运"，精、气、血、津液生化有源，表现为精神充沛、肢体强壮有力、面色红润；脾主运化的功能减退称为"脾失健运"，可表现为食少、纳呆、腹胀、便溏。若日久精、气、血、津液生化乏源，可见精神萎靡、头晕眼花、形体消瘦、面色萎黄、体倦乏力、气短声低等虚弱之症。由于人体出生后所需要的营养物质均赖脾化生的水谷精微供养，故称脾为"后天之本"。脾化生的水谷精微是生成气血的主要来源，故脾又称为"气血生化之源"。

　　脾主升包括升清和升举两个方面："清"，指水谷精微等营养物质；"升清"是指脾气将消化吸收的水谷精微从中焦上输于心肺及头面五官，通过心肺的作用化生为气血营养全身。所谓"升举"是指脾气升托内脏，使之维持相对恒定位置而不游移或下垂。清·叶桂《临证指南医案·脾胃》说："脾宜升则健，胃宜降则和。"若脾气虚弱，上升无力：一则清气不升，可见头目眩晕、神疲乏力、腹胀泄泻，甚则久泻不止等；二则脾气下陷，可见腹部坠胀、便意频繁、内脏下垂，如胃、肝、肾下垂、子宫脱垂和脱肛等。

　　脾主统血，是指脾有统摄、约束血液在脉中正常运行而不溢出脉外的功能。脾统血主要是脾气的固摄作用，若脾气或脾阳亏虚则统摄血液失职，血液循行失控而逸出脉外，常称为脾不统血，表现为便血、尿血、月经过多、崩漏等症。

　　脾在体合肉、主四肢是指脾具有运化水谷精微，充养肌肉和四肢的功能，这是由脾主运化水谷精微的功能决定的，《素问·痿论》说："脾主身之肌肉。"脾气健运，四肢肌肉得养，则肌肉丰满壮实，四肢活动轻劲有力；如果脾失健运，水谷精微匮乏，则肌肉消瘦、四肢软弱无力，甚至痿废不用。

　　喜燥恶湿是脾的生理特性之一，是与胃的喜润恶燥相对而言。脾喜燥恶湿与其运化水液的生理功能有关。脾气健旺，运化水湿则无痰饮内停；若脾气虚衰，无力运化则痰饮内生，即所谓"脾生湿"；水湿产生之后，反困遏脾气致使脾气不升，称为"湿困脾"。脾欲求干燥清爽，即所谓"脾喜燥而恶湿"。

　　脾开窍于口，是指饮食口味与脾主运化的功能密切相关。脾气健运，则口味正常；脾气虚弱，则口淡无味；脾有湿热，则口甜、口腻等。脾其华在唇，是指口唇的色泽变化与脾的运化功能密切相关。脾为气血生化之源，口唇肌肉得养，则口唇红润而有光泽。脾失健运，气血亏虚，则口唇色泽淡白无华。

　　脾在液为涎。涎，是唾液中质地较清稀者。脾的运化功能正常，涎液分泌适量而不溢出口外。若脾气虚弱，气不摄津则涎液可自口角流出；脾阴亏虚，涎液减少，则见口干。

　　脾在志为思，是指人的思考、思虑与脾主运化的功能密切相关。脾气健运，水谷精微充足，则遇事能够周密思考。但过度思虑，致脾气壅塞，可见不思饮食、脘腹胀满等，故曰"思则气结"。

　　心与脾的关系主要表现在血液方面：在血液生成方面，心主血脉而又生血，血液环流转输脾运化

84

生成的精微物质,维持和促进脾的正常运化;同时脾化生的水谷精微进入心脉,受心阳的温化而生成血液。在血液运行方面,心气推动血液运行不息;脾统血,脾气固摄血液在脉中运行而不外逸。病理情况下,心脾两脏亦常相互影响,可导致心脾两虚之证,表现为面色无华、失眠多梦、食少腹胀、便溏、体倦等症。

肺与脾的关系表现在气和津液方面。气的生成方面:肺主呼吸,吸入自然界之清气;脾主运化,化生水谷之精,清气和谷气是生成宗气的主要物质;水液代谢方面,脾主要参与水液的生成和输布;肺主通调水道,使水液正常地敷布与排泄。在病理情况下肺脾两脏常相互影响,主要在于气的生成不足和水液代谢失常两个方面。如脾气虚弱常导致肺气虚,或肺病日久影响脾的运化,多见肺脾气虚之证,如食少、腹胀、便溏、体倦乏力、咳嗽气喘、少气懒言等。又脾气虚弱,水湿内停,聚而为痰为饮;肺气虚弱,宣降失常,水湿内聚困脾,出现咳嗽痰多,甚则水肿等症。故有"脾为生痰之源,肺为贮痰之器"之说。

肝与脾的关系主要表现为血液生成、运行的协同关系和消化功能方面的依存关系。在消化功能方面,肝疏泄气机并分泌胆汁,有助于脾之运化;脾胃为气机升降之枢纽,脾升胃降,也有利于肝之升发。在血液的生成、运行方面:肝贮藏血液并调节血流量;脾主运化,生血统血,使肝血能有所贮藏。肝脾两脏相互协同配合,共同维持血液的生成和运行。在病理方面,若肝气郁结,肝失疏泄,则易致脾失健运,见急躁易怒、胸闷太息、两胁胀痛、纳少腹胀、便溏等肝脾不调之候,称为"木不疏土";若脾失健运,水湿内停,湿热内生,熏蒸肝胆,则见纳呆、腹胀便溏、胸胁胀痛、呕恶,甚或黄疸等症。

脾与肾的关系主要体现在先后天相互资生和水液代谢方面。先后天相互资生,脾为后天之本,肾为先天之本。先天促后天,后天养先天。水液代谢方面,脾主运化水液,肾为主水之脏,脾肾两脏相互配合,共同维持人体的水液代谢平衡。病理情况下,肾阳不足,火不暖土,或脾阳久虚,损及肾阳,可致脾肾阳虚之证,表现为腹部冷痛、下利清谷、五更泄泻、腰膝酸冷、尿少、水肿、痰饮等。

脾与胆也有着密切的关系。脾主运化,须胆汁的消化;而胆又依赖于脾之精气的培植,脾气健旺,则胆气充足。病理情况下,胆汁排泄异常,木不疏土,可见消化不良、厌油腻、泄泻等症;湿热困脾,土壅木郁,胆汁上溢外泛,可见口苦、黄疸等症;脾气虚久可致胆气亏虚,见胸胁隐痛不适、乏力神疲、少气、惊悸虚怯、失眠多梦等症。

脾与胃以膜相连,经脉相互络属,构成表里相合关系。脾与胃的关系在生理上主要体现在纳运相得、升降相因、燥湿相济三个方面:其一,纳运相得。胃主受纳,腐熟水谷;脾主运化,消化、吸收、转输水谷精微,脾胃纳运相互配合,共同完成对饮食物的消化、精微物质的吸收,故《素问·灵兰秘典论》:"脾胃者,仓廪之官,五味出焉。"其二,升降相因。脾胃同居中焦,脾主升清,将水谷精微上输于心肺,乃至全身;胃主降浊,水谷下行无停聚之患。脾胃之气,一升一降,构成人体气机升降的枢纽,并维持着内脏部位的相对恒定。其三,燥湿相济。脾脏属阴,脾阳健旺则能运化升清,故喜燥恶湿;胃腑属阳,赖阴液的滋润,故喜润恶燥。脾胃燥湿喜恶之性不同,但又相互制约,相互为用。

脾主运化,胃主受纳的功能,在藏象理论中涵盖了大肠和小肠的功能。大肠的传导、小肠的化物,赖脾气的推动、固摄,以及脾阳的温煦和脾胃之阴的滋润。若脾虚推动无力,或阳虚肠寒气滞,或阴虚肠失滋润,均可见便秘之症;若脾阳不足,肠道虚寒,则可见泄泻、下利清谷等症;大肠、小肠通降失常,又可使浊气上逆,致胃失和降,脾失健运,出现腹胀、呕吐等症。

病理上脾胃病变常相互影响,凡外邪侵袭、劳逸失度、饮食不调往往导致脾胃纳运失司,升降失调。如脾虚运化失常,清阳不升,可影响胃的受纳与降浊;胃失和降,也可影响脾的运化与升清,最终均可出现纳少脘痞、腹胀、便溏、泄泻、嗳气、呕吐等脾胃纳运失调等症。若脾虚气陷,可致胃失和降,而胃失和降,又可影响脾气升运,均可出现脘腹坠胀、头晕目眩、泄泻不止、呕吐呃逆、内脏下垂等脾胃升降失常等症;若脾湿太过,湿浊中阻,可致纳呆、嗳气、呕恶、胃脘胀痛等胃气不降之症;若胃燥阴伤,又可损及脾阴,出现不思饮食、食入不化、腹胀便秘、消瘦、口渴等症。因此,治脾勿忘调胃,尽管二者治法不同,但又常常同时应用难以截然分开。脾胃病变化多端,总以脾失健运、胃失和降为中心,故治疗脾胃之疾,当以助脾健运、使胃和降为要。

从中医脏象脾胃角度论治的疾病很广泛,既包括消化系统疾病,还有泌尿、循环、血液等系统疾病。张琪教授从中医脾胃角度灵活辨证,疗效较好,现介绍如下。

补益脾胃法

本法用于脾胃气虚证。多因饮食失调,劳累过度,以及其他急慢性疾患耗伤脾气所致。其临床表现为食少纳呆、肢倦乏力、大便溏薄、面白少气、肢倦乏力,舌淡苔白润,脉沉细等。

验案　补益脾胃法治疗萎缩性胃炎

李某,女,62岁,2000年6月初诊。一年来食欲不振,进食后胃脘胀满,空腹则胃脘舒,不能食物,嗳气恶心,经胃镜检查为萎缩性胃炎,舌白苔腐,脉象沉。

西医诊断　萎缩性胃炎。

中医辨证　脾胃虚弱。

治则　补益脾胃。

方药　太子参15g　白术15g　茯苓15g　神曲15g　麦芽30g　山楂15g　莱菔子15g　鸡内金20g　陈皮15g　紫苏15g　甘草15g

水煎服,每日1剂,日二次服。

患者连服此方20剂,食欲增进,胃脘胀满消除,大便日一行,诸症痊愈,未做胃镜复察,但体重增加1.5kg,面色转润,精神体力均有所恢复。

按　本患者辨证为脾胃虚弱,纳运失司,多因饮食失节,脾失健运,胃失和降因而运化迟滞,治以健脾和胃,宜用四君子汤、六君子汤。方中人参甘温,益气健脾;白术苦温健脾助运化;茯苓淡渗,健脾除湿;甘草和中;半夏、陈皮理气化痰。消化不良可加神曲、麦芽、鸡内金、焦山楂等;泄泻为主宜用参苓白术散等。此方即四君子汤加神曲、麦芽、山楂、鸡内金等助消化之剂,消补兼施法治疗取得好的疗效。

张琪教授临证治脾胃虚弱患者时主张药量宜轻,从小剂量开始取效,防其量重有碍脾胃之运化。同时此类患者宜缓图收功,切忌急于求成。因任何营养物质都必须经过脾胃的腐熟运化,才能将精微化为气血,所以不仅补益脾胃如此,凡补益药皆应缓中取效,若脾胃虚弱,运化不及则精微不能化为气血而酿成痰饮湿浊。六君子汤即针对此病机而设,予补益脾胃之四君子汤基础上,加半夏、陈皮以蠲除痰饮。

健脾养血法

本法适用于脾胃虚弱、气血不足之证。多因饮食失调,劳累过度,耗伤脾气,气血化源不足所致。症见眩晕,少气懒言、肢倦乏力、肌肉消瘦,面色萎黄,脉细等。

验案　健脾养血化湿法治疗慢性肾炎

王某,女,47岁,干部,1993年8月13日初诊。

该患者慢性肾炎病史5年余,经治疗病情稳定,近半年自感周身乏力,厌食,时有恶心,头昏头痛,心烦,来门诊求治。腰酸,眼睑浮肿,面白唇淡,大便溏,日2~4次,舌淡滑润。尿常规蛋白(++),检查血肌酐445μmol/L,尿素氮21mmol/L,二氧化碳结合力21mmol/L,血红蛋白80g/L,血压140/90mmHg。

西医诊断　慢性肾炎。

中医辨证　脾胃气虚,湿邪上逆。

治则　养血健脾益气化湿。

方药　红参20g　白术15g　茯苓15g　半夏20g　陈皮15g　白芍20g　当归15g　砂仁15g　草果仁15g　公丁香5g

水煎服,每日1剂,日二次服。

服上方10剂,诸症俱减,每日食3~4两,精神转佳,体力稍强,唯仍腰酸乏力,继以益气健脾补肾之剂。上方加熟地20g、枸杞20g、菟丝子15g、女贞子15g、仙灵脾15g,连服上方45剂诸症俱除,病情稳定,复查血肌酐252μmol/L,尿素氮9.0mmol/L,尿检蛋白(+),后以补脾肾活血方配制丸药服之。

1999年3月检查血肌酐179μmol/L,尿素氮8.0mmol/L,血红蛋白115g/L,精神体力饮食俱佳,一直上班工作。

按　慢性肾衰竭虽属脾胃虚弱,部分病人为脾胃阳虚者可用六君子汤,但临床观察属脾胃阴阳俱虚者较多,以发病日久阳损及阴,此时用温补刚燥之药重伤其阴,往往格拒不受,出现诸如五心烦热、头痛、咽干、鼻衄、齿衄等症,此时若用甘寒益阴之品则阴柔滋腻,有碍阳气之布化,影响脾运功能,出现腹胀满、便溏呕逆诸症加重,因此刚柔之药皆不可用,唯气味中和之六君子汤补益脾胃,滋助化源,益气养血最为适宜。

张琪教授在临证中治疗贫血患者,辨证属脾胃虚弱者,常以补脾胃益气养血法而收功。用六君归芍饮施治。药用红参10g、白术10g、茯苓10g、甘草10g、半夏10g、陈皮10g、白芍15g、当归15g。但此方人参甘温,白术苦温,半夏偏于燥,虽配以茯苓之淡渗、陈皮及甘草之甘平,仍嫌其燥,且重于补气,略于补血,故加入当归、白芍二药,当归为补血要药,且能润燥,白芍酸苦微寒,敛阴养血,柔肝理脾,二药一则可以调济六君子汤之偏温燥之性,二则柔肝有助脾胃之运化,三则补血与补气并重,用于肾性贫血颇为有效。

甘温建中法

本法适用于中焦虚寒证,以久病五脏气血阴阳虚损出现的虚劳里急、腹痛、心悸为主要临床表现。

验案1　甘温建中法治疗慢性肾炎

程某,男。1979年11月初诊。

罹慢性肾炎2年余,蛋白(3+),血浆蛋白3.2g,全身倦怠乏力,面㿠白,气短声怯。心中难受,有空虚感,心烦坐卧不宁,大便后,心中空及烦即加重,用温热辛燥药即手足烦热,口干舌燥;用甘寒滋阴药即腹胀便溏。两手掌红宛如肝掌,脉弦。

西医诊断　慢性肾炎。

中医辨证　中焦气血不足。

治则　平补阴阳、调和气血。

方药　白芍 50g　甘草 15g　桂枝 15g　生姜 10g　红枣 5 个　小麦 50g　黄芪 50g

水煎服,每日 1 剂,日二次服。

后以此法平补阴阳、调和气血。经一年多的治疗,终于治愈,尿检及血生化检查全部恢复正常。

按　《伤寒论》云:"伤寒,阳脉涩,阴脉弦,法当腹中急痛,先与小建中汤;不差者,小柴胡汤主之"、"伤寒二、三日,心中悸而烦者,小建中汤主之"。

综合二条观之,均用芍药甘草汤或小建中汤进行加减治疗。前条阳脉涩阴脉弦谓浮取涩、沉取弦;涩为血不足,弦为少阳之邪相乘。《金匮要略》、《伤寒论》小建中汤治"心中悸而烦"、"四肢酸痛,手足烦热咽干口燥",乃阴阳不和之证,故用凉热温补药皆不受,其悸而烦乃属中气不足,血不营心。四肢烦热、咽干口燥乃属阳气独行之阴阳不和,宜小建中汤(去饴糖)加味,心中悸烦皆愈。

后条心中悸而烦,悸为阳气虚,烦者营血弱。阳气不足则惊悸而心动,营血内虚则懊憹而内热。此为阳气与营血不足之证,故用小建中汤。饴糖甘温补中,倍用芍药以酸甘化阴,而补益营血,缓解急迫。更用桂枝生姜以温中助阳,甘草大枣缓中益脾,以奏调理阴阳,调和气血之功。

《金匮要略·血痹虚劳篇》云"虚劳里急,悸衄,腹中痛,梦失精,四肢酸疼,手足烦热,咽干口燥,小建中汤主之。"此证乃阴阳不和、营卫失调之证。阳不能与阴和,则阴寒独行,为里急,为腹中痛;阴不能与阳和则阳以其热独行,为手足烦热,咽干口燥。阴阳不和,非同阴阳之偏盛,故不能以寒折热或以热除寒。唯重用芍药合饴糖、甘草,酸甘化阴而和阳,俾阳就于阴,再用桂枝生姜辛温助阳而和阴,使阴就于阳,阴阳和,营卫调,则诸症愈。

验案 2　甘温建中法治疗腹痛

李某,女,65 岁。腹痛喜按,血红蛋白由 12g 下降至 8g,全身无力,势不能支,其家属恐慌,入哈尔滨某医院,系统检查除贫血外,其余无异常,转荐中医治疗。面㿠白、手脚厥冷,舌润口和,脉象弦缓。

西医诊断　贫血。

中医辨证　中阳虚衰,气血不足。

治则　平补阴阳,补益气血。

方药　桂枝 15g　当归 20g　黄芪 40g　白芍 50g　甘草 15g

水煎服,每日 1 剂,日二次服。

服药 3 剂,腹痛大减,全身稍有力,脉象亦稍振。继用上方 15 剂,血红蛋白升至 11g 而愈。

按　本方确对虚劳腹痛具有卓效,加黄芪为黄芪建中汤,治虚劳里急诸不足。"里急"多见于严重贫血,如"再障贫血"等病。病人自述心下空虚难以忍受,此即"里急"之候。轻者即"心中悸而烦"。常见输血后此症可顿时解除,血红蛋白下降后此证候又出现。于此可见小建中汤治"里急"、"心中悸而烦",有其平补阴阳,补益气血之功。

辛热散寒法

本法用于脾阳衰微、寒邪充斥所致脐腹痛或上下攻冲作痛,或寒邪凝聚、运化失司而腹痛腹胀、呕逆不能饮食,或二便不通、四肢厥逆、舌苔白、滑脉象沉紧等症。

验案 1　辛热散寒法治疗腹部绞痛

许某,女,2001 年 10 月初诊。腹中雷鸣绞痛上攻,胸胁胀满,呕吐涎沫,舌白苔滑,手足厥冷,不能进食,食后则痛胀益甚,经用中西药治疗一年余,无明显疗效。

中医诊断 腹痛。

中医辨证 脾胃寒盛。

治则 辛热散寒。

方药 附子25g 半夏20g 甘草15g 大枣5个 粳米25g 生姜20g 砂仁15g

水煎服,每日1剂,日二次服。

服药7剂腹痛肠鸣大减,连服药20余剂痊愈,一年后来复诊,自述饮食均佳,但仍不敢食凉物,食后即胀,体重增加3kg,嘱其注意饮食规律,防止暴饮暴食以善后。

按 附子与半夏合用,药房投药每每提出疑问,以乌头与半夏相反,实际不仅用之无任何副作用,且用之其效更佳,因附子散寒温中,寒气散则阴霾自消,半夏降气相辅相成,具有他药不可替代疗效。临床观察凡慢性胃炎、溃疡病、胃肠痉挛属于阳虚寒盛者,张琪教授屡用此方而收效。

验案2 辛热散寒法治疗腹痛

林某,男,35岁,农民。患病5年余,腹中攻冲作痛,有时横窜至两胁,肠鸣呕逆不能食,面色青暗,脉沉紧,舌苔白滑。

中医诊断 腹痛。

中医辨证 阳虚寒盛。

治则 辛热散寒。

方药 附子25g 半夏20g 甘草15g 大枣5个 粳米25g 生姜20g 川椒15g 吴茱萸15g

水煎服,每日1剂,日二次服。

连服6剂,痛势大减,攻冲之力亦减弱;继以前方化裁,服药50余剂而愈。

按 此患者为阳虚寒盛,寒邪充斥、上下左右走窜所致。治宜辛热散寒,代表方有《金匮要略》中附子粳米汤(附子、半夏、甘草、大枣、粳米),治"腹中寒气雷鸣切痛,胸胁逆满呕吐";大建中汤(蜀椒、干姜、人参、胶饴)主治"心胸中大寒痛,呕不能饮食,腹中寒,上冲皮起,出见有头足,上下痛而不可触近"。本方为附子粳米汤加川椒、吴茱萸化裁而成。

辛开苦降法

本法用于寒热互结中焦,脾胃升降失常之证。以心下痞满、痛呕胀满诸症为主要症状。

验案1 辛开苦降法治疗胃脘痛

康某,男,55岁。

初诊 1989年2月18日。自述半年来胃脘痛时烧心吞酸,痛如刀割样,有时饥饿痛,得进食稍缓解,大便2天一行较秘,舌苔白少津,质红,脉象弦滑,经胃镜检查诊断:十二指肠球部溃疡。

西医诊断 十二指肠球部溃疡。

中医辨证 脾胃不和,寒热互结。

治则 辛开苦降,温脾清胃。

方药 甘草20g 川连10g 黄芩15g 干姜7.5g 半夏15g 人参15g 吴茱萸5g 公丁香7.5g 大黄5g

水煎服,每日1剂,日二次服。

二诊　3月1日。服药8剂,胃脘胀痛烧心吞酸俱消除,大便日一行不秘,自觉胃脘舒适,食欲增进,舌白苔已退,质淡红,脉象沉缓,宗前方增减。

方药　甘草20g　川连10g　黄芩15g　干姜7.5g　砂仁15g　人参15g　陈皮15g　公丁香5g　枳壳10g。

三诊　3月18日。又服前方10剂,胃脘未痛,无自觉症状,3月10日经X线胃透复查,龛影缩小,嘱继服前方观察。

按　此患者十二指肠球部溃疡,属于寒热互结,用甘草泻心汤加公丁香、吴茱萸以温脾寒,加小量大黄协同黄连、黄芩清泻胃热,寒温并用,甘草缓急止痛,二诊因吞酸、便秘已解,故去大黄,加砂仁、陈皮温脾和胃,枳壳宽中利气,药后病除而愈。

本法对胃脘痛属脾胃不和,升降失司见痛、呕、胀、满等表现者疗效甚佳,尤其是对消化性溃疡,凡见舌红苔白、口干苦、胃脘胀痛、泛酸呕逆者,用半夏泻心汤每有桴鼓之效。仲景之半夏、甘草、生姜三泻心汤,芩连与干姜生姜配伍为辛开苦降合用,治疗脾寒与胃热互结之心下痞。

张琪教授常用此方治疗胃、十二指肠溃疡,慢性胃炎,凡辨证属寒热互结脾胃不和者,皆可获效。脾胃同居中洲,脾主运化主升清,胃主受纳主降浊,二者相互为用,为气机升降之枢纽。且脾胃居中洲,以灌四旁,脾胃气机升降正常,则其他脏腑气机升降亦随之而安,反之则各个脏腑气机升降紊乱而诸症蜂起。黄坤载谓:"脾升则肾肝亦升,故水木不郁;胃降则心肺亦降,故火金不滞。"说明脾胃气机升降与其他脏腑的气机升降密切相关。

脾寒则清阳不升,胃热则浊阴不降,于是清浊混淆而心下痞满作焉。其中脾寒胃热若脾寒甚者,如胃脘痛,遇寒尤甚等,可加重干姜用量,并可酌加砂仁、公丁香以温脾祛寒;若胃热偏重,如舌干、口苦而臭、胃脘灼热,可加重芩、连用量;便秘者,可加少量大黄。务使药量与病机相适应,才能恰到好处。

验案2　辛开苦降法治疗过敏性结肠炎

吴某,女,35岁。腹痛胀满、泄泻一年余,经X线检查未见器质性病变,诊断为过敏性结肠炎,曾用中药百余剂,无明显效果。

初诊　现症腹痛、胀满、泄泻,每日3~4次,下泄溏薄夹黏液不爽,食纳不佳,日渐消瘦,腹部柔软,脐左下侧有压痛,口干不欲饮,舌边红,苔白腻,脉弦。

西医诊断　结肠炎。

中医辨证　肝气犯胃,寒热错杂。

治则　泄肝、和胃、理脾。

方药　乌梅20g　桂枝15g　川椒10g　附子10g　炮姜10g　川连10g　川柏15g　白芍20g　当归15g　白头翁15g　木香10g　槟榔15g　白术15g　茯苓15g

水煎服,每日1剂,日二次服。

二诊　服上方8剂,腹胀痛大减,大便成形,日2~3次,未见黏液,食纳好转,全身有力,继以上方增减治疗。

方药　乌梅20g　肉桂7.5g　炮姜10g　附子7.5g　川连10g　川柏10g　白芍20g　木香7.5g　白术15g　川楝子15g　甘草10g

水煎服,每日1剂,日二次服。

三诊　服上方20剂已基本痊愈,每日大便1~2次,成形不溏,腹无痛楚,食纳增,体重增加2kg,面色转润,舌淡口和,脉沉。现时感有便意,此脾虚寒尚未全复,继以抑肝温脾法。

方药　乌梅15g　炮姜10g　白术15g　茯苓15g　山药15g　白芍15g　肉桂7.5g　扁豆15g

甘草10g

水煎服,每日1剂,日二次服。

四诊 服上方9剂,而痊愈。

按 本患者腹痛、胀满、泄泻一年余,历经治疗,或补或消,皆未收效。根据其痛、胀、泻下溏薄夹黏液,舌边红苔白腻,脉弦等,辨证为肝气犯胃、脾虚不运。肝气亢而上热,脾气虚而下寒,由于寒热错杂,必须温清并用,宜乌梅丸化裁,抑肝和胃理脾,调整其上热下寒之病机,药后收效明显。

乌梅丸治疗此类泄泻大多有效,但必须抓住其寒热夹杂之证候。如下泻有黏液,舌红苔白腻、寒热交错之证,从脏腑定位在肝、脾、胃,治疗须从三脏腑入手,乌梅、白芍、白头翁平肝,抑肝气之亢逆,黄连、黄芩之苦寒清胃和胃,使胃气下降,干姜、附子、桂枝、川椒温脾祛寒,白术、茯苓健脾理脾,使清阳上升。在原方的基础上,针对病机,有所加减化裁,故能取得卓效。

温补脾胃法

本法用于脾胃虚寒证。多由脾气虚发展而来,或过食生冷,或肾阳虚,火不生土所致。其临床表现为腹满痛,呕吐,下利溏薄清谷、纳呆,喜暖畏寒、手足冷,舌淡滑润,脉沉或沉迟无力。

验案1 温补脾胃法治疗腹痛

郎某,男,30岁。腹满痛甚剧,阵呕吐,手足厥冷,腹部按之柔软,舌滑润,脉沉迟。

西医诊断 急性胃炎。

中医辨证 寒邪客胃,脾阳不足。

治则 温补脾胃。

方药 理中丸。

每次2丸,每4小时服1次。

按 这是张琪教授在农村巡回医疗时,夜间遇一急诊。本患者因夏日贪食瓜果冷饮,脾阳为寒湿所伤,运化失职所致。治以温补脾胃法,宜理中丸。因病势急重,速服2丸,每4小时服1次,连服4次,共计8丸,腹痛胀满呕吐皆愈。

仲景《伤寒论》载太阴病提纲:腹满而吐,食不下,自利益甚,时腹自痛,脉象缓弱等,即指脾胃虚寒而言。理中丸功能温中散寒,主治脾阳不振虚寒之腹满。此类腹满必喜温喜按、口中和、舌淡苔白滑、脉沉迟等,与阳明胃家实之腹满胀痛、痞满燥实、舌苔黄燥、脉实等症不同。故有"实则阳明,虚则太阴"之说。临床上对脾胃虚寒而寒象较甚者,可酌加附子、肉桂、高良姜等温中散寒。

张琪教授曾用此法治疗胃脘痛患者郑某,男,25岁,学生,1995年8月15日初诊。自述胃脘痛一年余,经胃镜检查诊断为十二指肠球部溃疡,经治效果不明显,现在症状:胃脘痛,喜温喜按,发作时以手按及热水袋熨之痛稍缓解,空腹时较重,食后稍缓解,痛时泛清水,周身乏力,大便溏日1~2次,无潜血,舌滑润,脉象沉迟。此属脾胃虚寒证,宜健脾胃温中之剂。西医诊断为十二指肠溃疡。治以温补脾胃,方药:党参15g、白术20g、茯苓15g、甘草15g、半夏15g、陈皮15g、公丁香10g、砂仁15g、干姜10g、紫苏10g,水煎服,每日1剂,日二次服。9月2日复诊,服上方21剂,胃脘已不痛,未泛清水,大便日1次,成条不溏,食欲增进,全身有力,面色转润,停药观察,2个月后,经胃镜复查,溃疡愈合而痊愈。

验案2 温补脾胃法治疗胃脘胀满

吴某,男,47岁,2001年5月初诊。胃脘胀满,食少纳呆,大便溏,日1~2次,稍食凉物即胃脘隐痛,检查未见器质性病变,脉象沉,舌苔白滑。

　　西医诊断　功能性消化不良。

　　中医辨证　脾胃虚寒。

　　治则　温补脾胃。

　　方药　党参15g　白术20g　茯苓15g　甘草10g　公丁香10g　砂仁10g　生姜10g

　　水煎服,每日1剂,日二次服。

　　患者服药后食纳增,胃脘胀满减轻,大便日1次成条状,连续服药治疗而愈。

　　按　张琪教授认为:健脾胃,温阳不宜过猛,宜从小量开始,如公丁香、砂仁、干姜等温阳之品,初用10g即可,如此徐徐收功多能治愈。脾胃虚寒症见脘腹胀满而痛,呕吐,泄泻或因寒邪凝聚,气化失司而致腹胀满,呕逆不能饮食,或四肢厥逆,吐涎沫,舌苔白滑,脉象沉紧或沉迟,当用理中丸温脾胃治疗,吴茱萸汤亦为治脾胃虚寒之有效方剂,《伤寒论》"有食谷欲呕,属阳明之证"。吴茱萸汤温脾胃散寒湿,为慢性胃炎、肠炎属虚寒者之有效方剂。

温中散寒化湿法

　　本法适用于脾胃寒湿证。症见中满寒胀,寒疝,大小便不通,阴燥,足不收,四肢厥逆,食入反出,下虚中满,腹中寒,心下痞,下焦燥寒沉厥,奔豚不收。

验案　温中散寒化湿法治疗肾病综合征

　　林某,女,30岁,2001年5月8日初诊。入院时,尿蛋白(3+),人血白蛋白低,胆固醇及三酰甘油均高,经用西药激素及呋塞米利尿剂,腹水不消,其大便和小便不利,腰部腹部俱寒凉,手脚厥冷,面色白,形寒畏冷,大便不通畅,呕逆清涎,舌白滑,脉沉迟。

　　西医诊断　肾病综合征。

　　中医辨证　脾胃寒湿,水湿不化。

　　治则　温中散寒化湿。

　　方药　黄芪15g　党参15g　茯苓15g　半夏10g　泽泻15g　川乌15g　厚朴15g　吴茱萸15g　麻黄15g　荜澄茄10g　干姜15g　木香7g　草蔻10g　升麻10g　柴胡10g　青皮10g　川连10g　川柏10g　益智15g　甘草10g

　　水煎服,每日1剂,日二次服

　　初服7剂,小便略增,腹部稍宽松,继服7剂,小便增多至1500ml,原方加槟榔15g继服14剂,小便增至3000ml左右,腹胀大减,继续用前方,腹水全消,腹部寒凉感均正常而愈。此病人自用中药后未用西药,疗效明显,且远期追踪一直巩固。

　　按　李东垣的中满分消汤是本法的代表方剂,方中用人参、黄芪补中气健脾,取其补而兼运;川乌、吴茱萸、澄茄、干姜、草蔻辛热散寒开郁;益智既温肾又暖脾两擅其功;青皮、陈皮、厚朴疏肝郁泄满;升麻、柴胡升清阳;茯苓、泽泻利湿浊;麻黄宣发透达以通阳气;半夏降逆化痰浊;黄连、黄柏苦寒反佐,予大剂辛热药中少佐苦寒乃温中有凉,防辛热过剂伤阴。全方以辛热散寒为主,辛热散之,复以淡渗利之,甘温补之,苦温泻之,多方分消其邪,又用参芪以扶正,正邪兼顾以恢复脾胃运化,升清降浊之功能,可见其配伍之妙,令人叹服。

　　张琪教授常用以治疗脾胃寒湿壅滞,运化受阻,风寒水湿停蓄不利之肾炎,肾病综合征,胃肠功能紊乱之腹水胀满,只要辨证属于寒湿阻遏,水湿停聚者即可,服药后小便增多,腹胀满消除,有良好疗效。

脾胃寒湿与前述脾胃虚寒,虽均有脾胃虚弱,寒湿内停,但两者仍有一定的区别。脾胃寒湿当属寒湿困脾,治应重在散寒除湿,兼顾健脾;脾胃虚寒乃脾虚湿停,治应重在健脾,兼以除湿。本例属脾胃寒湿,故重在散寒除湿,虽用参芪,但用量较小。

滋胃益脾法

本法用于脾胃阴液不足之证。多由胃病久延不愈,或热病后期阴液未复,或平素嗜食辛辣,或情志不遂,气郁化火使胃阴耗伤而致。症见饥而不欲食,或纳呆、口干不欲饮,或胃中嘈杂,或胃脘隐痛、五心烦热,舌红、脉细数等。

验案 滋胃益脾法治疗萎缩性胃炎

刘某,男,67岁。胃脘胀满,食后益甚,大便不爽2年余,经某医院胃镜检查诊为萎缩性胃炎,经治无明显效果,又去外地治疗无效,来门诊求治。

初诊 2001年3月15日。观其体质消瘦,53kg,食欲不佳,食后胃脘胀满,大便不畅,舌红无苔,脉象弦无力。

西医诊断 萎缩性胃炎。

中医辨证 胃阴不足,气滞不畅。

治则 滋胃健脾,理气消食。

方药 生地20g 寸冬15g 石斛20g 百合20g 白芍15g 陈皮15g 枳壳15g 鸡内金15g 神曲15g 麦芽30g 山楂15g 川朴15g 槟榔15g 甘草15g

水煎服,每日1剂,日二次服

二诊 4月1日。服药14剂,胃脘胀满大轻,食欲亦大好,大便通畅,舌红稍润,脉弦,此胃阴渐复,气郁得疏,消化功能亦增,继以上方不变。

三诊 4月22日。服上方21剂,饮食大好,食后胃脘一般不感胀满,但食过多则感胀,大便通畅成形,消化功能大好,体重增1kg,精神体力均好,继以上方化裁。

方药 生地20g 寸冬15g 石斛20g 百合20g 砂仁15g 陈皮15g 鸡内金15g 神曲15g 麦芽30g 山楂15g 川朴15g 槟榔15g 乌药15g 紫苏10g 八月札15g 甘草15g。

四诊 5月6日。继服上方14剂,胃胀痛已消除,食欲大增,大便通畅,日1次,舌质红,薄苔,脉缓,嘱继用14剂观察,嘱其注意勿过劳。后随诊经胃镜检查已痊愈。

按 此病人根据舌红无苔少津,大便不爽,口干,体瘦,辨证为胃阴不足,失于濡润,运化迟滞,故食后胀满。当以甘寒,滋养胃阴,然甘寒之药多碍脾之运化,故伍以曲、麦、山楂、鸡内金以助脾运;枳、朴、槟榔以行气运脾,予清润滋养之中又伍以行气助运化之品,合而收功。此病人曾服中药数十剂,未效,皆宗从滋胃阴,或健脾之剂入手,可见,清补又必须伍以助运化之品为佳,于本案可见一斑。

脾与胃以膜相连,《黄帝内经》谓:"脾气不濡,胃气乃厚"。若热炽伤阴,常出现脾胃阴气亏乏之证。如《伤寒论》之脾约证,不更衣而无所苦,临证常见数日不大便亦无任何不适之感。脾与胃相表里,二者生理上密切相关,病理上常相互影响。胃阴不足,脾阴势必亏乏;脾阴不足,胃阴亦常匮乏,故脾胃阴亏常同时并见。然二者又有所侧重,有以脾阴虚为主者,表现为运化功能障碍;有以胃阴虚为主者,以受纳失常为特征。临床上,尤以胃阴不足证多见。张琪教授喜用甘露饮化裁,方中既有二地、石斛、麦冬滋胃阴之品,又用黄芩、茵陈清胃热,枇杷叶降逆气,枳壳行气以和胃,故对阴亏胃热者,尤为适宜。用此方时可去熟地,酌加麦芽、谷芽、佛手、陈皮等以开胃醒脾,并与甘寒药合用,防其滋腻有碍脾之运化。

此外,张琪教授自拟地芍止痛饮,药用生地 20g、公丁香 5g、陈皮 15g、枳壳 15g、川朴 15g、石斛 15g、寸冬 15g、白芍 20g、甘草 15g,水煎服,日一剂,分两次服。方中用生地黄滋养胃阴为主,配石斛、麦冬增强养胃益阴之力;少佐公丁香以芳香醒脾胃,使其滋而不腻;芍药、甘草酸甘化阴,且有缓急止痛之功;川朴、枳壳、陈皮理气和胃而导滞。合而用之,确有滋阴养胃、理气缓急止痛之功效,临证治疗萎缩性胃炎、肥厚性胃炎、胃及十二指肠溃疡、浅表性胃炎等顽固性胃痛等,每有桴鼓之效。辨证时必须有舌红少苔或无苔,手足心热,脉细或细数等胃阴虚证表现者,方可用之。

张琪教授在病房曾治一青年女性,体质异常消瘦,大便 10 余日不行,但并无腹胀满痛等症,饮食如常人。此即脾约证,用麻子仁丸加郁李仁、天花粉、当归、寸芸等润肠之品而愈。其病机为脾阴不足,然其根据源于阳明胃热,耗伤阴液。故麻子仁丸方中除有麻子仁等润肠药外,亦用大黄枳朴以泄热,不然只用滋润胃阴之药亦难收效。

此外,本法还可治疗小儿厌食症。小儿厌食症是目前儿科常见病之一,根据临床观察其大多属于胃阴不足而其根源又在于胃热。究其病因与父母喂养失调、恣食肥甘厚味致胃中蕴热密切相关。胃热日久,耗伤胃阴,受纳腐熟力弱,故而厌食,日久形成营养不良,体质消瘦,皮肤干燥,发焦唇干、舌红少津,脉象细数。治疗宜用少量黄连、黄芩苦寒清热,麦冬、石斛、沙参、生地以养胃阴,辅以陈皮、麦芽、山楂、佛手等开胃醒脾。若大便秘结,尤应加入少量大黄以泄热,用药时切忌香燥温补以免耗伤胃阴,芩连等苦寒之药亦应少量应用,以免苦寒化燥伤阴。

补中益气法

本法适用于脾气不足,多由脾气虚进一步发展,或久泄久痢,或劳累过度所致。临床多见四肢倦怠乏力,不耐过劳,劳则气短喘息,不思饮食,脉沉弱或虚大无力。

验案 1　补中益气法治疗冠状动脉粥样硬化性心脏病

屈某,男,37 岁。自述一年来气短乏力,倦怠,胸中发热,心烦,肩臂酸沉如负重物,不耐劳动,稍劳即加重,一年来曾发生昏厥数次,经哈尔滨各医院系统检查,脑 CT、胸透、心电等,皆未见异常,来门诊求中医治疗。

初诊　1995 年 10 月 11 日。症见面色白,语言声微无力,舌滑润,其脉沉弱。

西医诊断　冠状动脉粥样硬化性心脏病(不稳定型心绞痛)。

中医辨证　中气不足。

治则　补益中气,健脾升阳。

方药　黄芪 35g　党参 20g　升麻 10g　柴胡 15g　白术 20g　陈皮 15g　当归 15g　五味子 15g　花粉 10g　甘草 15g

水煎服,每日 1 剂,日二次服。

二诊　10 月 19 日。服上方 7 剂,胸已不痛,全身较有力,肩背酸痛亦大轻减,病人以为痊愈,又参加劳动,过劳后又胸痛发作,左肩酸痛,少气乏力,胸中热,脉弱舌润。

方药　黄芪 50g　升麻 15g　党参 30g　柴胡 15g　白术 15g　花粉 15g　知母 15g　桔梗 15g　五味子 15g　当归 20g　甘草 15g

三诊　10 月 30 日。服上方 10 剂,胸痛及气短均明显减轻,全身亦较有力,胸内热感亦减,脉象较前有力,嘱继服上方若干剂,避免过劳。

四诊　12 月 14 日。服上方 14 剂,诸症皆除,全身有力,肩酸胸痛热均除,饮食增,面色红润,嘱继服10剂以巩固疗效,后随访此病人已痊愈,照常参加劳动。

按 本患者属劳倦内伤,中气不足,清阳不升之证。其辨证要点为气短不能上达,胸肩发热,肩背酸痛,心悸怔忡,倦怠乏力,脉象缓无力等。补中益气汤增减主治,连服药30余剂而痊愈。东垣谓:劳役饮食失节伤脾,清阳不升所致。补中益气汤为代表方,健脾补中,举气升阳。补中益气汤方中人参、黄芪、白术、甘草甘温益气健脾胃,为治疗脾胃内伤之主药,为了增加脾胃阳气之升腾功能,又用柴胡、升麻升阳之品以助脾胃之气上升,所谓脾气升则阴火降。张琪教授运用益气升阳法治疗东垣所谓之内伤脾胃,中气不足证;脾胃气虚,阴火发热证;脾胃气虚泄泻证;脾胃气虚清阳不升之眩晕、头痛等证,均有良好的疗效。

验案2 补中益气法治疗低血压

李某,女,27岁。头昏眩时痛,全身乏力,不欲饮食,倦怠嗜睡,体消瘦,近一月内曾昏厥一次,经某医院检查,血糖血脂均正常,血红蛋白亦正常,血压85/58mmHg,医院诊断此为低血压。

初诊 2001年11月8日。病人终日头昏,短气,倦怠乏力,不能上班,脉象沉弱,舌润,面色㿠白,倦怠少神面容。

西医诊断 低血压。

中医辨证 脾肾气虚。

治则 益气补脾升阳兼补肾。

方药 生芪30g 党参20g 蔓荆子15g 升麻15g 葛根15g 黄柏10g 白芍15g 川芎15g 当归15g 熟地20g 山萸肉20g 枸杞20g 五味子15g 天麻15g 甘草15g

水煎服,每日1剂,日二次服。

二诊 11月16日。服上方7剂,头昏眩大减,全身有力,倦怠嗜睡均减轻,继服上方。

三诊 11月24日。继服上方7剂,诸症均大减,精神佳,体力增加,头无昏眩感,舌淡红,脉沉滑,血压108/70mmHg,嘱继服7剂以善后,从而痊愈。

按 《黄帝内经》谓:"上气不足,脑为之不满,耳为之苦鸣,头为之苦倾,目为之眩。"东垣之益气聪明汤为治气虚不足眩晕之首选方,方中首用人参、黄芪以补气,又用蔓荆子、升麻、葛根以升阳,但此病人又兼肾虚,肾生髓,脑为髓海,又辅以补肾之熟地黄、山萸肉、枸杞以补肾益脑,归、芎以养血益肝,从而获得治愈。

《东垣试效方》益气聪明汤谓:"治饮食不节,劳役形体,脾胃不足,内障耳鸣,或多年昏暗,视物不能,此药能令目大开,久服无内外障、耳鸣、耳聋之患,又令精神过倍,元气自益,身轻体健,耳目聪明。"

此方即以人参、黄芪为主,益脾胃补中气,升麻、葛根、蔓荆子升清阳,中气足,清阳升,则头昏目障耳鸣诸症蠲除;黄柏苦寒清相火,芍药敛肝和营,方以益气升阳为主,辅以敛阴和营清相火之品,为本方与其他补气升阳方不同之处。李东垣精于脾胃学说,在《兰室秘藏》中云:"五脏六腑之精气,皆禀受于脾,上贯于目,脾者,诸阴之首也;目者,血脉之宗也,故脾虚则五脏之精气皆失所司,不能归旺于目矣。"东垣治脾胃虚弱,清阳不升诸症,皆以脾虚累及其他脏腑,精气不能走注于头目手足,呈现头眩目障耳鸣诸症。益气聪明汤为其代表方,其方即用人参、黄芪以补益中气,其气上行头目,用升麻、葛根、蔓荆子升清阳,同时又防止益气升阳引动肾中伏火,故用黄柏泻相火,芍药敛阴和营,有升有降,升为主,降为辅,但据张琪教授经验,再辅以补肾之品,疗效尤佳。

甘温除热法

本法适用于虚损劳倦引起的发热,症见发热常在劳累后发作或加重,热势或高或低,头晕乏力,畏寒自汗,短气懒言,食少便溏,舌淡脉细弱等。

验案1 甘温除热法治疗低热

刘某,男,29岁。

初诊 1991年8月9日。患者低热2年余,体温37.5~38℃,全身倦怠乏力头痛气短,懒言身热,身体消瘦,过劳则短气乏力增重,休息则减轻,体温亦略低,舌润,脉象沉弱。

西医诊断 发热,原因待查。

中医辨证 内伤脾胃,阳气虚而外越。

治则 补中益气,甘温除热。

方药 黄芪30g 党参20g 白术15g 陈皮10g 柴胡10g 升麻10g 防风10g 当归15g 白芍15g 五味子15g 甘草15g 生姜10g 红枣5个

水煎服,每日1剂,日二次服。

二诊 9月1日。自述服药经过,服上方7剂,体温下降到36.4℃,全身较前明显有力,头痛亦减,精神大好,体温20多日连续在36.4~36.7℃,为两年来未有之现象,病人喜出望外,以为已愈,不料连续劳累一周后,体温又上升至37.5℃左右,体倦乏力又出现,故又来复诊。此因脾气虚,阳气浮越,经用前方主治阳气复,过劳后阳气不潜又复外越,嘱病人一段时间必须注意休息,防止过劳,仍用前方增减治疗。

方药 黄芪30g 党参20g 白术15g 升麻10g 防风10g 白芍20g 红枣5个 甘草20g 小麦50g 五味子15g 陈皮15g

三诊 9月20日。服上方7剂,体温一直稳定在36.2~36.5℃,全身有力,头亦未痛,精神甚佳,脉象沉有力,嘱连续服上方若干剂,以资巩固,并注意防止过劳。

按 本案即属于内伤发热,治以甘温除热,其代表方剂为李杲的补中益气汤。脾胃属中焦,为升降之枢纽,若脾胃损伤,中虚寒生,虚阳浮越,发热之症就会借此而生。

补中益气汤加味治疗,补中益脾胃,升清阳,清阳升、脾胃健则阳气潜,虚热除,后方与甘麦大枣汤合用重用小麦以益心气,心为脾之母,补心气以益脾,增强补脾益气之功,张琪教授常以此方与补中益气汤合用,治疗此类发热而奏效。

验案2 甘温除热法治疗内伤发热

刘某,女,26岁。发热38℃,3个月不止。因工作过劳,初起发热以为感冒,用复方氨酚烷胺及解热药无效,后又用先锋霉素,热亦不退。

初诊 2001年11月。3个月来持续发热,38℃左右,面容疲惫,气短懒言,舌淡,脉虚数。

西医诊断 发热,原因待查。

中医辨证 气虚发热。

治则 补中益气,甘温除热。

方药 西洋参15g 黄芪30g 当归15g 白术15g 升麻15g 柴胡15g 陈皮15g 小麦30g 五味子15g 麦冬15g 甘草15g 生姜15g 红枣5个

水煎服,每日1剂,日二次服。

二诊 2001年9月10日。连续服药7剂,热即消退,嘱继服数剂,以补中益气,防止过劳,随之痊愈,体力恢复,全身有力。

升阳举陷法

本法主治中气下陷,又称"脾气下陷",多指脾气虚以致组织弛缓不收、脏器松弛导致脱垂的一类病证。是中气不足的进一步发展。主要症状有面色淡白,眩晕易汗,短气,倦怠,食少,便溏、腹部重坠,便意频数,小便淋沥等。临床可以用于胃下垂、肾下垂、子宫下垂、脱肛及慢性肠炎、慢性痢疾等病的治疗。

验案1 升阳举陷法治疗泄泻

孙某,男,21岁,学生。一年来患泄泻,曾服用中西药物治疗,无明显效果,经某医院肠镜检查无结果,经介绍慕名于门诊求治,据云曾用健脾之参苓白术散治疗未见明显疗效。

初诊 1999年12月5日。现每日泻10余次,溏泻不消化样便,肠鸣甚重,饮食乏味,时有恶心,体质消瘦,体重51kg,倦怠乏力,舌红苔薄。

中医诊断 泄泻。

中医辨证 脾虚气陷。

治则 健脾升阳利湿。

方药 党参15g 白术20g 黄芪20g 川连10g 半夏15g 陈皮15g 茯苓15g 泽泻15g 防风10g 独活10g 柴胡15g 白芍15g 生姜15g 红枣5个 甘草15g 诃子20g 乌梅15g 肉蔻15g

水煎服,每日1剂,日二次服。

二诊 12月18日。服上方10剂有明显疗效,大便日行3次,仍溏,肠鸣腹胀均已轻减,但仍有肠鸣,舌红转润,脉象稍有力,前方加炮姜10g继续服药。

三诊 2000年1月20日。服上方20剂,大便日2次已成形,稍溏,肠鸣大减,食欲增强,全身较有力,体重增加5kg,现食后胃脘稍不适,食生冷及油腻即加重,体力增,面色红润,舌润薄苔,脉象滑,继以健脾升阳,温中之品治疗。

方药 党参15g 白术20g 茯苓15g 甘草15g 砂仁15g 白蔻15g 陈皮15g 半夏15g 炮姜10g 公丁香10g 广桂7g 乌梅15g 诃子20g 防风15g 泽泻10g 山药20g 肉桂7g

四诊 2月1日。病人服上方10剂,大便日1次,已成条状,不溏,食欲增进,全身有力,胃脘不适亦除,脉象滑有力,舌润,从而痊愈。

按 此病案之久泻为脾气虚,清气下陷,李东垣的升阳益胃汤、升阳除湿汤为施此法的常用方剂。《黄帝内经》谓:"清气下陷,则生飧泻。"脾为太阴湿土,喜燥恶湿,故用黄芪、人参以补中气;白术以健脾燥湿;防风、二活以升下陷之阳气;陈皮和中理气;茯苓、泽泻淡渗利湿,补之升之,淡渗利之,以利于脾气健运之功能;复用黄连、半夏辅佐之以清胃热降逆,使胃气和,浊气降,从而调和脾胃相互协同之功能。因下泻日久,阴分已耗,故见舌红,故方中白芍益阴,诃子、乌梅敛阴收敛固脱,故能收到良好疗效。

张琪教授根据临床经验,认为凡泄泻日久,多见口干舌红少苔,为伤阴之候,宜在健脾止泻药加葛根、乌梅、诃子等,葛根有鼓舞胃气上行之功能,且有生津作用,乌梅酸涩,敛益脾阴,以助脾之运化,为治疗肠滑泻痢之要药,诃子苦,酸涩,敛阴生津,涩肠敛肺,治久泻久痢,故对泄泻日久伤阴最为

适宜。张琪教授拟益阴健脾饮,治泄泻日久伤阴,见舌红少苔,口干咽干等。方药:

白术20g 生扁豆10g 生山药20g 茯苓10g 五味子10g 葛根15g 乌梅15g 诃子肉15g 甘草10g

验案2 升阳举陷法治疗肠梗阻

吴某,女,65岁,2001年4月初诊。自述患肠梗阻术后,大便不通,腹胀满下坠,数次入厕而大便不下,痛苦异常,曾用过大黄等泻下之剂,稍下黏液,而不得通,自述愈用泻药后则下坠愈重,来门诊求治。患者体质瘦弱,气短无力,食纳减少,舌润,脉沉弱。

西医诊断 肠梗阻术后。

中医辨证 脾胃气虚下陷。

治则 健脾胃升阳举陷。

方药 白术20g 苍术15g 茯苓15g 防风15g 升麻10g 葛根15g 炮姜10g 砂仁10g 白芍15g 木香7g 甘草10g

水煎服,每日1剂,日二次服。

服上方4剂,大便得通,且成形不溏,腹中舒适,无下坠感,食欲亦好转,病人连称此方之效,继以上方化裁,连服7剂而愈。

按 大便闭塞,有属热结当下之,有属津液亏耗者当润之,此外尚有风秘、冷秘等,方书论之甚详,临床遇属脾胃气虚下陷之大便秘塞不通,病人入厕不得便,里急后重,下坠,腹中不适,所谓"虚坐努责",当治以"塞因塞用"。以益脾胃升清阳法治疗,用东垣升阳除湿防风汤,升其阳则脾胃功能得以逆转则阴自降而大便通矣。

健脾清热利湿法

本法用于脾胃湿热证。症见腹大坚满,脘腹胀痛,口苦纳呆,小便短赤,大便秘结,苔黄腻,脉弦数。

验案1 健脾清热利湿法治疗肾病综合征

付某,男,33岁,2001年11月14日初诊。患肾病综合征3年余,水肿屡消屡作,尿蛋白(+~2+),近2个月因感冒水肿加重,腹膨大,高度腹水,尿量一昼夜100ml左右,曾用呋塞米等尿量稍增,但停药尿量仍少,五心烦热,恶心呕吐,口干舌燥,腹胀难忍,舌苔白腻,脉象弦滑。

西医诊断 肾病综合征。

中医辨证 脾湿胃热,气滞水停。

治则 健脾清胃热,除湿利水。

方药 泽泻25g 猪苓20g 茯苓20g 白术20g 干晒参15g 干姜10g 黄芩10g 川连10g 槟榔20g 姜黄15g 砂仁15g 川朴20g 枳实15g 半夏15g 知母15g 甘草10g

水煎服,每日1剂,日二次服。

服上方7剂,24小时尿量增加至3000ml,恶心呕吐消失,腹部宽松,守方继服7剂,24小时尿量继续增至3500~4000ml,腹胀全消,食纳好转,经治半年仅尿蛋白(±),余症悉除。

验案2 健脾清热利湿法治疗肾病综合征

张某,女,55岁。

初诊 1998 年 10 月 5 日。病人高度腹水,胀满,小便不利,一昼夜 300～400ml,口干苦,恶心不能食物,舌质红苔白腻,脉沉滑稍数,尿蛋白(4+),血浆总蛋白 38g/L,白蛋白 18g/L,血胆固醇 10.9mmol/L,三酰甘油 2.4mmol/L。病人慕名来哈尔滨求治,要求中药治疗,在当地曾用呋塞米等利尿剂未效。

西医诊断 肾病综合征。

中医辨证 脾胃不和,湿热壅结。

治则 健脾,清热,利湿。

方药 黄芩 15g 川连 15g 砂仁 15g 川朴 20g 枳实 15g 半夏 15g 陈皮 15g 泽泻 25g 知母 15g 茯苓 30g 猪苓 20g 太子参 20g 白术 20g 姜黄 15g 干姜 15g 槟榔 20g 车前子 30g 二丑各 25g 甘草 15g

水煎服,每日 1 剂,日二次服。

二诊 连服上方 14 剂,小便增多,一昼夜 1500～2000ml,腹胀减轻,见柔软,下肢肿亦明显见消,能进少量食物,口干苦,呕恶,俱见轻,继用上方不变服之。

三诊 11 月 18 日病房查房,继服上方 16 剂,小便 24 小时达 3500ml 以上,浮肿全消,腹胀已除,能进食,精神大好,大便日 1～2 次,全身感乏力,舌润,脉象沉弱,尿蛋白(2+),血浆白蛋白略升,其他无变化,继以益气补肾之剂。

方药 红参 15g 黄芪 30g 熟地 20g 山萸肉 15g 山药 15g 茯苓 15g 丹皮 15g 泽泻 15g 石莲子 20g 地骨皮 15g 枸杞 20g 菟丝子 15g 芡实 20g 白花蛇舌草 30g

连续服上方 30 余剂,尿蛋白(±～+),血浆白蛋白 23g/L,球蛋白 22g/L,有明显好转,继以益气补肾健脾之剂服药 30 余剂,尿蛋白(-～±),血浆蛋白恢复至正常值,脉象沉滑舌润而缓解。

按 《兰室秘藏》中的中满分消丸是本法常用代表方剂之一,药物组成为黄连、黄芩、砂仁、厚朴、枳实、半夏、陈皮、泽泻、茯苓、猪苓、干姜、姜黄、人参、白术、知母、甘草,原书谓治中满热胀、鼓胀、水肿。方中用黄芩、黄连苦寒除湿;干姜、厚朴、砂仁辛开温脾;参、术、苓、草、泽泻健脾利湿;半夏、陈皮和胃化湿。依据《黄帝内经》"中满者泻之于内",以辛热散之,以苦泻之,淡渗利之,使上下分消其湿而立方,溶泻心、平胃、四苓于一炉,用分消法利脾胃之枢机,湿热得除,升降和调,则腹胀满蠲除。

肾病综合征,高度腹水,曾用呋塞米等药无明显疗效,辨证按脾湿胃热,湿热壅结治疗,小便通利,浮肿全消,后以益气补肾治疗而缓解。张琪教授常用此方治肝病腹水,肾炎、肾病综合征腹水,辨证符合脾胃不和、湿热壅结,升降失调者,皆有良效。

此外,还有胃肠功能紊乱之脘腹胀满,中医辨证属脾胃湿热,升降失调亦有佳效。此方乃从仲景泻心汤衍化而来,辛开与苦降、淡渗利湿并用。泻心汤干姜与芩、连并用只除胃脘胀满,此方则多行气利水之品,故治热胀水肿气胀。东垣引《黄帝内经》"中满泻之于内",此泻乃指分消之法与十枣汤、承气类泻实热、逐蓄水不同。

温脾化饮法

本法用于脾阳不足,津液不得敷布,聚湿生痰,痰饮停聚而见脘闷、食不得下、呕吐清水痰涎等,若痰饮上犯,扰及心窍或清空则可见心悸、怔忡、眩晕、头痛,舌胖大苔白腻,脉滑等。

验案 温脾化饮法治疗眩晕

张琪教授在病房曾治一病人患眩晕病,西医诊断为脑动脉硬化、供血不全。一日下床突然头眩不能自主而欲扑,幸被同室病人抱住而未摔倒。然头晕不已,如履舟车。心悸怔忡,泛恶欲呕,诊其脉象沉滑有力,舌苔白厚腻而润,血压190/90mmHg,曾用天麻钩藤饮等未效。

西医诊断 高血压病、脑动脉硬化、脑供血不全。

中医辨证 痰饮上逆、蒙蔽清窍。

治则 温运化饮。

方药 茯苓30g 桂枝20g 白术20g 泽泻25g 龙骨20g 牡蛎20g 甘草15g

水煎服,每日1剂,日二次服。

服药4剂后,眩晕大减,仍有心悸、两脚无力不能自主,舌苔渐化,脉象沉滑。以上方加半夏20g、生赭石25g、珍珠母30g。又连服6剂,头已不晕,仅稍有不适,心悸亦安,后调治而愈。

按 "脾为生痰之源",由中焦失运而生痰饮,其治法贵在温脾化饮,正如仲景所说:"病痰饮者,当以温药和之。"张琪教授常用苓桂术甘汤、半夏白术天麻汤加味施治,苓桂术甘汤为治痰饮之首选方。方用桂枝温通脾阳,茯苓、白术、甘草扶脾益气,脾阳旺,运化健,则痰饮自除矣。半夏白术天麻汤,方中半夏、茯苓、陈皮、白术、生姜健脾化痰,降逆止呕,天麻平肝息风。

辛温醒脾化浊法

本法用于湿浊中阻、脾胃不和、升降失常所致脘闷呕恶,纳呆便溏,或便滞不爽,苔白腻,脉濡缓。

验案 辛温醒脾化浊法治疗慢性肾盂肾炎

王某,女性,48岁。患慢性肾盂肾炎伴肾功能不全,呕恶不能食,脘闷胀满,口有氨味,手足凉,大便溏,小便清白,舌苔白滑而厚,脉象沉。尿素氮23.2mmol/L,肌酐442μmol/L,二氧化碳结合力17.5mmol/L。

西医诊断 慢性肾盂肾炎、肾功能不全。

中医辨证 湿浊蕴蓄。

治则 醒脾化浊。

方药 藿香15g 紫苏15g 草果仁15g 茅苍术15g 半夏15g 公丁香15g 生姜15g 茵陈15g 黄连10g 川朴15g 甘草10g

水煎服,每日1剂,日二次服。

服药3剂后,呕恶脘闷减轻,自觉气体下行,稍有食欲。嘱继服上方,连服20余剂,诸症若失,尿素氮9.1mmol/L,肌酐282.8μmol/L而获缓解。

按 藿香正气散具有醒脾开胃、芳化湿浊的作用。然湿郁日久,极易化热,宜在前方中加川黄连、茵陈以清热化湿。《温病条辨》有五加减正气散即是根据湿热之轻重及兼夹证候而设,为治疗感受四时不正之气、除秽化浊的有效方剂。张琪教授在临证中根据湿热日久酿成"秽浊"的病理特性,借鉴五加减正气散之寓意,结合肾功能不全、湿浊潴留之病及临证体会立化浊饮一方:茵陈15g、藿香15g、紫苏15g、草果仁15g、槟榔15g、苍术10g、黄连10g、半夏15g、陈皮10g、甘草10g、生姜10g,水煎服。

用于慢性肾功能不全,氮质血症而见舌苔厚腻、脘闷腹胀、泛恶欲呕、便滞不爽等症颇效。若大便干燥或便秘较甚者,可加大黄5~10g,以除其湿热秽浊,药后大便得通,尿素氮、肌酐随之下降,呕恶、腹胀诸症缓解或消失。论治时尤须注意辨清湿热之邪的孰轻孰重,如见便秘、口干苦、苔黄厚者,则应加重茵陈、黄连用量或加黄芩,芩连善除湿热治心下痞满、有利于脾胃之运化,但甘寒之药应当禁用,因甘寒之药易助湿而呆胃滞脾,不利于除湿浊之邪。

化浊通瘀法

本法适用于湿浊蕴结日久导致血行不畅,兼见血瘀之象,临床多见恶心,不欲食,便溏;或唇暗,舌淡紫或有瘀点瘀斑,脉沉涩等。

验案　化浊通瘀法治疗肾功能不全

王某,女,50岁。

患者在医院住院治疗,素未发现有病,但自觉疲劳乏力。于2个月前头痛较剧,始查出血压220/120mmHg,进一步检查发现左心室扩大、肾功能不全,尿素氮连续3次化验皆在17.85mmol/L以上,二氧化碳结合力为20.2mmol/L。

初诊　1981年1月4日。头痛,心烦,睡眠欠佳,胃脘胀满膨隆,恶心,不欲食,便秘,舌苔腻稍黄,脉弦数,口唇暗紫。

西医诊断　肾功能不全。

中医辨证　湿浊蕴结,瘀血内停。

治则　温运化浊,活血祛瘀。

方药　草果仁10g　黄连10g　大黄(醋炙)10g　紫苏15g　桃仁15g　赤芍15g　葛根15g　丹参15g　元芩10g　丹皮15g　生姜15g　甘草10g

水煎服,每日1剂,日二次服。

二诊　1月15日。服上方9剂,大便微溏,已无恶心,食欲好转,尿素氮15.35mmol/L,二氧化碳结合力15.13mmol/L。舌苔渐好,脉弦。药已见效,继用上方不变。

三诊　2月16日。服药20余剂,诸症减,精神状态好,但仍乏力,尿素氮13.57mmol/L。以上方加当归15g、白芍15g、红参15g、白术15g。

四诊　2月24日。服药8剂,已无明显症状,淡红舌薄白苔,脉弦而柔和,尿素氮8.93mmol/L,二氧化碳结合力22mmol/L,继续调治而缓解。

按　形成瘀血湿浊互结为患。此类患者必须温运化浊与活血化瘀并用,方能提高疗效。然湿浊瘀血为患每见于疾病的严重阶段,如尿毒症后期、肝硬化腹水失代偿期等,其治殊难。张琪教授常以化浊饮与王清任解毒活血汤化裁,时有起死回生之效。

活血通络法

本法适用于久痛入络,胃络瘀阻证。临床表现胃脘刺痛,痛有定处,拒按,食后较甚或吐血便黑,舌质紫暗或有瘀斑,脉沉。

验案　活血通络法治疗胃脘痛

张某,男,45岁,干部,1979年8月10日初诊。胃脘灼热如沸水烫,剧痛,发作时难忍。胃纤维镜检查胃大弯部广泛糜烂,黏膜红肿充血,脉弦滑,舌质紫红,舌苔白。

西医诊断　胃溃疡。

中医辨证　瘀血内停。

治则　活血通络。

方药　生地15g　赤芍15g　当归15g　桃仁20g　红花15g　桔梗10g　柴胡5g　牛膝15g　枳壳10g　公英50g　银花50g　甘草20g

水煎服，每日1剂，日二次服。

按　本患者初以疏肝和胃清热之剂，开始有效，继续用药则无效，后投以血府逐瘀汤加公英50g、银花50g、甘草20g。用后痛大减，连用药10余例，胃脘痛消失。经胃镜复查，胃黏膜红肿充血全消失，糜烂面积缩小2/3，继用前方以善其后。

如吐血、便血可加三七面冲服，兼胃热阴亏者酌加石斛、麦冬、沙参等。如胃脘胀满可加疏气行气之品，如郁金、香附、木香等。凡血瘀之证，重者多表现舌紫暗，有瘀斑，轻则可无任何血瘀表现，往往在用其他治法无效时，改用活血通络法收效颇捷。

消食和胃法

本法用于食积、痰积及酒积。多由饮食不节，暴饮暴食，或脾胃素弱，运化失健等因素引起。临床表现脘腹胀满、恶心嘈杂、嗳气吞酸、口臭不欲食、舌苔白厚腻、脉滑有力。

验案　消食和胃法治疗食积

赵某，女，6岁。

初诊　1993年12月。半年来脘腹胀闷不舒，厌食、恶心、口臭、大便秘，舌苔厚腻稍干，脉滑数。

西医诊断　功能性消化不良。

中医辨证　食滞胃脘。

治则　消积和胃。

方药　白术10g　枳实10g　苍术10g　厚朴10g　莱菔子10g　槟榔片10g　神曲5g　山楂5g　麦芽5g　黄连10g　黄芩10g　大黄5g

水煎服，每日1剂，日二次服。

二诊　服前方6剂，夜寐安宁，食欲好，口臭消失，舌苔转薄，脉转和缓。嘱继服6剂以巩固疗效。

按　《黄帝内经》云："饮食自倍，肠胃乃伤"。饮食失节，恣啖酒肉油腻面食之类，损伤脾胃，脾运失常，影响脾胃的运化功能，以致饮食停滞于中，出现脘腹胀闷不舒，厌食、恶心、口臭诸症。可用加味枳术汤治疗，药物组成：白术、枳实、苍术、厚朴、莱菔子、槟榔、神曲、山楂、黄连、黄芩、草蔻、半夏、甘草。方中白术、苍术健脾胃除湿，半夏、厚朴消痰降逆气，莱菔子、槟榔及三仙消食积顺气，黄芩、黄连苦寒清热除痞，草蔻辛温开胃、降逆止呕，全方以消为主，健脾为辅，积除则胃气自和。如兼有泄泻，大便完谷不化可于方中加重健脾止泻之力，如山药、茯苓、扁豆之类，消补兼施。如食郁化热，身热面赤，夜寐不安，舌苔厚腻，脉象滑数或沉滑有力，可加大黄10g。

和中安蛔法

本法适用于脾胃不和，上热下寒之蛔厥。临床表现上腹痛、恶心呕吐，口苦或吐蛔虫，上腹痛常为剧烈钻顶痛，捧腹曲膝，辗转不安，或呻吟不止，手足厥冷，发作过后一如常人。

验案 和中安蛔法治疗肠道蛔虫

张琪教授昔年在农村巡回医疗,遇一病人上腹剧痛,有包块突起,自述在家中曾烦躁不宁,恶心吐清水,口干渴不欲饮,手足厥冷,脉伏,舌苔白少津,吐出蛔虫一条。

西医诊断 肠道蛔虫。

中医辨证 寒热错杂。

治则 和中安蛔。

方药 乌梅 30g 醋浸桂枝 15g 细辛 7g 附子 15g 人参 15g 川椒 15g 干姜 10g 川连 10g 黄柏 10g 当归 15g 槟榔 30g 雷丸 15g 苦楝子 20g(碎)

水煎服,每日 1 剂,日二次服。

第一次药后 4 小时无反应,仍上腹突起有包块,疼痛、呕吐。第二次药后 3 小时,疼痛大减,脉亦稍出,手足厥冷见温,但仍阵阵搅闹不宁,嘱按原方继续服,连服 3 剂,诸症皆消,手足转温,脉沉舌润,症获缓解。后便下蛔虫四条而愈。

按 方用乌梅丸,方中黄连、黄柏苦寒清热,乌梅酸敛生津,附子、干姜、川椒、细辛、桂枝温中驱寒。蛔虫喜温而恶寒,肠寒则不利于蛔虫生长,故移行于胃或钻入胆道,胃受虫扰,则烦闷呕吐,甚或吐出蛔虫;肠寒虫动,则腹痛时作,甚则四肢厥冷。亦可痛处有肿块聚起,上下往来活动。面色白,或黄白相兼,或有虫斑,消瘦呕吐清水或蛔虫等,中医谓之"虫心病"一类,此方治疗蛔虫疗效明显,如大便秘,可于方中加大黄,以助蛔虫从大便而出。应用本方时还可加苦楝皮 50g。

此外,脾胃不和,寒热交错,亦可使人脘痛胀满,恶心呕吐,口苦咽干,腹部胀痛,泻利,舌苔白黏腻,脉弦缓或沉迟,多见于慢性胃肠炎、结肠炎疾患,皆适用此法治疗。

抑木扶土法

本法适用于脾虚木旺,肝脾不和证。多由情志不遂,郁怒伤肝,或饮食不节,劳倦伤脾而引起。临证表现多见肋痛,胀满,倦怠乏力,头眩,烦躁易怒,苔厚,舌尖赤,脉弦等。

验案 抑木扶土法治疗十二指肠球部溃疡

郑某,男,22 岁。自述经某医院 X 线钡餐检查示十二指肠球部有龛影,诊断为十二指肠球部溃疡。

初诊 1992 年 4 月 18 日。现症胃脘痛,喜温喜按,发作时用手按之或用热水袋熨之痛可减,空腹饥饿时多发,得食后可缓解,痛时口中泛清水,消瘦,全身无力,大便溏日 1~2 次,无潜血,脉象弦迟,舌滑润。

西医诊断 十二指肠球部溃疡。

中医辨证 肝胃不和,脾胃虚寒。

治则 柔肝和胃。

方药 桂枝 20g 白芍 40g 甘草 15g 生姜 15g 红枣 6 个 吴茱萸 7.5g 陈皮 15g

水煎服,每日 1 剂,日二次服。

二诊 4 月 25 日。服药 6 剂,胃脘未痛,食欲增,自觉胃脘舒适,为从来无有之感,大便溏,脉象弦迟,舌润,继宜前方增减主治。

方药 桂枝 20g 白芍 40g 甘草 15g 白术 15g 生姜 15g 红枣 6 个 吴茱萸 7.5g 茯苓

15g 陈皮15g

三诊 5月4日。服上方9剂,胃脘未痛,未泛清水,大便日1次不溏,食欲增进,全身有力,体重增1.5kg,脉象沉,舌润,嘱停药复查。

5月17日胃透检查,十二指肠球部龛影完全消失。

按 本病案属于肝旺脾虚,脾胃虚寒,肝气乘脾之溃疡病。辨证以胃脘痛喜暖、喜按,泛清水,大便溏薄,舌滑润,脉弦迟为特征,治以桂枝加芍药汤。重用芍药以抑肝,肝气得平则脾自健,李时珍《本草纲目》谓"白芍药益脾,能于土中泻木"。即指泻肝气之横逆以益脾,桂枝、生姜以温脾,甘草、大枣以和脾胃,为治疗此类脘腹痛之有效方剂。本例加吴茱萸温中辛开降浊阴,陈皮和胃,以治清水上泛,由于大便溏,二诊加白术、茯苓健脾止泻,服药后诸症消除,龛影消失而痊愈。

刘草窗有痛泻要方(白术、白芍、陈皮、防风)治痛泻,其特征为腹痛即泻,吴鹤皋云:"伤食腹痛,得泻便减,痛泻泻后痛不止,故责之土败木贼"。此方治木乘土之痛泻,其效甚佳,张琪教授用此方常以重用芍药而取效,但白芍性味酸寒,于脾胃虚寒者不适宜。《伤寒论》谓:"太阴为病,脉弱,其人续自便利,设当行大黄、芍药者,宜减之,以其人胃气弱,易动故也"。张琪教授临证发现确有某些脾胃虚弱者用白芍后出现泄泻症状。故用芍药时常配以白术以健脾,则无此弊。

此外,张琪教授运用疏肝泻胃法治疗肝郁化热,挟胆气上逆,胃经实热。症见胃脘满痛、胁肋灼热、心烦易怒、嗳气吞酸、口苦咽干、呕恶上逆、舌红苔黄、大便秘结、脉弦数者等。如张琪教授治疗急性胰腺炎,见胁下剧痛,腹胀满,便秘,脉弦数,舌苔黄,用本方加厚朴20g、枳实20g、桃仁20g,服药后大便得通,则痛止,急性胆囊炎也可加公英50g、郁金15g,有良效。张仲景原治少阳阳明合病,以"呕不止,心下急,郁郁微烦"或"心下满痛"为特征,临床可见于胆囊炎、胆结石、胰腺炎等疾病,凡胃脘痛、腹痛、胸胁痛等,只要有肝气犯胃化热,挟胆气上逆,见有皆可用之。

温脾疏肝法

本法适用于脾胃虚寒,肝气上逆证。其临床表现有呃逆频繁、脘腹胀满、无矢气、大便不畅等。

验案1 温脾疏肝法治疗脾胃虚寒

王某,女,55岁。

初诊 2002年1月23日。病人胆囊切除后,左季胁连脘腹胀满痛,呃逆频繁,气逆不降,食后胀满益甚,肠鸣矢气不得下行,大便稍秘,舌苔白,脉象沉滑。

西医诊断 功能性消化不良。

中医辨证 脾胃虚寒,肝气上逆。

治则 温脾疏肝。

方药 砂仁15g 公丁香10g 柿蒂15g 干姜10g 广木香10g 紫苏15g 柴胡20g 川朴15g 枳壳15g 乌药15g 槟榔15g 甘草10g

水煎服,每日1剂,日二次服。

二诊 2月6日。呃逆大轻,气体能下行,肠鸣亦大好,食后胀满亦明显好转,矢气甚多,大便通畅,继以上方治疗。此病人经三次复诊共服21剂痊愈。

按 用过中药疏肝顺气,如柴胡疏肝饮等,皆未收效,其因只知疏肝不知温脾胃,则不能取效。此类呃逆必以温脾胃通阳降逆,使肝气疏,胃气下降,则病可除。代表方为《济生》柿蒂汤,方用丁香、柿蒂、生姜以温胃散寒止呃逆,并酌加柴胡、枳壳、厚朴、乌药、紫苏等疏肝行气之品。温补脾胃与疏理肝气并施,以收全效。

验案 2 温脾疏肝法治疗脾胃虚寒

王某,男,37 岁。

初诊 2003 年 4 月 6 日。患胃脘膨胀,气逆上冲胸膺,呃逆频繁不止,自述胃脘及胸部胀满难忍,大便溏,舌苔白润,脉象沉。

西医诊断 功能性消化不良。

中医辨证 脾胃虚寒,肝气上逆。

治则 温脾健胃,疏肝降逆。

方药 党参 15g 白术 20g 茯苓 20g 甘草 15g 公丁香 10g 砂仁 15g 半夏 15g 陈皮 15g 柿蒂 15g 生姜 15g 枳壳 10g 紫苏 15g 薤白 15g 扁豆 15g

水煎服,每日 1 剂,日二次服。

二诊 4 月 17 日。服上方 10 剂,胃脘及胸满均消除,呃逆气上冲均愈,大便亦转成条状,脉象沉滑,舌润口和,病人带前药 10 剂返回从而痊愈。

按 以上病例,皆属脾虚肝气上逆,前案大便稍秘,说明脾虚不甚,以肝气上逆为主,故以理气降逆为主,辅以温脾胃;后者呃逆胀满兼大便溏,证明脾胃虚寒为主,气上逆为辅,故用六君子汤健脾和胃为主,辅以公丁香、柿蒂、生姜、半夏、紫苏以温中降逆,二者虽同属脾虚肝气上逆,但却同中有异,用药有同有异,方能切中病机。

温补脾肾法

本法适用于脾肾阳虚证。多由久病、久泻或水邪久停所致。临床见食少腹胀,久泻不止或五更泄泻等,腰膝酸软,骨痿无力,畏寒肢冷,小便清长,舌淡苔白,脉沉无力。

验案 1 温补脾肾法治疗甲状腺功能低下

刘某,男,53 岁。

初诊 1998 年 3 月 25 日。本病人全身肿胀(黏液性水肿),半年余,经北京某医院诊断"甲状腺功能低下症",历经中西药治疗效不佳。周身沉重难支,有僵硬感,神疲倦怠,乏力自汗,嗜睡,头眩晕,手足厥冷,面浮色白,舌苔白厚,质紫暗,脉象沉。查 T_3 0.71mg/ml(1.3mg/ml),T_4 2.6mg/ml(10.3mg/ml),TSH 49.6mg/ml(0.4mg/ml)。

西医诊断 甲状腺功能低下。

中医辨证 脾肾阳虚,血脉瘀阻。

治则 温补脾肾,活血化瘀。

方药 附子 15g 红参 15g 云苓 20g 白术 20g 白芍 20g 赤芍 20g 桃仁 20g 红花 15g 丹参 20g 益母草 20g 丹皮 15g 麦冬 15g 五味子 15g

水煎服,每日 1 剂,日二次服。

二诊 4 月 1 日。服上方 7 剂,浮肿明显减退,周身感疏松濡软,精神大好,眩晕嗜睡、四肢厥冷均明显减轻,病情大有转机。于上方加防己 20g、防风 15g、车前子 15g。

三诊 4 月 8 日。服上方 7 剂,浮肿全消,全身疏松有力,已无僵硬感,四肢转温,舌苔转薄,质稍紫,脉象沉有力,宗上方不变继服。

四诊 4月23日。继服上方14剂,肿全消,全身有力,已不嗜睡,诸症皆除,查 T₃ 1.3mg/ml,T₄ 4.10mg/ml,TSH 12.2mg/ml,嘱其继服若干剂以善后,此人带药方回家,又继续服药15剂已痊愈,随访远期疗效巩固未复发。

按 该患者经北京某医院确诊"甲状腺功能低下症",曾服用甲状腺素片效不显,据其浮肿,畏寒,嗜睡,乏力,头晕面白,眼睑肿,脉象沉,舌胖大,苔厚等一系列证候,诊断为"阴水",辨证为脾肾阳虚运化功能减弱,水湿蕴蓄,血运瘀阻。治以温补脾肾之阳气,以化水湿,辅以活血化瘀,改善气血之运行,方用真武汤、附子汤为主,加丹参、赤芍、益母草、桃仁、红花活血化瘀,佐以麦冬、五味子滋阴敛阴,防止术、附刚燥伤阴,连服40余剂而愈,且远期疗效巩固。张琪教授曾用此方治愈数人,凡见上述脉证用之皆获良效。

验案2 温补脾肾法治疗结肠炎

刘某,男,18岁。

此患者自外地来哈尔滨就医,据其父述自幼即腹泻,经某医院诊断结肠炎、胃下垂。

初诊 1994年9月3日。每晨必泻,日2~3次,无腹痛,下泻逐渐加重,饮食不当即泻,饮水多亦泻,泻呈溏便,身体极瘦,体力不支,面色萎黄,舌光红苔少津,脉弦数。

西医诊断 结肠炎、胃下垂。

中医辨证 脾肾阳虚。

治则 温肾健脾,收敛固脱。

方药 白术20g 山药20g 益智15g 肉蔻15g 故纸15g 附子10g 诃子25g 米壳10g 炮姜10g 乌梅20g 白芍20g 赤石脂30g 川连10g 甘草15g

水煎服,每日1剂,日二次服。

二诊 10月14日。服药14剂,经过如下:初服药效较明显,七、八天大便基本恢复正常,近几天又每日1~2次,便稀,足踝肿,舌红,苔薄,脉细数。宜前方化裁。

方药 白术20g 山药20g 诃子20g 赤石脂30g 炮姜10g 米壳15g 肉蔻20g 乌梅20g 故纸15g 五味15g 白芍20g 川连10g 黄芪30g 防风10g 升麻15g 甘草10g

三诊 11月11日。服上方20余剂,病基本痊愈,大便日1次已成形不稀,曾吃猪肉数次亦未泻,食欲增进,体力增强,体重增4kg,舌红转润,薄苔,脉象弦缓,嘱停药观察。1996年5月来哈尔滨复诊一切正常,从而痊愈,体重增5kg。

按 本案诊断为滑泻,以不能禁固,旷日持久,体瘦不支,属脾虚失运,命火式微,不能为中宫蒸腐水谷,故用补火暖肾温脾之附子、炮姜、故纸、益智仁;健脾除湿之白术、山药、肉蔻;温肾补脾为治本,然日久滑泄,又须涩以固脱,故用赤石脂、米壳、诃子肉;脾肾阳虚日久,阳损及阴,故见舌红,脉数,又辅以乌梅、白芍、五味子以敛阴,初服有效,仍不根除,乃脾气下陷之故,二诊加入黄芪、防风、升麻益脾气升清阳,连服而愈。

第四章 从肺论治

肺居胸中,上连气道,开窍于鼻,外合皮毛。肺的主要生理功能是主气司呼吸,主行水,朝百脉,主治节。肺气以宣发肃降为基本运行形式。肺在五脏六腑中位置最高,覆盖诸脏,故有"华盖"之称。肺叶娇嫩,不耐寒热燥湿诸邪之侵;肺又上通鼻窍,外合皮毛,与自然界息息相通,易受外邪侵袭,故有"娇脏"之称。肺在体合皮,其华在毛,在窍为鼻,在志为悲(忧),在液为涕。手太阴肺经与手阳明大肠经相互属络于肺与大肠,相为表里。肺在五行中属金,为阳中之阴,与自然界秋气相通应。

肺主气司呼吸包括主呼吸之气和主一身之气两个方面。《素问·五藏生成》说:"诸气者,皆属于肺。"肺主呼吸之气,是指肺是气体交换的场所。肺主呼吸的功能,实际上是肺气的宣发与肃降作用在气体交换过程中的具体表现。肺气失宣或肺气失降,临床都有呼吸异常的表现,但临床表现有所不同。若是因外感引动内饮,阻塞气道,肺气失宣,多为胸闷气急或发为哮喘;若是因肝火上炎,耗伤肺阴,肺失肃降,多致喘咳气逆。肺主一身之气,是指肺有主司一身之气的生成和运行的作用。肺主一身之气的生成,体现于宗气的生成。宗气是一身之气的重要组成部分,宗气的生成关系着一身之气的盛衰,因而肺的呼吸功能健全与否,不仅影响着宗气的生成,也影响着一身之气的盛衰。肺主一身之气的运行,体现于对全身气机的调节作用。肺有节律的呼吸,对全身之气的升降出入运动起着重要的调节作用。肺的呼吸失常,不仅影响宗气的生成及一身之气的生成,导致一身之气不足,即所谓"气虚",出现少气不足以息、声低气怯、肢倦乏力等症,并且影响一身之气的运行,导致各脏腑经络之气的升降出入运动失调。

肺主行水,是指肺气的宣发肃降作用推动和调节全身水液的输布和排泄。《素问·经脉别论》称作"通调水道",又称"肺主行水"。又因为肺为华盖,在五脏六腑中位置最高,参与调节全身的水液代谢,故清·汪昂《医方集解》称"肺为水之上源"。外邪袭肺,肺失宣发,可致水液向上向外输布失常,出现无汗、全身水肿等症。内伤及肺,肺失肃降,可致水液不能下输其他脏腑,浊液不能下行至肾或膀胱,出现咳逆上气,小便不利,或水肿。肺气行水功能失常,导致脾转输到肺的水液不能正常布散,聚而为痰饮水湿;水饮蕴积肺中,阻塞气道,则影响气体交换,一般都有咳喘痰多的表现,甚则不能平卧。病情进一步发展,可致全身水肿,并能影响他脏的功能。临床上对水液输布失常的痰饮、水肿等病证,可用"宣肺利水"和"降气利水"的方法进行治疗。

肺朝百脉,是指全身的血液都通过百脉流经于肺,经肺的呼吸,进行体内外清浊之气的交换,然后再通过肺气宣降作用,将富有清气的血液通过百脉输送到全身。肺通过呼吸运动,调节全身气机,从而促进血液运行。同时,肺气充沛,宗气旺盛,气机调畅,则血运正常。若肺气虚弱或壅塞,不能助心行血,则可导致心血运行不畅,甚至血脉瘀滞,出现心悸胸闷,唇青舌紫等症;反之,心气虚衰或心阳不振,心血运行不畅,也能影响肺气的宣通,出现咳嗽、气喘等症。

可见肺气具有治理调节肺之呼吸及全身之气、血、水的作用。《素问·灵兰秘典论》说:"肺者,相傅之官,治节出焉。"肺主治节的生理作用主要表现在四个方面:一是治理调节呼吸运动:肺气的宣发与肃降作用协调,维持通畅均匀的呼吸,使体内外气体得以正常交换。二是调理全身气机:通过呼吸运动,调节一身之气的升降出入,保持全身气机调畅。三是治理调节血液的运行:通过肺朝百脉和气的升降出入运动,辅佐心脏,推动和调节血液的运行。四是治理调节津液代谢:通过肺气的宣发与肃降,治理和调节全身水液的输布与排泄。

肺与其他脏腑有密切关系。心肺同居上焦,心主血而肺主气,心主行血而肺主呼吸。肺与心的关系,主要表现在血液运行与呼吸吐纳之间的协同调节关系。在病理上,若肺气虚弱,行血无力或肺失宣肃,肺气壅塞,可影响心的行血功能,易致心血瘀阻;反之,若心气不足,心阳不振,血行不畅,也可影响肺的呼吸功能,导致胸闷、咳喘等症。

肺与脾关系密切。肺司呼吸而摄纳清气,脾主运化而化生谷气;肺主行水,脾主运化水液。肺与脾的关系,主要表现在气的生成与水液代谢两个方面。在病理上,肺气虚累及脾,脾气虚影响肺,终致肺脾两虚之候。在水液代谢方面,若脾失健运,水液不化,聚湿生痰,为饮为肿,影响及肺则失其宣降而痰嗽喘咳。

肺与肝的生理联系,主要体现在人体气机升降的调节方面。病理状态下,肝肺病变可相互影响。如肝郁化火,或肝气上逆,肝火上炎,可耗伤肺阴,使肺气不得肃降,而出现咳嗽、胸痛、咯血等肝火犯肺证。另一方面,肺失清肃,燥热内盛,也可伤及肝阴,致肝阳亢逆,而出现头痛、易怒、胁肋胀痛等肺病及肝之候。

肺与肾的关系,主要表现在水液代谢、呼吸运动及阴阳互资三个方面。肺肾之气的协同作用,保证了体内水液输布与排泄的正常。病理上,因肺肾功能失调而致水液代谢障碍出现水肿。在人体呼吸运动中,肺气肃降,有利于肾的纳气;肾精肾气充足,纳摄有权,也有利于肺气之肃降。如肺气久虚,肃降失司,与肾气不足,摄纳无权,往往互为影响,以致出现气短喘促,呼吸表浅,呼多吸少等肾不纳气的病理变化。肺肾阴阳,相互资生。肺阴不足与肾阴不足,既可同时并见,亦可互为因果,最终导致肺肾阴虚内热之候。肾阳为诸阳之根,能资助肺阳,共同温暖肺阴及肺津,推动津液输布,则痰饮不生,咳喘不作。老年久病痰饮喘咳,多属肺肾阳虚。

肺与形、窍、志、液、时的关系。肺在体合皮,其华在毛。肺与皮毛相合,是指肺与皮毛的相互为用关系。肺对皮毛的作用,主要有二:①肺气宣发,宣散卫气于皮毛,发挥卫气的温分肉,充皮肤,肥腠理,司开阖及防御外邪侵袭的作用;②肺气宣发,输精于皮毛,即将津液和部分水谷之精向上向外布散于全身皮毛肌腠以滋养之,使之红润光泽。若肺精亏、肺气虚,既可致卫表不固而见自汗或易感冒,又可因皮毛失濡而见枯槁不泽。皮毛对肺的作用,也主要有二:①皮毛能宣散肺气,以调节呼吸。汗孔不仅是排泄汗液之门户,而且也是随着肺的宣发和肃降进行体内外气体交换的部位。②皮毛受邪,可内舍于肺。如寒邪客表,卫气被郁遏,可见恶寒发热、头身疼痛、无汗、脉紧等症,若伴有咳喘等症,则表示病邪已伤及肺脏。故治疗外感表证时,解表与宣肺常同时并用。肺在窍为鼻。鼻为呼吸之气出入的通道,与肺直接相连,所以称鼻为肺之窍。鼻的通气和嗅觉功能,都必须依赖肺气的宣发作用。肺气宣畅,则鼻窍通利,呼吸平稳,嗅觉灵敏;肺失宣发,则鼻塞不通,呼吸不利,嗅觉亦差。临床上常把鼻的异常变化作为诊断肺病的依据之一,而治疗鼻塞流涕、嗅觉失常等病证,又多用辛散宣肺之法。肺在志为忧(悲)。悲忧皆为人体正常的情绪变化或情感反映,由肺精、肺气所化生,是肺精、肺气生理功能的表现形式。过度悲哀或过度忧伤,则属不良的情志变化,对人体的影响主要是损伤肺精、肺气,或导致肺气的宣降运动失调。悲伤过度,可出现呼吸气短等肺气不足的现象。反之,肺精气虚衰或肺气宣降失调时,机体对外来非良性刺激的耐受能力下降,易于产生悲忧的情绪变化。肺在液为涕。鼻涕由肺精所化,由肺气的宣发作用布散于鼻窍。肺精、肺气的作用是否正常,亦能从涕的变化中得以反映。如肺精、肺气充足,则鼻涕润泽鼻窍而不外流。若寒邪袭肺,肺气失宣,肺之精津被寒邪所凝而不化,则鼻流清涕;肺热壅盛,则可见喘咳上气,流涕黄浊;若燥邪犯肺,则又可见鼻干而痛。肺与秋气相通应。人体肺脏主清肃下行,为阳中之阴,同气相求,故与秋气相应。秋季之肃杀,是对夏气生长太过的削减;肺气之肃降,是对心火上炎太过的制约。肺与秋气相通,故肺金之气应秋而旺,肺的制约和收敛功能强盛。治疗肺病时,秋季不可过分发散肺气,而应顺其敛降之性。此外,秋季气候多清凉干燥,而肺为清虚之脏,喜润恶燥,故秋季易见肺燥之证,临床常见干咳无痰、口鼻干燥、皮肤干裂等症。

肺与大肠的生理联系,主要体现在肺气肃降与大肠传导功能之间的相互为用关系。肺与大肠在病变时亦可相互影响。肺气壅塞,失于肃降,气不下行,津不下达,可引起腑气不通,肠燥便秘。若大肠实热,传导不畅,腑气阻滞,也可影响到肺的宣降,出现胸满咳喘。

肺的病证主要有虚、实两大方面,虚为肺气、肺阴亏虚,实指外邪或痰饮等袭肺。故肺病治法一方面为补肺之气阴,一方面为祛留滞之邪。但其治必须合于肺之宣发、肃降之特性,可谓治肺用药之关键。

宣肺解表法

本法用于外邪袭表,肺失宣降所引起的病证。肺合皮毛,具宣发肃降之功能。若风寒外袭或温邪上受,侵袭于肺卫,肺失宣降,则咳喘诸症随之而生。风寒外感临床可见恶寒身痛、咳嗽喘促、苔白滑、脉浮紧;风热外感临床表现为发热甚、微恶寒、咽痛、舌尖红、苔薄少津、脉浮数等。

验案 辛凉解表法治疗肺炎

修某,女,17岁。1980年3月15日初诊。以高热不退而入某院,经检查确诊为大叶性肺炎,胸片右肺上叶有片状均匀阴影,血常规:白细胞$19×10^9$/L,中性粒细胞0.80。体温39.5℃,开始恶寒后即发热,如此交替出现,连续7天高热不退。听诊右肺上叶有大量水泡音,经用抗生素一直不能退热。

初诊 1980年3月15日。发热,无汗,面赤,胸满闷,气短喘促,咳嗽痰稠黏呈铁锈色,肢倦,口苦不思食,舌苔黄燥,脉象洪数。

西医诊断 大叶性肺炎。

中医辨证 温邪犯肺,肺失清肃。

治则 宣肺解表、清热定喘。

方药 麻杏石甘汤加减:

麻黄10g 薄荷15g 生石膏75g 甘草10g 麦冬15g 玄参15g 黄芩15g 杏仁15g

水煎服,每日1剂,日二次服。

二诊 3月18日。服上方2剂,周身汗出,发热已退,体温36.8℃,食纳好转,咳喘减轻,痰量较少,铁锈色变浅,仍胸闷短气,舌苔转淡黄稍润,脉见滑象。此表邪解、热邪渐清,但热邪伤阴而肺阴亏,宜养阴清肺润燥之剂。

方药 麦冬15g 玄参25g 沙参20g 生地25g 桔梗15g 甘草10g

水煎服,每日1剂,日二次服。

三诊 3月22日。服药3剂,咳嗽大减,痰量已少,质较稀薄色白,舌润脉滑,仍胸满微咳,听诊右肺上叶水泡音已消失,后守法稍事调治而愈。

按 六淫邪气外袭,肺合皮毛,外邪侵袭,首先犯肺,肺气不宣,清肃失常而致咳嗽上气。外邪为风温者,治宜辛凉宣肺,方用桑菊饮或银翘散加前胡、芦根、杏仁、牛蒡子,遵"上焦如羽,非轻不举"之意,治疗效果甚佳。黑龙江省地处东北边陲,外感病风寒者居多,风温者则相对少。但张琪教授观察临床所见大多属"冬应寒而反温"、"至而不至",发为温病,表现为壮热口渴、咳嗽喘满、舌尖红苔白少津、脉浮数,治宜辛凉解表。

如兼喘者,因麻黄发表宣肺透邪之功非他药所能及,故以麻黄宣肺为佳,但麻黄辛温,于温邪不宜,则配伍生石膏则化辛温为辛凉。且必须注意麻黄与石膏的配伍比例,一般石膏剂量要大于麻黄

5～10倍,方能达到宣肺清热之目的。《伤寒论》麻杏石甘汤为治本病之效方。张琪教授常以此方加川贝、鱼腥草、黄芩、银花,治疗上呼吸道感染及肺炎,尤以小儿肺炎屡获良效,此方取名为加味麻杏石甘汤,其方组成如下:麻黄10g、杏仁15g、生石膏50～100g、鱼腥草30g、牛蒡子15g、黄芩10g、川贝10g、银花30g、桔梗10g、甘草10g。如见舌红少津,为肺阴亏耗,宜于方中加沙参、麦冬、玉竹、生地。石膏为质重之药,似与轻清宣透相悖,吴鞠通谓表不解者不可与也,但据张琪教授临床经验,石膏与麻黄合用,不仅不能遏制邪气外出,反而有解肌透表之功,尤其肺热甚者非此药不能收功,服药后汗出溱溱邪解,发热随之而退,屡屡收效。1994年张琪教授曾治一例极危重肺结核并发感染,重用石膏200g,连续用之使病人转危为安,石膏剂量可随病人年龄体质不同而变化。

另《医学衷中参西录》治温病载清解汤,治温病初得头痛、周身骨节酸痛、肌肤壮热、背微恶寒、无汗、脉浮滑者,用薄荷叶20g、蝉蜕15g、生石膏30g、甘草7.5g。张琪教授此方用之甚多,治温病发热,温邪在表,以薄荷叶、蝉蜕宣散在表之邪,石膏清里热,其疗效颇为显著。此方适用于温邪在表无咳喘者。

解表化饮法

验案1 宣肺解表、化饮清热法治疗慢性支气管炎

赵某,男,53岁,干部。病人形体肥胖,夙有咳喘病。于1982年12月28日突然发热,体温39.1℃,恶寒、咳嗽。给予抗生素治疗效果不显。

初诊 1983年1月5日。发热(体温38.7℃),恶寒,肢节酸痛,烦躁无汗,咳嗽,吐痰泡沫状,兼有黏液痰,气喘不得卧,舌尖赤、苔白少津,脉浮而滑数。

西医诊断 慢性支气管炎。

中医辨证 表寒里饮挟有热邪。

治则 解表宣肺,化饮清热。

方药 小青龙加石膏汤:

麻黄10g 生石膏75g 干姜7.5g 细辛5g 五味子10g 桂枝15g 白芍10g 半夏15g 甘草7.5g

水煎服,每日1剂,日二次服。

二诊 1月8日。服药3剂,周身微汗,发热已退,体温36.7℃,烦躁及咳喘皆明显减轻,痰易咯出,但夜间咳嗽影响睡眠,闭目则噩梦纷扰,舌苔转润,脉象滑而有力。此表邪解,里热势减,仍尚有余热,肺气失于宣发肃降,改用小柴胡加味以达其上焦通、津液下、胃气和之效。

方药 柴胡15g 半夏15g 黄芩15g 党参15g 甘草7.5g 薄荷10g 紫苏15g 杏仁15g 桔梗15g 川贝15g 鲜姜10g 红枣4个

水煎服,每日1剂,日二次服。

三诊 1月11日。服上方4剂,喘嗽大减。夜不能眠,闭目即惊醒,恶闻声音,稍一接触即惊烦难以控制,时有谵语,短气心悸,食不知味,舌边尖赤,苔白。此为前证已愈,现心气不足、肝胆湿热蕴结、神失所藏,以柴胡加龙骨牡蛎汤调治而愈。

按 表寒里饮之咳嗽,痰呈泡沫清稀,甚则气喘不得卧。外有表证,发热恶寒,肢体酸楚,舌白苔润,脉浮滑等。多见于慢性支气管炎、肺气肿病人复感外邪,小青龙汤解表化饮止咳为最佳首选方药,药后得汗而诸症缓解。前贤张锡纯盛赞此方,张氏用此方独有会心,服小青龙汤后喘证复发不巩

固者,正气不敛也,用生龙骨、生牡蛎敛正气,半夏、苏子降气定喘以防复发。

其病程长、缠绵难愈,且易并发感染而使病情加重。中医辨证多属表寒里饮夹有热邪,治宜宣肺解表、化饮清热法,有较好疗效。张琪教授治此类病人甚多,凡有外寒里饮挟热致肺失宣降之证,予小青龙加石膏汤每能获效。

表寒里饮之咳嗽,痰呈泡沫清稀,甚则气喘不得卧。外有表证,发热恶寒,肢体酸楚,舌白苔润,脉浮滑等。多见于慢性支气管炎、肺气肿病人复感外邪,小青龙汤解表化饮止咳为最佳首选方药,药后得汗而诸症缓解。小青龙汤为治外寒内饮的有效方剂,辨证时必须注意饮的特点多为泡沫样痰。方中麻黄、桂枝、细辛、干姜皆散寒化饮之品,五味、白芍具敛阴之效。辛温宣散辅以酸敛方不致伤阴,且一散一敛,前人谓一开一阖,合于肺性,具有相反相成之意。

寒邪外束,饮邪内动,每易化热,而现痰黄稠黏、烦躁、舌红脉数等热象,故常加石膏以清邪热,否则麻、桂、姜、辛一派辛温之剂必格拒不受,或致病从阳化热。诚如仲景所说:"肺胀,咳而上气,烦躁而喘,脉浮者,心下有水,小青龙加石膏汤主之。"从临床观察慢性气管炎、肺气肿日久,极易合并感染而出现热象,故本方加石膏之机会亦较多。石膏的用量可随热邪的轻重程度而增减,一般用量为30~75g,热盛可用至100~150g,总以药能胜病为原则。

验案2 辛温解表、宣肺化饮法治疗肺炎

王某,男,9岁。

初诊 1994年10月22日。病人素体肥胖,近日感冒发热10余日不退,咳嗽,喘憋,经某医院用退热药及先锋霉素热不退,咳嗽气喘加重,痰清稀泡沫状,呼吸痰鸣如水鸡声,两肺听诊有湿性啰音。曾用安宫牛黄丸口服、双黄连静点,热仍不退,体温38.5℃左右,面色青,手足凉,腹胀便溏,舌润苔滑,脉数,稍久则指下无力。

西医诊断 肺炎。

中医辨证 外寒里饮无热证。

治则 辛温解表,宣肺化饮。

方药 加味射干麻黄汤:

射干10g 麻黄10g 细辛5g 生姜10g 五味子10g 冬花10g 紫菀10g 半夏10g 桂枝7g 白前5g 甘草5g

水煎服,每日1剂,日二次服。

二诊 10月24日。连用上方2剂,汗出热退,体温37.2℃,咳嗽气喘及喉中痰鸣音俱大减,唯舌尖红,口中干,此辛温有化热之象,宜上方加黄芩5g、寸冬10g。

三诊 10月27日。继服上方3剂,体温36.7℃,咳嗽喘息基本消失,喉中尚有少许痰鸣音,继续调治而愈。

按 对病毒性肺炎及肺感染一类疾病,必须分清风寒与风温表证,更应辨识里热或里寒,切忌一遇病毒类疾患即投银花、连翘、桑叶、芦根、大青叶等所谓抗病毒之药,或安宫牛黄丸辛凉之剂,或黄芩、黄连、石膏清热之药。果系风热肺热,寒药辛凉解表、清热,固当应用,若系风寒闭阻,肺气不宣,滥用安宫牛黄丸、羚羊角、黄芩、黄连、石膏之类,必促使病情加重。此类肺炎临床表现除咳嗽气喘痰声辘辘外,亦有发热恶寒表证,痰清稀泡沫,面色青,手足凉,腹胀便溏等症,发热为表邪不解所致,并非里热,用小青龙汤与射干麻黄汤两方化裁,命名为加味射干麻黄汤:射干10g、麻黄10g、细辛5g、干姜10g、半夏10g、五味子10g、冬花10g、紫菀15g、桂枝10g、苏子10g、生姜10g。本病例为外感风寒,痰湿蕴肺,气闭不宣而致外寒里饮无热证。治宜辛温解表、宣肺化饮,药后汗出发热即退,咳喘亦随之而除。张琪教授用此方治疗小儿病毒性肺炎见上述证候,辨证属肺脾寒饮者,此方具有卓效,所以

不能一见肺炎即投寒凉清热之剂,曾见不少因过服寒凉之剂而转为脾肺虚寒者,咳嗽气喘、腹胀便溏,由轻转重,甚至转危,极应注意。

验案3　宣肺化饮、补肾摄纳法治疗哮喘

孟某,男,67岁。素有慢性支气管炎、肺气肿。入冬后感冒发作,喉中痰鸣音甚剧,咳嗽气喘不能平卧,发热,曾用青霉素、先锋霉素静脉滴注发热退,但仍咳嗽,气喘不能平卧,呈端坐呼吸,痰呈泡沫状,听诊两肺中下野湿性啰音,舌润苔白,脉滑。

西医诊断　支气管哮喘。

中医辨证　外感风寒,痰湿蕴肺,肾不纳气而致肺肾虚寒痰饮证。

治则　宣肺化饮,补肾摄纳。

方药　自拟加味小青龙汤:

麻黄10g　细辛5g　干姜5g　半夏10g　五味子10g　桂枝10g　白芍10g　甘草10g　熟地25g　仙灵脾15g　枸杞子15g　肉苁蓉10g

水煎服,每日1剂,日二次服。

服药6剂后,咳嗽明显好转,夜间已能平卧,但后半夜仍气喘咳嗽,喉中有痰鸣音,采用射干麻黄汤加熟地、山萸肉、仙灵脾、核桃1个捣碎,水煎服。继服10剂,痰鸣音及两肺啰音均消除而缓解。后继服补肾之药以增强肾气调治,远期追踪1993年及1994年均未发作,体力增强,从而痊愈。

按　外感咳嗽宜宣肺止咳,痰热咳嗽应清热化痰,二者均忌用补涩之药,前贤徐灵胎、喻嘉言皆有论述。徐灵胎在《慎疾刍言》中说:"咳嗽由于风寒入肺,肺为娇脏,一时误投,即能受害。若用熟地、萸肉、麦冬、五味等滋腻酸收之品,补住外邪,必至咯血、失音、喉癣、肛痈、喘急、寒热,近者半年,远者三年无有不死。"外感咳嗽及痰热不宜用滋补酸敛之品,固然无可非议,但如果病人素体虚弱,肺肾不足,感受外邪而咳嗽喘急,不用益肺肾之品而只用宣散之剂,实难以祛疾。张琪教授在临床用散补并施法治疗甚多,如本病例患者素有痰饮病,复感外寒,咳嗽喘急,不能平卧,腰酸,小便频,甚则遗尿。此为外感风寒,痰湿蕴肺,肾不纳气而致肺肾虚寒痰饮证。即肾虚而寒邪袭肺,投以小青龙汤加熟地等补肾之品,连服6剂,咳喘气急俱大减,调治而瘥。可见徐氏所论乃一般性原则,还须结合具体情况而灵活对待。

慢性气管炎、肺气肿属痰饮病,小青龙汤治表寒里饮证可获得缓解,如属新感可以痊愈,如属痰饮宿疾喘证则不易根治,多遇寒即发。张琪教授治疗此类病多用补肾之药以巩固之,肾中元阴元阳为气之根,张景岳有金水六君煎,用熟地、当归与二陈汤配伍,治肺肾虚寒,水泛为痰之咳嗽喘急,其意用小青龙汤治疗痰饮咳喘、呕逆、小便不利时,加熟地、苁蓉、仙灵脾、枸杞子以助肾中元阴元阳,如恶寒手足逆冷、小便清频,加附子、肉桂常取得良好疗效。但本方用量宜小为适合,若用量大如细辛、干姜、麻黄、桂枝等辛热之品易化热伤阴。

喘证分虚实两类,虚则属于肾,实则属于肺,或因风寒外袭,或因痰热内壅,或因水饮蕴蓄,自有方书可查,只要辨证准确,治疗多能获效。张琪教授临床观察此病多见肺实肾虚,虚实夹杂证候,治疗颇为棘手,必须肺肾虚实兼顾方能取效。如属风寒之邪袭肺,肺气不宣,肾气虚不摄纳,上实下虚而喘,宜用麻黄、细辛、款冬花与熟地、山萸肉、枸杞、女贞子、五味子配伍合用;兼肺热者加黄芩、沙参、桑皮、鱼腥草等,或麻杏石甘汤与都气丸合用亦可。亦有肺阳虚,寒饮不化,肾阳虚,腰酸痛、尿频、下肢肿者,张琪教授常用小青龙汤与八味都气丸温肾助阳取效甚佳。1992年治一青年哮喘,每至冬季即加重,一连3年经中西药治疗均无显效,发作时喘息抬肩,面目虚浮,畏寒肢冷,小便频,舌苔白,脉沉弱,张琪教授用八味地黄汤,温肾助阳纳气,合麻黄、细辛、干姜、五味子、款冬、紫菀、苏子宣肺化饮止咳,上下兼顾,连服70余剂,已无畏寒腰痛诸症,基本不喘,偶有过劳,仍小有发作,后按

此方配制丸药嘱其坚持久服。1993年冬季仅发作1次甚轻,1994年入冬至春季未发作,身体健壮,体重增加4kg,竟获康复。

宣肺利水法

本法用于外感风寒,肺气失宣,通调失职而水溢高原。肺主宣发肃降,通调水道,下输膀胱。若肺的宣发肃降功能失调,水道失调,水湿泛滥,则小便不利发生水肿。《金匮要略》谓之风水。临床表现为水肿以头面肿甚,身体疼重或酸沉,胸满气促咳嗽,小便不利,舌苔白腻,脉滑等。

验案1 疏风宣肺、解表利水法治疗肾病综合征

5岁小儿,患肾病综合征半年余,全身高度浮肿,尿蛋白(4+),颗粒管型(+),血浆总蛋白35g/L,球白比例倒置,胆固醇9.62mmol/L,曾用泼尼松等效不显,遂入本院求治于中医。症见:病人面㿠白,高度浮肿,胸满咳喘,病儿哭啼不让诊脉,以手触其上下肢则哭啼益甚,舌苔白滑。

西医诊断 肾病综合征。

中医辨证 风寒袭表,肺气失宣,水道不利而致水肿。

治则 疏风宣肺、解表利水。

方药 仿《金匮要略》越婢加术汤自拟宣肺利水汤:

麻黄7g 桂枝5g 生石膏20g 杏仁7g 桔梗5g 川贝5g 苍术7g 玉米须20g 翠衣20g 木通5g 滑石10g 泽泻5g 甘草5g

水煎服,每日一剂,日二次服。

服药3剂后,小便增至1000ml,咳喘浮肿皆减轻。继用上方化裁服至15剂,小便增至2500ml,浮肿基本消退,尿蛋白(2+),其余皆阴,继以益气清热利湿法治之,至尿蛋白+而出院。

按 此案为风水,其特征为全身酸痛,以儿童不能口述病情之故,从手不敢近可以判定为风寒袭表,肺气失宣,水道不利而致肿。本证是由外邪袭表及肺所致,常伴有表证及肺气不宣症状,如身痛、肢体酸沉、恶寒发热、头痛脉浮等表证及咳嗽、喘促、胸满、气逆等肺气不宣症状。治以疏风宣肺、解表利水法。张琪教授仿《金匮要略》越婢加术汤之意自拟宣肺利水汤,麻黄15g、生石膏50g、甘草10g、苍术15g、杏仁15g、鲜姜15g、玉米须50g、西瓜翠衣50g、滑石20g、木通15g、红枣3个,水煎服。方用麻黄宣肺,石膏清热,杏仁利肺气,苍术燥湿,鲜姜宣发,玉米须、西瓜翠衣、滑石、木通利水清热,协助麻黄、石膏宣发肃降、通利水道。用于治疗风水,包括急慢性肾小球肾炎之水肿,效果甚佳,药后尿量增多,水肿随之消退。本病例在上方基础上加桂枝,以全身酸痛为水湿在表,用桂枝通阳除湿,加川贝、桔梗协助杏仁开肺利气,以加强其宣发通调之功能。

验案2 宣肺理脾、温肾利水法治疗肾病综合征

孙某,女,35岁,工人。

初诊 1987年4月20日。发病8个月,全身浮肿,小便200~300ml/d,手足稍冷,全身无力,面㿠畏寒,尿蛋白(4+),颗粒管型1~3,血浆蛋白44g/L,白蛋白27g/L,球蛋白17g/L,舌苔白滑,脉沉。曾服中西药无效,特来求治。

西医诊断 肾病综合征。

中医辨证 肺气不宣、脾肾阳虚而致水肿,属阴水。

治则 宣肺理脾、温肾利水。

方药 《金匮要略》桂枝去芍药加麻辛附子汤加味：

麻黄 10g　附子 15g　细辛 5g　桂枝 15g　甘草 10g　生姜 15g　红枣 3 个　坤草 30g

水煎服，每日 1 剂，日二次服。

二诊　5 月 23 日。服上方 10 剂，小便增至 1500ml，浮肿大消，全身有力。嘱其继服上方，连服 6 剂，浮肿全消，尿蛋白（+），其余皆阴。嘱其继服若干剂，注意观察，防止感冒，定期复查。7 月 2 日病人之爱人来哈尔滨携带病人近期化验单，尿检蛋白（±），其余皆阴，浮肿全消，食欲正常。

按　急性肾小球肾炎、慢性肾小球肾炎急性发作，或肾病综合征发病时，临床多以水肿为主要症状，水肿常以头面部开始，至周身浮肿，伴有咳嗽、喘息、畏寒，周身肢节酸痛等肺卫之症，辨证为肺气不宣，水湿不得下行而溢于肌表，形成风水之证。此类患者临床常常伴有面色㿠白、小便不利等肾阳虚，开阖失司，水气内停之证。治疗当以宣肺清热、温肾利水法，方用《金匮要略》桂枝去芍药加麻辛附子汤加味。药物组成：麻黄 15g，附子 10g，生石膏 50g，苍术 20g，细辛 7g，桂枝 15g，鲜姜 15g，红枣 5 枚。《金匮要略·水气病脉证并治篇》载桂枝去芍药加麻辛附子汤，治"心下坚，大如盘，边如旋杯，水饮所作"。该方具有宣肺助脾、温肾阳之功能，余用之治水肿小便不利，凡见手足厥冷、畏寒、面㿠、便溏、舌润、脉沉，属于肺气不宣、脾肾阳虚者用之辄效。方中麻黄、细辛、生姜宣肺气、利通调，因多夹有热邪，故用石膏以清热，桂甘姜枣温脾阳助运化，附子温肾阳助开阖，肺脾肾三脏功能协调，则水湿自无留滞之余地。如水肿较重不得卧时，可加葶苈子、冬瓜皮、西瓜皮等以助其利水之功效；如水肿经治缓解而又遇感染，伴有扁桃体肿大充血，水肿加重者，为邪热侵肺，宜加麦冬、黄芩、山豆根、知母等清咽利肺之品。

水肿的治疗宜从肺脾肾入手，辨证必须抓住以何脏为主，何脏为辅，用药方能分清主次。风水水湿不行，关键在肺，也与脾肾有关，故本方是以治肺为主，脾肾为辅，宣肺利水为首选，温脾肾辅之，相辅相成，故能取效。

本案乃肺脾肾同治，以肺为水之上源，肺失通调则水湿泛溢；脾主运化水湿，脾阳虚则运化失司；肾者主水，肾阳衰则开阖失司。故调治肺脾肾，从宣肺温脾肾入手而奏效。临证中，许多慢性肾炎水肿不消之症，多由肺脾肾阳虚，水液代谢失调所致，桂枝去芍药加麻黄细辛附子汤妙在三脏并治，宣肺温脾暖肾并举，水津四布、五精并行，则水液代谢正常而水肿自消。本病例脉症合参，当属阴水，应从脾肺肾论治，宜宣肺理脾、温肾利水法。值得注意的是用本方水肿消退后，蛋白尿及管型亦随之消减，说明蛋白尿、管型与水肿有密切联系。

补肺益气法

本法用于肺气不足，卫外不固，或脾肺气虚、土不生金之证。肺主气，司呼吸，外合皮毛，为一身之藩篱。《灵枢·本神》谓："卫气者，所以温分肉，充皮肤，肥腠理，司开阖者也。"卫气的功能主要依靠肺气的调节宣发，肺气不足，卫外不固，肺气失宣则临床表现全身无力，倦怠，懒言，自汗，咳嗽无力，痰清稀，易于感冒，舌淡，脉弱。

验案 1　补气宣肺、补中寓宣法治疗反复感冒

一美籍华人，应某工厂之邀由旧金山来哈尔滨工作。自述终年感冒不愈，经常鼻流清涕，喷嚏频作，全身倦怠，但尚能坚持工作，总觉周身不舒，在美国曾屡服西药无效。症见气短，微咳，鼻流清涕，舌苔白，脉微弱。

西医诊断　感冒。

中医辨证 肺气不足,不能抵御外邪,肺气失宣。

治则 补气宣肺,补中寓宣。

方药 黄芪 25g 人参 15g 柴胡 15g 桔梗 15g 紫苏 10g 杏仁 10g 陈皮 10g 甘草 10g 生姜 10g 红枣 3 个 半夏 15g

水煎服,每日 1 剂,日二次服。

服药 3 剂,感冒即愈。又投予玉屏风散加人参,具体为黄芪 30g、防风 10g、白术 15g、红参 15g,水煎服。嘱其连服 10 余剂。此人回旧金山 1 年后来信云:服上方后,1 年来从未感冒,十分感激。

按 卫气的功能主要依靠肺气的调节宣发,若肺气不足,则全身无力,倦怠,懒言,自汗,咳嗽无力,痰清稀,易于感冒,舌淡,脉弱。玉屏风散、保元汤、补中益气汤等皆可选用。玉屏风散用于肺气虚、卫外不固之自汗证,保元汤、补中益气汤用于脾肺气虚、土不生金之胸闷、懒言、咳嗽无力、气短等症。

肺气虚弱,不能抗御外邪,则易被邪侵;且气虚无力驱邪,则邪气滞留而病缠绵难愈。治疗此证必须补肺气与宣散邪气合用,补中寓宣,才能提高疗效。玉屏风散中黄芪、白术益肺补气固表,防风祛风除邪,乃补与宣、扶正与祛邪合用之意。

验案 2 补气益肺、调和营卫法治疗产后反复感冒

一人产后感冒,服解表药汗出不止,周身酸痛,恶寒,医见其恶寒以为表邪不解,又投以羌防祛风解表之剂,药后汗出愈甚而恶寒身痛不减,来寓求治,症状如前,气短懒言,舌淡苔白,脉弱。

西医诊断 急性上呼吸道感染。

中医辨证 肺气虚、卫外不固、外邪羁留。

治则 补气益肺,调和营卫。

方药 黄芪 25g 桂枝 15g 白芍 15g 甘草 10g 生姜 10g 红枣 5 个 红参 10g 柴胡 10g

水煎服,每日 1 剂,日二次服。

嘱其药后多饮暖水,使其微汗出。如法服药 3 剂,汗出减少,身痛恶寒减轻。继用上方 6 剂,汗止而身痛恶寒等症皆愈。

按 此方即桂枝汤加黄芪、人参、柴胡,桂枝汤调和营卫,配柴胡以增强解表祛邪之力,黄芪、人参补肺气以固表。此乃扶正与祛邪并施,且取调和营卫之桂枝汤微微汗出以驱邪,旨在祛邪而不伤正,并加人参以增益气之力,诸药合用,恰中病情,故疗效显著。

验案 3 补气益肺法治疗肺虚久咳喘息

一妇女,53 岁,1989 年 12 月初诊。治患肺气肿,喘咳短气,夜不得卧,咳痰清稀色白,舌淡苔白,脉弱。

西医诊断 肺气肿。

中医辨证 肺虚久咳喘息。

治则 补气益肺。

方用《医宗金鉴》人参清肺汤加五味子、紫菀,连服 18 剂,诸症消除而安。

按 《医宗金鉴·删补名医方论》载有人参清肺汤,其方组成为人参、炙甘草、知母、阿胶、地骨皮、桑皮、杏仁、粟壳、乌梅。方用人参、炙草补肺气之虚,知母、阿胶、骨皮滋肺阴,桑皮、杏仁利肺气,粟壳、乌梅敛肺气,补之滋之、利之敛之,用于治疗肺虚久咳、喘促而坐卧不宁效果甚佳。方名清肺实为补肺。张琪教授用此方治疗肺气肿、慢性支气管炎、支气管扩张咯血、肺结核等病,辨证属肺气虚

者,用之皆宜。药后力气渐增,咳嗽、气喘等症亦随之减轻。

滋阴润肺法

本法用于肺阴不足,肺络失养之证。肺为娇脏,喜清润而恶燥。肺主气司呼吸,直接与自然界大气相通,且外合皮毛,开窍于鼻,燥邪多从口鼻而入,故最易损伤肺津,从而影响肺气之宣降,甚或燥伤肺络。或是因久病、大汗及某些热性病过程中的热盛等,伤阴耗津,不足以内溉肺脏及外润腠理孔窍,从而燥邪便由内而生而致肺燥证。临床表现为口干咽燥、干咳无痰、或痰少黏稠、或痰中带血、手足心热、或潮热盗汗、颧红、舌红少津、脉细数或虚数等。

验案　清肺润燥法治疗肺感染

刘某,女,53岁,编辑。发病半年余,初起以胸闷气短发病,两肺有干性啰音,西医诊断肺感染,用环丙沙星及先锋类抗生素治疗,症状无明显好转,时轻时重,反复不愈。

初诊　1997年3月25日。来诊时气喘胸腔干涩,满闷,气憋,仍有干性啰音,舌苔白少津,脉象数有力。

西医诊断　肺感染。

中医辨证　肺燥。

治则　清肺润燥。

方药　仿清燥救肺汤:

沙参20g　麦冬15g　生地15g　芦根30g　玄参15g　五味子15g　枳壳15g　苏子15g　杷叶15g　生石膏50g　杏仁15g　甘草15g

水煎服,每日1剂,日二次服。

二诊　4月1日。服上方7剂后,气喘大减,胸部干涩好转,满闷亦明显减轻,胸觉舒畅,自述为半年来未有之象。鼻干有疖肿,仍时有气喘,呼吸喉中有轻微哮鸣音,舌苔转薄,脉滑。继以清肺润燥之法治疗。

方药　桑叶15g　沙参20g　杷叶15g　生石膏50g　麦冬20g　杏仁15g　甘草15g　玄参20g　生地15g　桔梗15g　川贝15g　花粉15g　苏子15g　枳壳15g　芦根30g

水煎服,每日1剂,日二次服。

三诊　4月10日。服上方7剂,胸满及气喘俱除,仍喉干稍有干咳,继以上方化裁。

方药　麦冬15g　知母15g　川贝15g　沙参20g　玄参15g　杏仁15g　桑叶15g　菊花15g　花粉15g　牛蒡子15g　生石膏50g　芦根30g　枳壳15g　生地15g　甘草15g

水煎服,每日1剂,日二次服。

四诊　4月17日。服药诸症俱除,听诊啰音消失,脉稍有缓象,舌红薄苔,继以上方调治,以善后。

按　本案西医诊断为肺感染,经西药治疗未效,迁延半年余不愈,不能正常工作,曾用过清热解毒之中药亦无效。病人以胸中干涩,气喘为主症,脉数有力,舌白少津,喻嘉言谓:《黄帝内经》"诸气膹郁之属于肺者,属于肺之燥也。"病者胸满气喘,舌干脉数当属肺燥一证,因仿清燥救肺汤之意,清肺润燥治疗而愈。方中以桑叶清宣肺燥,麦冬、生地、沙参、玄参、芦根、石膏等药即能清肺经之热,又能润肺金之燥。如此配合,宣中有清,清中有润。杏仁、枇杷叶利肃肺气,使肺气肃降有权。五味子收敛固涩,益气生津,苏子止咳平喘,甘草益气和中、配土生金、调和诸药。诸药相伍,燥邪得宣,气阴得复。

肺阴亏耗而致咳嗽气喘者,多咳痰黏稠带血,或干咳无痰,气喘,手足心热,或潮热盗汗,舌红少津,脉细数或虚数等为其临床表现特点,治以滋阴润肺法,张琪教授常用药物有百合、沙参、生地黄、玄参、麦冬、天冬、阿胶等。肺阴虚有因火盛刑金而伤阴者,则宜清热养阴润肺,如清燥救肺汤之类;如因肺阴不足、虚热内生者,则宜滋阴润肺或少佐清热之品,用百合固金汤之类;二者虽概属肺阴虚,但其热邪及阴亏程度不同,治法亦应同中有异。张琪教授认为此型咳嗽多见于肺结核,亦有反复肺感染经用消炎药可暂愈,旋又复发,此属肺阴虚不胜外邪,必以滋阴润肺,少佐清宣之剂,使正胜邪祛则愈。

张琪教授治一肺部感染患者,发热20余日不退,中西药抗感染皆不效。邀余会诊,见其舌红、脉细数,咳嗽痰稠,昼轻夜重,诊为肺阴亏耗所致,投以生地20g、沙参20g、玄参20g、麦冬20g、桔梗15g、甘草15g、杏仁15g、川贝15g、芦根50g、玉竹15g,水煎服。连服5剂,咳痰大减,体温由38.5℃降至37.4℃,以此方化裁共服药20余剂,而愈。此属阴虚发热,滋阴润肺而热自退。还有肺部感染无热、听诊长期啰音不消失者,如见舌红少津,脉细数等肺阴虚证,用养阴润肺法治疗皆能收效。小儿肺炎亦常见此证,经用抗生素及清热解毒中药无效,具有肺阴亏表现,用此法每能收功。

张琪教授也曾用此法治疗肺癌。战某,男,76岁。2011年8月15日初诊。肺癌病史4年,化疗4次。现咳嗽,咳白色泡沫痰,鼻流清涕,气喘,胸痛,伴有手足心热,舌干红少苔,脉细数无力。此属肺阴亏虚,痰湿蕴肺证,用清肺润燥,化痰止咳治疗,仿清燥救肺汤,方药:沙参15g、麦冬15g、生地15g、百合15g、桑皮15g、黄芩15g、半夏20g、陈皮15g、紫菀15g、平贝15g、桔梗15g、天花粉15g、瓜蒌仁15g、山药20g、甘草15g。用此方后,咳喘痰涎大减,全身有力,连续治疗而缓解。

佐金平木法

验案　平肝肃肺、滋阴凉血法治疗支气管扩张

徐某,女,35岁。

初诊　1977年5月5日。素有支气管扩张咳痰咯血史,近2周因恚怒大量咯血,每次约300ml,色鲜红,并咳血不止。经用抗生素及止血药等,虽能暂时止血,但旋又发作。每次咳痰必带血,愈咳血量愈多,听诊左肺下叶呼吸音减弱、有湿性啰音。病人心烦易怒,手足心热,胸闷,呼吸不畅,喜太息,咳嗽频作,痰稠黏。

西医诊断　支气管扩张。

中医辨证　肺阴亏耗、肝郁化热、木火刑金。

治则　平肝肃肺,滋阴凉血。

方药　瓜蒌20g　郁金10g　苏子15g　生地25g　玄参20g　麦冬20g　黄芩15g　小蓟30g　茅根50g　藕节20g　甘草10g

水煎服,每日1剂,日二次服。

二诊　5月13日。服上方5剂,咳血已止,仍胸满心烦,手足心热大减,舌红转润,脉象弦滑。以前方加花粉,继服之。

三诊　5月20日。服上方6剂,咳血未作,心烦诸症均减,唯胸背部痛楚不适,舌红苔白,脉弦。此乃肺热清、阴气渐复之兆,但肝气尚欠通畅,气逆则血不宁,仍有咳血之虞。以疏肝理气降逆伍以滋阴凉血之剂。

方药　生赭石30g　苏子15g　郁金15g　柴胡15g　白芍20g　瓜蒌20g　生地20g　麦冬15g　玄参20g　黄芩15g　藕节20g　小蓟30g　甘草10g

水煎服,每日1剂,日二次服。

四诊 5月27日。服上方6剂,胸痛大减,唯胸部灼热,再以养阴润肺之剂6剂,诸症消失。后因生气1次又咳血量较多,心烦,胸闷,气道不畅,脉弦。考虑此病人因屡次发作不能根除,概与久病入络、瘀血阻络、血不循经有关,遂改用活血化瘀、凉血止血法,用血府逐瘀汤加藕节20g、茅根50g、麦冬15g。

五诊 6月24日。用药2剂血即止,连用8剂胸闷大减,身体舒适,为近几个月未见之现象,舌红润,脉弦细,继以清肺养阴之剂,调治而愈。

按 唐容川《血证论》治血大纲分为止血、消瘀、宁血、补虚四法,为治疗血证之圭臬。然出血第一步当止血固崩为正治,如何止之别当细究,如热迫血妄行,不除其热则血不能止;崩漏下血,因脾不统血当重在补脾,气虚不摄则当益气固摄。所以止血应结合病机而论,并非见血止血。结合支气管扩张、肺结核咯血等属肝火犯肺、肺阴不足者,余用滋阴、清肺、平肝、凉血而收效。

此案初用养阴润肺法收效,后以活血化瘀法收功。即唐容川治血症四法中"消瘀法"之体现。唐氏谓:"血止之后,其离经而未吐出者,是谓瘀血,既与好血不相合,反与好血不相能,或壅而成热,或变而为痨,或结瘕,或刺痛,日久变证,未可预料,必亟为消除,以免后来诸患,故以消瘀为第二法。"本案第二次咳血、胸痛气滞不畅,系瘀血作祟,故予活血化瘀之血府逐瘀汤加味治疗而愈。

如张琪教授曾治一支气管扩张伴肺内感染患者,王某,学生,男,16岁。1977年10月13日初诊。半年前突然出现咳嗽,连续咯血,色鲜红,时大咯血,时痰中带血。伴有发热,体温39.5℃,始用青链霉素热不退,后改用红霉素高热始退,但仍有发热(约37.8℃),上午较轻,午后较重,持续20余天咯痰带血,经某医院胸透,见右肺下叶片状阴影,诊断为大叶性肺炎。经治疗阴影不消退。9月始又发热,咳痰带血加重。经进一步检查,诊断为:①支气管扩张。②肺内感染。用抗生素及止血药效果不显,特来门诊求治。诊察所见:形体消瘦,精神不振,倦怠乏力,食纳减少,胸闷痛,咳痰带血,有时大口咯血鲜红,舌红艳,苔薄少津,脉弦中带滑象。中医辨证为肺阴亏耗、肝火亢盛、灼伤肺络、迫血妄行。治宜养阴润肺、平肝宁络化痰。方药:生地20g、麦冬20g、沙参20g、玄参15g、茅根50g、百合20g、藕节20g、桔梗15g、甘草10g、炙香附15g、橘红15g,7剂,水煎服,每日1剂,日二次。10月20日复诊:服上方7剂,胸部舒畅,未见咯血,咳痰减少,精神转佳,体温37.5℃,舌尖赤,苔薄稍润,脉象浮滑有力。药已见效,再以滋阴肃肺、平肝化痰宁络法。方药:生地20g、芦根50g、麦冬15g、沙参20g、玄参20g、甘草10g、桑皮15g、茅根50g、藕节20g、花粉20g、香附15g、桔梗15g、瓜蒌20g,水煎服。11月1日复诊:服上方8剂。发热已退(体温36.5℃),咳嗽大减,痰减少,未咯血,食纳增,力气增加,舌转润,脉滑。继上方略有化裁调治。服药10剂后,诸症基本消失,X线胸透右肺下阴影较前缩小2/3,嘱其以上方去香附再服数剂观察,后追踪随访,药后病已痊愈。本例支气管扩张合并肺部感染迁延日久,肺阴亏耗,肝火犯肺,灼伤肺络。其关键在于肺阴不足,故以养阴润肺、平肝宁络化痰法而取效甚捷。前后共服25剂即血止痰清热退,已趋痊愈。尤以发热是感染所致,未用抗感染药而热自退,说明此法在某种程度上起到了抗感染的作用。

温肺化痰法

本法用脾肺阳虚,痰湿犯肺;或肺脾肾阳虚、痰湿犯肺之证。脾肺阳虚,痰湿犯肺证临床表现见咳痰清稀量多,面色萎黄,胸闷脘痞,舌苔白腻,脉象濡等。若肺脾肾阳虚、痰湿犯肺证可见咳痰清稀、面色㿠白、形寒肢冷、大便溏、舌白滑润、脉象沉。

验案1 温肺化痰法治疗肺气肿

孟某,58岁。肺气肿多年,每于冬季咳喘加重,吐痰清稀,畏寒,手足厥冷,舌苔白滑润,脉沉迟。

　　西医诊断　肺气肿。

　　中医辨证　肺脾肾阳虚、痰湿凝聚。

　　治则　温补脾肾,温肺化痰。

　　方药　自拟加味真武汤:

　　茯苓15g　白术15g　白芍15g　附子10g　生姜15g　细辛5g　五味子10g　干姜10g

　　水煎服,每日1剂,日二次服。

　　用此方6剂后,咳喘痰涎大减,全身有力,连续治疗而缓解。

　　按　"脾为生痰之源,肺为贮痰之器",脾为肺之母,若脾肺阳虚则痰湿而犯肺,症见咳痰清稀量多,面色萎黄,胸闷脘痞,舌苔白腻,脉象濡。治以温肺化痰法。张琪教授自拟温肺化痰饮:清半夏10g、五爪红10g、苍术10g、川厚朴10g、白茯苓15g、薏苡仁15g、杏仁5g、莱菔子10g、生姜10g、甘草10g,水煎服。方中用苍术、茯苓、薏苡仁健脾除湿,半夏、五爪红、莱菔子祛痰利气,气顺痰自消,生姜一味温肺助脾阳。用于老年人慢性支气管炎、肺气肿属痰饮犯肺之咳嗽多痰等症,疗效颇佳。若咳痰清稀、面色㿠白、形寒肢冷、大便溏、舌白滑润、脉象沉等属肺脾肾阳虚、痰湿凝聚,宜三脏同治,张琪教授常用自拟之加味真武汤治疗。此方治阳虚肺寒咳嗽,见以上脉症效果颇佳。

　　用此方需注意服药日久,有辛热伤阴之弊,若见舌红苔稍干,则应停止用药,或于原方中加知母、麦冬以顾护阴液。若痰郁化热而见痰黄稠黏,可加鱼腥草、黄芩、紫菀、沙参等,其热邪为标,阳虚为本,标本兼顾方能与病机丝丝入扣。

　　张琪教授治一翁,67岁,素有咳喘病,每于冬季发作。虽至夏季亦畏寒肢冷,冬季则更甚,咳嗽痰多清稀呈泡沫状,甚则痰稠黏不易咳出,舌苍老,脉沉。此为阳虚之体,不能御邪,于是感染频发,用抗生素可获暂效,旋又复发。病人十分痛苦,求治于张琪教授。此脾肺阳虚,肺合皮毛,藩篱失守,于是感冒频作,致痰热互结,故难以根治。以上方加鱼腥草50g、麦冬20g、沙参15g、黄芩15g、桔梗15g、甘草10g,水煎服。服上方6剂,咳喘大减,发热退,常年之畏寒亦减轻。连续服10余剂,咳喘基本消失,全身有力,自觉手足及胸背皆有热感,畏寒消失。1年后随访,病人仅轻度感冒1次,咳喘未作,体力增强,精神饮食皆佳。

验案2　心肺阳虚、脾胃失于和降

　　一住院病人,咳喘吐白痰多泡沫,端坐呼吸不能平卧,口干舌燥,耳鸣欲聋,胸膈满闷,畏寒肢冷,头面灼热,脉见弦迟。凡清肺化痰之药屡用无效。

　　西医诊断　肺心病。

　　中医辨证　痰饮病(心肺阳虚、脾胃失于和降)。

　　治则　温补心肺,和胃化痰。

　　方药　理饮汤加五味子:

　　白术12g　干姜15g　桂枝6g　炙甘草6g　茯苓6g　生杭芍6g　橘红4.5g　川厚朴4.5g　五味子15g

　　水煎服,每日1剂,日二次服。

　　服药6剂,咳喘大减,头面热亦轻,夜能平卧。继以原方加紫菀15g、半夏15g,连服10余剂而获缓解。

　　按　《医学衷中参西录》载理饮汤,"治因心肺阳虚,致脾湿不升,胃郁不降,饮食不能运化精微,变为饮邪,停于胃口为满闷,溢于膈上为短气,渍满月窍为喘促,滞腻咽喉为咳吐痰涎,甚或阴霾布满上焦,心肺之阳不能畅舒,转郁而作热,或阴气逼阳外出为身热,迫阳气上浮为耳聋,然必诊其脉确乎弦迟细弱者,方能投汤无误。"方用白术 12g、干姜 15g、桂枝尖 6g、炙甘草 6g、茯苓片 6g、生杭芍 6g、橘红 4.5g、川厚朴 4.5g,水煎服。张氏此论颇为精湛,阐明痰饮产生之根源在于心肺阳虚,导致脾胃升降失调,于是饮食不为精微而化为痰饮,渍于肺则喘促。停于胃为满闷,溢于膈为短气,滞于咽而咳吐黏痰等,尤其是阴霾格阳外浮或上浮出现格阳之假热。此在痰饮病中屡见不鲜。医者不知,见其头晕、耳鸣、身热,误以为热而投寒凉之剂,必两寒相得,使病情恶化。本方干姜、桂枝温助心肺之阳气,苓术健脾除痰湿,橘红化痰,川朴平胃降浊,甘草和中,白芍敛阴。俟心肺刚气充沛,则阴霾消、脾胃健、升降复常而痰饮消。

张琪教授治疗心肺阳虚、脾胃失于和降所致的痰饮病,采用理饮汤加五味子 15g,因五味子与芍药,皆敛阴之品,以防姜桂术辛燥伤阴。不用滋阴而用敛阴,此仲景小青龙汤用芍药、五味子,真武汤之用芍药,皆取其酸敛护阴之意。

清肺化痰法

本法用于热邪炼液成痰,痰热犯肺之证。多因邪热犯肺,肺热炽盛,灼伤肺津,炼液成痰;或宿痰内盛,郁而化热,痰热互结,壅阻于肺所致。临床表现为咳喘、胸满、痰声辘辘、痰黄而稠黏,舌红苔厚腻,脉右寸滑或滑数等。

验案 清肺化痰法治疗慢性支气管炎

陈某,男,50 岁,工人。1984 年 10 月 19 日初诊。素有慢性支气管炎,近来因气候变化而咳嗽加重,经用抗生素及镇咳祛痰药效不显。晨起咳甚,痰多色白黏,胸脘胀闷,便秘,苔白厚腻,脉滑有力。素嗜肥甘、形体肥胖。

西医诊断 慢性支气管炎。

中医辨证 脾胃湿热,聚而生痰,肺失清肃。

治则 清肺和胃,降逆化痰。

方药 自拟清肺化痰饮加减:

黄芩 15g 麦冬 15g 瓜蒌 20g 大黄 10g 莱菔子 15g 胆星 15g 山楂 15g 杏仁 15g 五爪红 15g 半夏 15g 甘草 10g

水煎服,每日 1 剂,日二次服。

连服 8 剂,大便通利,咳嗽大减,痰少而安。

按 肺属金喜清肃、恶燥热,若肺为热邪所扰,则失于清肃下行,津液凝聚为痰,所谓热炼液成痰,是为热痰。汪切庵谓:"痰即有形之火,火即无形之痰。"当指此类。临证慢性支气管炎、肺气肿病人症见痰热犯肺者,治疗当以清肺化痰法治之,用自拟方清肺化痰饮颇效。黄芩 10g、川贝 15g、鱼腥草 30g、五爪红 15g、清半夏 15g、瓜蒌 20g、枳壳 15g、杏仁 5g、知母 15g、麦冬 15g、甘草 10g,水煎服。方用黄芩、瓜蒌清肺热,知母、麦冬滋阴润燥,贝母、鱼腥草、清半夏化痰浊,五爪红、杏仁、枳壳利肺气,气顺则火清,火清则痰消,为溯本清源之治。

张景岳说:"凡痰因火动,宜治火为先。"是指火热炼液成痰,当先治热以绝酿痰之源。然而痰热已成,更当火与痰同治。此方既用半夏、贝母、瓜蒌化痰,又用黄芩、鱼腥草、知母清热。若痰盛者可加胆南星、白茯苓以化痰。

临证中尚有胃热生痰致肺失清肃、咳嗽痰多、胸闷短气,日久不愈,当清肺与清胃同时并举,尤其清胃更为重要,胃热平则肺热随之而清。此证多见于小儿,由于小儿食积,胃中蕴热而生痰,致咳嗽、喘促、痰多，此证见咳止咳则难以见效。此案系饮食不节导致脾胃湿热生痰，湿热痰浊影响到肺，肺失肃降，故咳嗽痰多，治以泻热和胃、消食化痰法。所谓源清则流自洁，不治咳而咳自愈。

　　此类咳嗽除药物治疗外，尚应注意饮食调养，不可偏嗜醇酒厚味，以杜其生痰之源。许多肺气肿、慢性支气管炎患者强调补益营养，殊不知过服补药易致痰滞而难咳出。曾见一肺气肿患者误用黄芪致其气窒而丧生。故补药当慎用，如黄精、熟地、山药、黄芪、人参等皆非所宜。得之则痰胶滞难出，气憋愈甚，而使病情加重，不可不知。

活血化瘀法

验案　清肺活血化瘀法治疗哮喘

　　金某，女，45岁。1985年10月27日初诊。哮喘频繁发作，胸闷气憋，呼吸困难，喉中痰鸣，痰得咳出则暂缓解，舌紫苔白，脉象沉。屡服止咳定喘药无效。

　　西医诊断　哮喘。

　　中医辨证　久病，痰浊蕴蓄而致血行不畅。

　　治则　清肺化痰，活血化瘀。

　　方药　血府逐瘀汤加清肺化痰之品：

当归15g　生地15g　桃仁15g　红花15g　柴胡15g　甘草10g　枳壳10g　赤芍15g　川芎10g
桔梗15g　怀牛膝10g　沙参20g　麦冬15g　紫菀20g　芦根30g　瓜蒌20g　半夏15g　苏子15g

　　水煎服，每日1剂，日二次服。

　　服药6剂后，哮喘减大半，发作次数减少、程度减轻，痰较易咳出，胸闷气憋等症明显减轻。以前方去半夏、苏子，加熟地20g、五味子15g、枸杞子20g以补肾敛摄。连服10余剂，病情缓解而再未复发。

　　按　肺气肿、肺心病以及慢性支气管炎日久，痰浊蕴蓄，致血行不畅而瘀滞，成痰瘀胶着为患。表现为胸闷气喘、咳嗽痰多、口唇青紫、舌紫暗等。宜在清肺化痰药中加入活血祛瘀之品，如丹参、桃仁、赤芍之类。本病例屡服止咳定喘药无效，且见其舌紫，可知久病血瘀，或痰浊蕴蓄，致血行不畅而瘀滞，均可痰瘀互结。故治疗采用王清任的血府逐瘀汤加清肺化痰之品，连服6剂症状明显减轻，之后采用补肾敛摄之药巩固，病情缓解而再未复发。

　　张琪教授治患者张某，女，58岁，2012年2月8日初诊。症见咳嗽，气喘，吐白色泡沫痰，气喘活动后加重，便秘，口唇青紫，自诉慢性支气管炎7年，高脂血症，脂肪肝病史，舌红干，脉沉无力。见其口唇青紫，可知久病血瘀而致痰瘀互结。采用王清任的血府逐瘀汤加清肺化痰之品，方药：当归15g、生地20g、桃仁20g、赤芍20g、红花15g、枳壳15g、柴胡15g、川芎15g、川连10g、文军10g、瓜蒌仁20g、半夏15g、甘草15g、郁金10g、杏仁15g、紫菀15g、苏子15g，10剂水煎服。服药后便秘减轻，胸闷气喘减轻，伴见眼干、口苦，舌红干，脉沉无力。此为肺阴不足，痰瘀互结，肺失肃降。采用百合固金汤之类滋阴润肺，配以活血化瘀之品。方药：生地15g、麦冬15g、百合20g、沙参15g、枳壳15g、杷叶15g、瓜蒌仁15g、半夏15g、紫菀15g、柴胡15g、赤芍15g、花粉15g、桔梗15g、杏仁15g、茯苓15g、甘草15g、桃仁15g、红花15g，水煎服，继以调治而安。

　　张琪教授曾治患者刘某，男，79岁，2010年5月7日初诊。症见咳嗽，喘甚，嗜睡，口干，便秘，胸闷，颜面下肢浮肿。舌紫苔黄腻，脉沉。自述慢性支气管炎20余年。见其舌紫，为典型瘀血征象，此证为痰瘀互结，肺失清肃。采用王清任的血府逐瘀汤加通阳化痰之品，方药：当归20g、桃仁15g、赤芍20g、丹参20g、红花15g、枳壳15g、柴胡15g、川芎15g、桔梗15g、半夏20g、陈皮15g、茯苓15g、瓜蒌

20g、薤白 15g、甘草 15g、太子参 20g、黄芪 30g,7 剂水煎服。服药后咳喘减轻,后经调治而安。

<h1 align="center">通腑泻肺法</h1>

本法用于腑气不通,肺失肃降而气逆之证。肺与大肠相表里凡气管炎、肺气肿及肺感染之咳喘病人,大便秘结与咳喘并作,舌苔燥,脉滑实。系由大肠燥热,腑气不通,肺失肃降而不得下行,肺气上逆所致。必须用通腑泻肺法,俟大便通、实热清则咳喘止。

验案 1　通腑泻肺法治疗慢性支气管炎

患者,久咳不愈,每至冬季即咳嗽不止,夜不成寐,痰少而黏,服宣肺止咳药诸治不效,来门诊求治。大便数日一行,燥结难下,小便溲赤,舌质红苔燥,脉滑有力。

西医诊断　慢性支气管炎。

中医辨证　胃肠素热,上灼于肺,遇冬季寒邪侵袭,肺失宣降。

治则　通腑泄热,宣肺止咳。

方药　大黄 15g　瓜蒌 20g　黄芩 10g　柴胡 15g　杏仁 15g　薄荷 10g　紫苏 15g　紫菀 15g　甘草 10g

水煎服,每日 1 剂,日二次服。

服药 6 剂,大便通畅,咳嗽大减,痰亦清稀易出,舌稍润。继以清金宁嗽之剂,积年沉疴竟获痊愈。今年患者来寓云:服药后,病已愈 3 年多,其间咳喘一直未犯。

按　对于慢性支气管炎、肺气肿并发感染,咳喘倚息不能卧,痰黄稠不易咳出,大便秘,舌干,脉滑数者,必须用通腑泻肺法,釜底抽薪则肺气得以肃降。张琪教授用此法治疗咳喘气逆诸症属腑气不通致病者,确有佳效。

张琪教授曾治王某,57 岁,患肺气肿并发感染,喘咳不得卧,痰稠不易咯出,端坐呼吸,在某医院住院治疗,用抗生素静脉滴注及给氧等,病情未见缓解。请张琪教授会诊,除上症外,尚有大便秘结数日不行,舌苔燥,脉滑实有力。午后发热,体温 38.5℃,治以大承气汤加味,方药:大黄 15g、芒硝 15g(冲)、枳实 15g、川厚朴 15g、败酱草 50g、葶苈子 15g(布包)、杏仁 15g、黄芩 15g,水煎服。服药 2 剂,大便通利,泻下燥屎,继则黏稠样便,泻后咳喘大减,发热已退,病人夜间已能平卧入睡,舌苔白稍润,脉象滑,继以清热肃肺化痰之剂调治而安。

儿科有小儿屡患肺炎,用抗生素控制后,不久又因感冒复发,如此经常感冒咳嗽,不能根除。此类患儿多手足心热、便秘、纳少、舌红苔白少津,属胃肠积热上蒸于肺,稍感外邪即发作,用抗生素或清肺止咳中药虽能一时取效,但不能杜绝其复发,原因在于胃肠积热不除,病本未能解决。张琪教授拟有泻肺汤一方,其效甚捷。方药:桑皮 10g、杏仁 10g、桔梗 10g、大黄 5g、黄芩 10g、枳壳 10g、薄荷 10g、麦冬 10g、柴胡 10g、紫菀 10g、甘草 7g,水煎服。

咳喘病或其他肺系病症,凡见便秘、舌燥苔黄、脉滑实者,皆应用通腑泻肺法治疗,大便通则咳喘减,缘由肺与大肠相表里,其经络相互,气机上下相应,下通则肺气得降,下闭则肺气上逆。故若只见咳止咳,忽视通腑泻肺,于此证实难见效。

验案 2　通腑泻肺法治疗肺性脑病

丁某,男,58 岁,工人。家属代诉:患咳喘 10 余年,近 5～6 年逐渐加重,经常下肢浮肿,曾住院 4 次,按肺心病心衰治疗略有好转。

初诊 1982年1月19日。3周前无明显原因咳喘加重,伴有心悸、气短、下肢浮肿、不能平卧。经用抗生素及地高辛治疗效果不佳,并出现神志不清、烦躁、谵语、全身浮肿等症。检查所见:病人神志不清,形体消瘦,面色如赭,口唇及四肢末梢紫暗,呼吸急促,喉中痰鸣,周身浮肿,按之凹陷,舌质紫苔黄腻,脉弦滑数。体温持续37～38℃,血压120/80mmHg,两肺叩诊高清音,肺肝界第八肋间,心界叩不清,两肺可闻及干湿性啰音及哮鸣音,心音遥远,偶闻期前收缩,肝大于肋下2cm,剑突下3cm。血常规:血红蛋白200g/L,红细胞6.86×10^{12}/L,白细胞4.4×10^9/L。心电图示:①窦性心律。②电轴右偏。③肺性P波。④高度顺转。⑤V_1呈Q波。⑥$V_1 R + V_5 S > 1.5mV$。⑦室性期前收缩。血液流变学检查:呈浓、稠、黏滞状态。治疗经过:入院后经会诊同意入院时诊断。经用各种抗生素(氨苄、青霉素、庆大霉素、先锋霉素)及双嘧达莫、尼可刹米、低右、可拉明等并配合吸氧及口服安宫牛黄丸早晚各1丸,治疗1周未见好转。

西医诊断 慢性支气管炎、阻塞性肺气肿(继发感染)、肺心病(心力衰竭Ⅱ度)、呼吸衰竭、肺性脑病。

中医辨证 素有痰饮宿疾,复感外邪,肺失清肃,痰热内结,腑气不通,浊气上蒙清窍,扰于神明。

治则 清肺化痰,通腑泄浊。

方药 半夏15g 胆星15g 大黄10g 菖蒲15g 郁金15g 川连10g 橘红15g 甘草10g 沙参10g 生地20g 玄参10g 钩藤15g

水煎服,每日1剂,日二次服。

二诊 服药3剂,烦躁不宁大减,能安静入睡,神志逐渐转清,能回答问话,大便1次,并能进少许饮食。但仍口唇末梢发绀,球结膜充血,舌质绛紫,苔黄腻,脉弦滑数,结合血常规及血液流变学检查,辨证为痰热内蕴,深入血分,致血行瘀滞。改用清热凉血、活血泄浊法。

方药 水牛角20g 生地30g 丹皮20g 玄参20g 桃仁20g 大黄7.5g 焦栀15g 花粉20g 芦根50g 甘草10g

水煎服,每日1剂,日二次服。

三诊 连服上方9剂,体温降至正常,神志清楚,能正确回答问话,球结膜充血消失,口唇末梢发绀消除,血红蛋白降至150g/L,二便通畅,能进饮食,已能自理生活。但1周后因感冒又出现神志障碍,程度较上次轻,伴烦躁、恍惚、谵语、喘满、腹胀、呼吸困难,3日未大便,舌紫苔黄厚腻,脉象滑数有力。综合脉症,此病再度为热结于里、腑实燥结,仍当以下为快,治以通腑泄浊、清热化痰法,以礞石滚痰丸化裁。

方药 青礞石20g 大黄15g 黄芩15g 沉香10g 菖蒲15g 郁金15g 半夏15g 丹皮15g 生地20g

水煎服,每日1剂,日二次服。

服上方2剂,大便泻下数次,稠浊黏秽约1500～2000ml,从而腑实得通,肺热清,神志转清,喘满、呼吸困难、腹胀等症悉除而获完全缓解。

按 通腑泻肺法还可用于某些急重病症的救治,本病例即张琪教授用该法治愈1例极重之肺心病、肺性脑病患者。该患者已经西医确诊为肺性脑病,目前现代医学对其尚无理想疗法。由于内外因素,该病例实热燥结、腑实不通、神明被扰而出现神昏、谵妄、烦躁不宁等候。其发病急、病情重、演变迅速、危象丛生,辨证时抓住痰热燥实内结、腑气不通这一关键环节,予以化痰清热、通腑泄浊之法,使病情化险为夷。第二步针对其血红蛋白高、血液黏稠度增加,辨证从血热血瘀着手,用凉血止血之品取效。第三步对其再次出现腑实不通、实热内结证候,复以化痰通腑泄热法收功。此案虽病机复杂、病势危重,但若能明察逆从,抓住关键,见微知著,亦可达到化险为夷之目的。

第五章 从肾论治

肾有两枚,左右各一,位于腰部脊柱两侧。故《素问·脉要精微论》谓:"腰者,肾之府。"肾主藏精。精,又称精气,是构成人体和维持人体生命活动的最基本物质,是生命之源,是脏腑形体官窍功能活动的物质基础。故《素问·金匮真言论》说:"夫精者,身之本也。"肾藏精,是指肾具有贮存、封藏精气的生理功能。《素问·六节藏象论》说:"肾者,主蛰,封藏之本,精之处也。"精有先天、后天之分,先天之精来源于父母的生殖之精,与生俱来,藏于肾中。故《灵枢·本神》说:"生之来,谓之精。"后天之精来源于脾胃化生的水谷之精。后天之精经脾气之转输成为脏腑之精。各脏腑之精支持其生理功能后的剩余部分输送至肾,故《素问·上古天真论》说:"肾者主水,受五脏六腑之精而藏之。"肾精的构成,是以先天之精为基础,加上后天之精的充养成。先、后天之精存在着相互资助的关系。

肾所藏之精有促进人体生长发育和生殖功能的作用,肾藏精,精化气,肾精所化之气为肾气,肾精足则肾气充,肾精亏则肾气衰。因而人体的生、长、壮、老、已的生命过程,以及在生命过程中的生殖能力,都取决于肾精及肾气的盛衰。人体生殖器官的发育和生殖功能的成熟与维持都与肾精及肾气盛衰密切相关。人出生后随着肾精及肾气的不断充盈,产生天癸。天癸,是肾精及肾气充盈到一定程度而产生的一种精微物质,具有促进人体生殖器官的发育成熟和维持人体生殖机能的作用,所以临床上防治小儿生长发育迟缓、成人生殖机能低下以及延缓衰老等,多从肾主藏精的角度考虑。

肾气由肾精所化,肾气分阴阳,其中肾阳为一身阳气之本,"五脏之阳气,非此不能发",肾阴则为一身阴气之源,"五脏之阴气,非此不能滋",肾精可称为元精或真精。肾气为肾精所化。肾气所分化的肾阴称为元阴、真阴,肾阳称为元阳、真阳。古代医家对肾所藏的先天之精非常重视,将肾精、肾气及其分化的肾阴、肾阳称为机体生命活动的根本,肾阴肾阳又称为"五脏阴阳之本"。生理情况下,肾之精、气、阴、阳与他脏之精、气、阴、阳之间,存在着相互资助和相互为用的动态关系。病理变化过程中,肾之精、气、阴、阳与他脏之精、气、阴、阳之间又可相互影响。各脏之精、气、阴、阳的不足最终也会累及到肾之精、气、阴、阳,故有"久病及肾"之说。

肾主水,是指肾气具有主司和调节全身水液代谢的功能。《素问·逆调论》说:"肾者水藏,主津液。"肾气对于水液代谢的主司和调节作用,主要体现在肾气对参与水液代谢脏腑的促进作用和肾气的生尿和排尿作用两个方面

肾主纳气,是指肾气有摄纳肺所吸入的自然界清气,保持吸气的深度,防止呼吸表浅的作用。肾的纳气功能,实际上是肾气的封藏作用在呼吸运动中的具体体现。强调肺的呼吸在肾气的封藏作用下维持一定的深度,有利于清浊气体的内外交换。肾精充足,肾气充沛,摄纳有权,则呼吸均匀和调。若肾精亏虚,肾气衰减,摄纳无力,肺吸入之清气不能下纳于肾,则会出现呼吸表浅,或呼多吸少,动则气喘等病理表现,称为"肾不纳气"。

在肾的全部生理功能中,主藏精是其最基本功能。无论何种情况下,都应将肾主藏精作为最根本的功能来理解和把握。

肾在体合骨,生髓,其华在发。《素问·痿论》说:"肾主身之骨髓。"肾主骨生髓是肾精及肾气促进机体生长发育功能的具体体现。肾精充足,骨髓生化有源,骨骼得到髓的滋养,才能坚固有力;若肾精不足,骨髓生化无源,不能营养骨骼,便会出现小儿囟门迟闭,骨软无力,以及老年人骨质脆弱,易于骨折等。髓分骨髓、脊髓和脑髓,皆由肾精化生。脑由精髓汇集而成,与脊髓相通,而髓由精化,

精由肾藏,故脑与肾的关系密切,如《医学入门·天地人物气候相应图》说:"脑者髓之海,诸髓皆属于脑,故上至脑,下至尾骶,髓则肾主之。"但肾精主要是先天之精,需要后天之精的充养才能充盛,故脑髓的充盈,不但与肾精密切相关,而且与五脏六腑之精有关。五脏六腑精气充盛,充养肾精,则肾精充盈。肾精充盈,则脑髓充满,故脑能正常发挥其各种功能。故《灵枢·海论》说:"脑为髓之海。"《素问·五藏生成》说:"诸髓者,皆属于脑。"因此,肾精充足,髓海得养,脑发育健全,则思维敏捷,精力充沛;反之,肾精不足,髓海空虚,脑失所养,则见"脑转耳鸣,胫痠眩冒,目无所见,懈怠安卧"(《灵枢·海论》)。所以脑的功能与肾密切相关。脑的病变,尤其是虚性病变,常采用补肾填精法治疗。

肾在窍为耳及二阴。耳的听觉功能灵敏与否与肾精、肾气的盛衰密切相关。故《灵枢·脉度》说:"肾气通于耳,肾和则耳能闻五音矣。"二阴,指前阴和后阴。二阴主司二便,尿液的生成及排泄必须依赖于肾气的蒸化和固摄作用协调。粪便的排泄亦与肾气的推动和固摄作用有关。同时前阴是人体的外生殖器,其生殖功能与肾精、肾气的关系密切。

肾与其他脏腑的关系密切。心与肾在生理上的联系,古代医家概括为"心肾相交"。心肾相交的机理,主要体现在水火既济,指心居上焦属阳,在五行中属火;肾居下焦属阴,在五行中属水。就阴阳水火的升降理论而言,在上者宜降,在下者宜升,升已而降,降已而升。心位居上,故心火(阳)必须下降于肾,使肾水不寒;肾位居下,故肾水(阴)必须上济于心,使心火不亢。肾无心火之温煦则水寒,心无肾阴之滋润则火炽。心与肾之间的水火升降互济,维持了两脏之间生理功能的协调平衡。心与肾之间的水火、阴阳、精神的动态平衡失调,称为心肾不交。主要表现为水不济火,肾阴虚于下而心火亢于上的阴虚火旺,或肾阳虚与心阳虚互为因果的心肾阳虚、水湿泛滥,或肾精与心神失调的精亏神逸的病理变化。

肺为水之上源,肾为主水之脏;肺主呼吸,肾主纳气。在水液代谢方面,肺主行水,为水之上源;肾主水液代谢,为主水之脏。肺肾之间的协同作用,可以保证体内水液输布与排泄的正常。病理上,因肺肾功能失调而致水液代谢障碍出现水肿,故《素问·水热穴论》"其本在肾,其末在肺,皆积水也"。在呼吸运动方面,肺主气而司呼吸,肾藏精而主纳气。肺气肃降,有利于肾的纳气;肾精肾气充足,纳摄有权,也有利肺气之肃降。故《景岳全书·杂证谟》云"肺为气之主,肾为气之根"。

肝肾之间的关系,有"肝肾同源"或"乙癸同源"(以天干配五行,肝属乙木,肾属癸水)之称。肝肾之间的关系主要表现在精血同源方面。肝藏血,肾藏精,精血皆由水谷之精化生和充养,且能相互资生,故曰同源互化。清·张璐《张氏医通》说:"气不耗,归精于肾而为精;精不泄,归精于肝而化清血。"

脾为后天之本,肾为先天之本,脾肾两者首先表现为先天与后天的互促互助关系;脾主运化水液,肾为主水之脏,脾肾的关系还表现在水液代谢方面。脾主运化水谷精微,化生气血,为后天之本;肾藏先天之精,是生命之本原,为先天之本。后天与先天,相互资生,相互促进。在水液代谢方面,脾主运化水液,肾主水。脾肾两脏相互协同,共同主司水液代谢的协调平衡。

滋阴补肾法

此法适用于内伤杂病中之肾阴虚证。肾阴虚证是指由于肾阴不足,失于滋养,虚热内生所表现的证候。多由久病伤肾,或房事过度,或热病伤阴,或过服温燥劫阴之品所致。

此证多以腰膝酸痛、头晕耳鸣、失眠多梦、潮热盗汗、五心烦热、咽干颧红、舌红少津、脉细数为主要症状。亦可见男子遗精,女子经少经闭或崩漏等。因肾主骨生髓,腰为肾之府,肾阴不足,骨髓失于濡养,故见腰膝酸痛;脑为髓海,肾阴不足,则髓海失充,故头晕耳鸣;肾阴亏虚,虚热内生,故潮热盗汗,五心烦热,咽干颧红;舌红少津,脉细弱,为阴虚内热之症。肾阴亏虚,经血乏源故月经量少,其则闭经;而虚热迫血妄行,又可见崩漏不止。

总之,肾阴者,诸阴之本,肾阴不足,可致多种病证,张琪教授临床善用知柏地黄丸、二至丸、大补阴丸等方药治疗肾阴不足所致诸证。

验案1 滋阴补肾法治疗慢性肾小球肾炎血尿

田某,女,19岁,学生。

患者1984年患慢性肾小球炎,经治疗缓解,1987年复发,出现肉眼血尿,屡用中西药治疗无效。

初诊 1988年2月。现尿检红细胞满视野,尿蛋白(+),颗粒管型1~3个,自觉腰酸乏力,舌红,脉沉。

中医辨证 肾阴亏耗,虚热内生,迫血妄行。

治则 滋阴降火法。

方药 熟地25g 山萸肉15g 山药15g 茯苓15g 丹皮15g 泽泻15g 知母15g 阿胶15g 黄柏15g 侧柏叶20g 小蓟30g 甘草10g

水煎服,每日1剂,日二次服。

二诊 患者服上方15剂,查尿常规2次,红细胞10~15个/HP,尿蛋白(±),自觉诸症好转。上方去阿胶、小蓟,加茜草20g、双花25g。

三诊 患者服上方10剂,尿检红细胞3~5个/HP,尿蛋白(+),颗粒管型(-)。

四诊 患者继服上方服15剂,尿检皆阴性,无明显自觉症状,诸症消失而告愈。半年后随访未复发。

按 肾阴不足,每易相火妄动。因相火出于下焦肝肾,是肝肾功能活动的动力,阴阳相济、相火潜藏,则肝肾功能正常。若情志过极、色欲无度,每致相火妄动而引起疾病。丹溪谓:"醉饱则火起于胃,房劳则火起于肾,大怒则火起于肝。"肾阴不足、相火易动,而相火妄动、消耗真阴,则火益甚、阴愈亏,而病变蜂起。如阴不敛阳,相火浮越而发热;阴虚火动,血为火扰而溲血;阴亏火旺,宗筋失濡,精关不固而致遗精、早泄、阳痿、强中;或阴亏火盛、气化不利而经闭等等。特别是肾阴不足、相火妄动、下迫小肠、损伤血络之尿血,往往缠绵难愈,表现为尿血鲜红,或镜下血尿,尿黄赤,头晕耳鸣,腰酸痛,乏力,舌红少苔或无苔,脉虚数或虚数无力等症状。宜滋阴降火法,以知柏地黄汤加减治疗。尿血甚者,常加三七、旱莲草、生地、阿胶、地榆、茜草、侧柏叶、小蓟等以增其止血之力。如本案病人病程较长,曾屡服凉血止血药效果不显。析其病机,乃由肾阴不足,阴虚火动,血为火扰,溢于脉外所致,故治以滋肾阴降相火止血法。服药后肾阴渐复、相火得清,故尿血明显好转而愈。临证中,以此法治疗慢性肾小球肾炎、慢性肾盂肾炎、肾结核等以血尿为主属阴虚火旺者,疗效颇为显著。

验案2 滋阴益气清热法治疗慢性肾小球肾炎血尿

蒋某,女,53岁,工人,1999年6月17日初诊。

患慢性肾炎1年余,尿蛋白(2+~3+),红细胞满视野,潜血(3+),曾用雷公藤多苷片及清热止血药治疗效果不理想,经人介绍求治于张琪教授,症见全身乏力,短气,腰酸痛,下肢无力,后臀部酸痛,脉沉细稍数,舌质红。

中医辨证 肾阴虚,兼有气虚无力固摄。

治则 滋补肾阴兼以益气。

方药 熟地20g 山萸15g 山药15g 丹皮15g 泽泻15g 知母15g 黄柏15g 黄芪30g 党参30g 龟板20g 血余炭15g 地骨皮15g 女贞子20g 旱莲草20g 侧柏炭20g

水煎服,每日1剂,日二次服。

自本年6月17日初诊至7月20日共服28剂,全身有力,腰酸膝软俱大减,尿检红细胞2~3个/HP,潜血(-),尿蛋白(±),脉沉滑,舌转润,从而缓解。

按 慢性肾炎血尿、蛋白尿日久不愈,IgA肾病、过敏性紫癜肾炎血尿反复出现,症见腰痛,手足心热,神疲乏力,腰膝酸软,气短心悸,头晕耳鸣,尿黄赤,舌红少苔,脉细数或沉数,辨证属阴虚内热,气虚固摄无力,用知柏地黄汤加参芪等补肾滋阴益气固摄。方药:熟地20g、山萸15g、山药15g、茯苓15g、丹皮15g、泽泻15g、知母10g、黄柏10g、龟板20g、地骨皮15g、女贞子20g、旱莲草15g、黄芪20g、党参30g、甘草15g,水煎服。

方中以知柏地黄汤加参芪为主,前者滋肾阴降相火,后者益气固摄,蛋白尿属于水谷之精微,补肾益气固摄既可治阴虚火旺之血尿,又可治气虚不摄之蛋白尿,具双重作用,加龟板与知母、黄柏配伍,尤能增强滋阴降火之功,对于阴虚火旺,肾失封藏之血尿尤为适宜;女贞子、旱莲草为二至丸,与地骨皮皆为滋阴降火之品,组于一方其效弥彰。

验案3 滋阴益气凉血法治疗慢性肾小球肾炎血尿

郭某,男,44岁。患者2002年发现血尿,多次尿检BLD(3+),RBC 10~15个/HP,口服中药治疗,时有时无。

初诊 2009年7月8日。时有腰酸,乏力,尿黄,有泡沫。

中医辨证 气阴不足。

治则 益气滋阴凉血止血。

方药 生熟地各20g 山萸20g 山药20g 茯苓15g 丹皮15g 泽泻15g 知母15g 川柏15g 龟板20g 女贞子20g 旱莲草20g 三七粉10g 侧柏叶20g 蒲黄15g 茜草20g 藕节20g 黄芪30g 太子参20g 贯众20g 甘草15g

水煎服,每日1剂,日二次服。

二诊 尿常规:蛋白(-),BLD(+),RBC 1~5个/HP,WBC 0~2个/HP。盗汗,耳鸣,尿泡沫,尿黄,腰酸痛,乏力。舌红,苔白,有津。

方药 草薢20g 苡仁30g 竹叶15g 土茯苓30g 黄芩15g 白蔻15g 败酱草30g 仙鹤草30g 刘寄奴20g 茜草20g 地榆20g 黄芪30g 太子参20g 贯众15g 石莲子15g 侧柏叶20g 焦栀子15g 蒲黄15g 藕节20g 甘草15g

按 慢性肾小球肾炎多有血尿长时间不消,或转阴后因外感、劳累等原因复发者,上案即属此类。因其有腰酸乏力,故以肾之气阴两虚证为主。又见尿黄,有泡沫,故断为虚热内生,迫血妄行之证,初诊以益气补肾为法,参芪地黄汤合二至丸为底方,加龟板血肉有情之品。另多加三七粉、侧柏叶、蒲黄、茜草、藕节等凉血止血之药。取得良效。

验案4 滋阴凉血收涩法治疗乳糜血尿

吴某,女,36岁。乳糜尿三年,小便混浊如米泔水,夹有黏稠血丝,有时尿道涩痛,久治不愈,反复发作,近半年加重,出现尿蛋白(3+),潜血(3+)。

初诊 1999年12月1日。倦怠烦热,头昏腰酸,舌质红苔白腻,脉细数。几次检查尿蛋白(2+~3+),红细胞满视野。

中医辨证 肾阴亏损,阴虚内热,精血不能固摄。

治则 滋阴凉血,辅以收涩止血。

方药　生熟地各20g　生山药20g　阿胶15g　白芍15g　龙骨20g　牡蛎20g　海螵蛸20g　茜草20g　白头翁15g　金樱子15g　龟板20g　大小蓟各20g

水煎服,每日1剂,日二次服。

二诊　上方连服15剂,尿色转清,尿检蛋白(++),红细胞10~15个/HP,再以上方加仙鹤草30g,服药25剂,尿蛋白(+),红细胞1~2个/HP,继以上方调治而愈。

按　本例诊断慢性肾小球肾炎兼乳糜尿,辨证为肾阴亏损,湿热夹血下注失于固摄,用本方滋阴补肾固摄,清热凉血化湿浊而取效。方从张锡纯理血汤化裁,原方二地、阿胶、龟板、生山药滋补肾阴,芍药养血敛阴,白头翁清热凉血,味苦而涩,凉血中兼有固涩之功,海蛸味涩收敛止血,茜草根性寒凉血止血,金樱子、龙骨、牡蛎收敛固涩。全方作用以滋阴补肾为主,辅以清热止血收敛固涩之品,适用于上述病人血尿日久不止之证,用治多能收效。治血淋及溺血证之属于热者,用治慢性肾炎乳糜血尿颇效。慢性肾小球肾炎、慢性肾盂肾炎以血尿为主者,或慢性前列腺炎、乳糜尿等,症见头昏腰酸,倦怠乏力,五心烦热,或尿色乳白混浊,尿涩痛时作时止,肉眼血尿或镜下血尿,舌红苔白少津,脉细数。辨证属肾阴亏耗,相火妄动,血不能循经而外溢所致。溺血有精孔尿道之别,精孔之血其来自近者出自膀胱,远者来自肾,精道之血必自精宫(精囊)血海而出,多因精劳以致阴虚火动营血妄行。溺孔之血属于泌尿系疾患,精孔之血似属于前列腺、精囊、子宫等疾病。但凡属肾阴亏耗相火妄动者皆可用此方,收异病同治之效。

验案5　滋肾清火治少腹灼热

李某,女,68岁,1986年1月21日初诊。

发病半年余,自觉少腹灼热如火燎样,入夜增重,难以入眠,两腿无力,体质消瘦。经几家医院检查诊断不明,曾服中药数十剂,药偏凉即腹泻,偏温即咽干口燥,皆无一效。舌红无苔,脉象弦长。

中医辨证　肾阴亏耗,相火妄动。

治则　滋肾阴清相火之剂。

方药　龟板25g　生地20g　知母15g　黄柏15g　枸杞子20g　牛膝15g　玄参20g　女贞子20g　菟丝子15g　甘草10g

服药6剂,少腹灼热大减,唯稍有腹泻,于上方加生山药20g,继续服药12剂,少腹灼热完全消除,两腿较前有力,前方加石斛20g,继服6剂而愈。

按　相火出自下焦肝肾,肝属木藏血,肾属水藏精,以精血为其物质基础。若情志过极,房劳无度,皆会激起相火之妄动而导致病变,丹溪谓:"醉饱则火起于胃,房劳则火起于肾,大怒则火起于肝……",然后煽动相火,消耗真阴,病变蜂起。

本案即以大补阴丸加味主治,原方为滋阴降火的代表方。方用地黄、龟板补肾滋阴,知母、黄柏清相火,并加枸杞、女贞、菟丝助补肾之力,用玄参以清无名之火。共服药20余剂,久治不愈之少腹灼热竟获痊愈。近贤冉雪峰盛赞大补阴丸有平火、敛火、镇火、摄火之功,谓:"虚劳阴气渐竭,燥火燔灼,烦躁身热,阴愈伤则热愈炽,热愈炽则阴愈伤,此际用六味等补水,水不能生,以生脉等保津,津不能终保,唯此方为宜。"本案虽非虚劳,但阴虚火旺之病机相同,故以此方治疗而效果显著。

验案6　滋阴降火法治疗阴虚喉痹

邓某,男,36岁,干部。咽痛数年不愈,经五官科检查诊断为慢性咽炎,用抗感染药治疗无效。

初诊　1985年9月3日。咽痛伴干涩,局部经常充血水肿,倦怠乏力,精力不振,腰酸痛,性生活后诸证均加重,六脉浮,重按无力,舌淡红。

中医辨证　肾阴亏耗,虚火上炎。

治则　滋肾阴降虚火。

方药　熟地30g　山萸15g　山药20g　丹皮15g　茯苓15g　泽泻15g　麦冬15g　五味15g　玄参20g　杞子20g。

水煎服,每日1剂,日二次服。

二诊　上方服20剂,咽痛完全消除,干涩感大减,腰已不痛,脉象转沉有力。继服10剂,咽未痛,局部红肿俱退,稍有干涩,腰已无酸痛,精力转佳,食欲增,体重增3.5kg,脉沉有力。继以上方增减。

方药　熟地30g　山萸15g　山药20g　丹皮15g　麦冬15g　菟丝子15g　沙参15g　花粉15g　五味15g　女贞子15g　玄参15g　杞子15g　甘草10g

水煎服,每日1剂,日二次服。

服药20剂,诸证悉除,一如常人,脉沉而稍滑,嘱停药观察。

按　足少阴之脉循喉咙通舌本,故《伤寒论》将咽痛列入少阴篇。但喉痛有寒热虚实之别,属于热证实证,人皆知之,固不待言。属于虚证、寒证则多易忽略,实际于临证中并非罕见,赵养葵谓:"少阴之火,直如飞马,逆冲而上,到此咽喉紧锁处,郁结而不得舒,故或肿或痛也。"赵氏所谓少阴之火,乃阴虚内热,盖由肾水不足,相火无制而上炎,其证多表现为口干面赤,痰涎上涌,脉见虚数,可用左归饮或麦味地黄丸之类,滋肾水以制阳光。

验案7　滋阴降火凉血收涩法同用治疗血精(精囊炎)

谷某,男,62岁,退休干部。

初诊　2003年10月18日。自述精液带血年余不愈,身体消瘦,腰酸痛,乏力,五心烦热,口渴咽干,夜寐欠安,心烦易怒,动则自汗,盗汗,尿色黄赤,脉象沉弱,舌质淡。

中医辨证　肾阴亏耗,相火妄动,精室血不得藏。

治则　滋阴补肾,凉血收涩。

方药　熟地25g　山萸20g　山药20g　茯苓15g　丹皮15g　泽泻15g　知母15g　川柏15g　女贞子20g　旱莲草20g　茜草20g　生甘草15g　贯众炭15g　阿胶15g　侧柏叶15g

水煎服,每日1剂,日二次服。

二诊　2003年11月4日。服上方14剂,血精已无,腰酸痛、乏力均明显减轻,继以上方化裁。

方药　熟地25g　山萸20g　山药20g　茯苓15g　丹皮15g　泽泻15g　知母15g　川柏15g　阿胶15g　女贞子20g　旱莲草20g　海螵蛸15g　茜草20g　地榆炭15g　三七10g　贯众炭20g　甘草15g

水煎服,每日1剂,日二次服。

三诊　2003年11月20日。服上二方28剂,血精已无,腰痛大轻,脉沉有力,从而痊愈。

按　精囊炎是男性常见感染性疾病之一,发病年龄多在20～40岁,以血精为主要临床表现。精藏于精室,为肾所主。精室出血,其主要病因病机为热入精室,损伤血络,迫血妄行,血随精出;或为瘀血败精内停,阻滞血络,血不循经;或为脾肾气虚,不能统摄血液,血精同出。本例精囊炎中医辨证属于肾阴亏耗,相火妄动,精室血不得藏之证。病人精液带血一年余不愈,身体消瘦,腰酸痛,乏力,五心烦热,口干咽燥,夜寐欠安,心烦易怒,动则自汗,盗汗,尿色黄赤,脉象沉弱,舌质淡。必以"壮水之主,以制阳光",则诸症自除。宜知柏地黄汤加二至丸加味。方中以大补真阴之六味地黄汤加知母、黄柏以滋阴清热。二至丸滋肾养阴,使水升火降则诸症可平。阿胶育阴止血,治阴虚火动之出血最宜。茜草、海螵蛸为固摄止血之要药。地榆炭、贯众炭收敛止血。三七化瘀止血,与收敛止血药共用达止血而不留瘀恋邪之弊。连续复诊两次,服药28剂,血止而愈,同时腰酸痛等症亦随之而除。

验案8 滋阴清热固摄法治疗男性性功能减退

黄某,男,36岁。早泄2年,自汗甚十多年,尿不尽,小便淋漓。

初诊 2010年6月28日。近期阳痿较轻,仍早泄,尿黄,头汗甚,自觉走路身体失衡,欲扑4~5次,便溏,一日3~4次。舌红,有裂纹,苔白,脉沉。

中医辨证 肾阴不足,精失固摄。

方药 熟地25g 山萸20g 枸杞20g 菟丝子15g 仙灵脾15g 金樱子20g 芡实20g 莲须20g 龙骨20g 山药20g 苡仁20g 扁豆15g 白术15g 川柏15g 知母15g 白芍20g 当归20g 鹿角胶15g 柴胡15g 甘草15g

水煎服,每日1剂,日二次服。

二诊 早泄减轻,仍尿不尽,大便已成形,日2次。失眠,易醒,醒后不能入睡。舌红苔白,脉沉。

方药 熟地25g 山萸20g 枸杞20g 菟丝子15g 仙灵脾15g 金樱子20g 芡实20g 莲须20g 龙骨20g 山药20g 苡仁20g 扁豆20g 白术20g 川柏15g 知母15g 白芍20g 当归15g 鹿角胶15g 巴戟15g 茯苓15g 柴胡15g 甘草15g

水煎服,每日1剂,日二次服。

按 男性性功能减退为临床常见病,现今多由饮食不节,嗜食肥甘厚味,日久伤及肾阴,或因服用温燥补肾壮阳之食物药物,阳气偏亢,日久反致肾阴不足。临床治疗多采用六味地黄丸滋阴补肾以补其不足之阴,辅以清热之知母、黄柏而成知柏地黄丸,加用枸杞、菟丝子、金樱子、芡实、莲须、龙骨等固摄之品以固其精。因此例患者又见便溏腹胀等脾气不足,不能运化之症,固于方中加山药、苡仁、扁豆、白术、茯苓健脾益气,反佐少量鹿胶、巴戟以阳中求阴。

验案9 滋补肾阴法治疗便秘

王某,女,57岁。患大便秘结2年余,须用酚酞及甘油栓始能排便。否则大便数日不行,腹胀满、口干臭。用清热开郁泻下之剂,服药后大便即通,药停即便闭如初,食纳日减,体日羸瘦,舌质红苔燥,脉象沉滑。

中医辨证 肾阴不足,肠失濡润,以致无水舟停。

治则 大补肾阴,滋燥润肠。

方药 生地30g 熟地20g 麦冬20g 玄参20g 枸杞20g 肉苁蓉20g 当归20g 知母15g 玉竹20g

水煎服,每日1剂,日二次服。

服药6剂,矢气频频,大便日1~2次,始如羊矢状坚硬,继而奇臭,量较多,随之腹胀全消,食纳增加。药已见效,守法施治,继服上方10剂,大便每日能保持1次,腹部舒适,食纳佳,从而痊愈。

按 对某些顽固性便秘亦可从补肾阴论治。因肾司二便,肾阴亏耗,肠失濡润则出现肠结便秘,尤多见于老年人肾阴匮乏、肠中津液不足者。陈士铎在《石室秘录》中谓:"肾水不足则大肠细小,水不足以润之,故肠细而干涸,肠既细小,则饮食入胃不能下行,必反而上吐,……"并立生阴开结汤滋补其阴,"使阴生而火息,阴旺则肠宽"。方用熟地、元参、当归、生地、牛膝、麦冬、山萸肉、肉苁蓉。

宗其意治疗便秘属肾阴亏者颇效。

本案即肾阴亏耗、肠失濡润之便秘,用滋阴补肾润肠而奏效。此即生阴开结汤化裁而成,方用熟地、枸杞子、肉苁蓉、知母、玉竹滋补肾阴,玄参、生地、麦冬取增液汤增液润肠之功,加当归以增润肠通便之力。合而用之,肾阴得复,肠道津润则大便自行。恰如陈士铎所说:"一连数剂,肠结可开,粪即不如羊屎矣。"此类便秘,切忌苦寒攻下之剂,免再耗阴津,同时用药又不可急于求成,应于缓中取效。生地、熟地为治此类便秘的必用之品,且用量应大,每用各 20~30g。大便通畅后,应侯其他肾阴亏虚症状消除,方可停药,否则每易复发。

温补肾阳法

本法用于肾阳不足、温煦失职、气化失司所表现的证候。肾阳是一身阳气的根本,五脏六腑之阳气非此不能发,皆赖其温养。命门火衰,诸脏失于温煦,虚寒内生为其基本病机。常见有腰膝酸软冷痛、神疲乏力、形寒肢冷、头晕,或浮肿而尿少,或泄泻、腹痛,或带下量多、阳痿、早泄,或尿清长,或夜尿多,舌淡嫩苔白滑,脉沉弱或沉迟无力等。常用八味肾气丸、右归丸等以温补肾阳。

验案1 温补肾阳法治疗肾消

杨某,女,13 岁。患者体质素弱,近 2 月来出现口渴,逐渐加重,乃至狂渴引饮,每日饮水量达 10 暖瓶左右,尿量多,基本与饮水量相等。

初诊 1979 年 10 月 25 日。饮一溲一,尿色清白,周身乏力,经某医院检查:脑造影蝶鞍大小正常,未见破坏性增生,诊断为"尿崩症"。现尿比重 1.004,舌淡红,苔黄略干,脉沉弱。

中医辨证 肾阳不足、气化失司。

治则 补肾壮阳固摄法。

方药 菟丝子15g 五味子15g 益智仁15g 煅龙骨20g 煅牡蛎20g 麦冬15g 熟地20g 茯苓15g 石莲子15g 附子10g 甘草5g

水煎服,每日 1 剂,日二次服。

二诊 11 月 2 日。服上方 8 剂,饮水量减少至每日 2 暖瓶左右,尿量随之减少,全身稍有力,头微痛,舌边红苔黄润,脉沉细。药已见效,守法施治,以上方加生山药20g、花粉15g、肉桂5g继服之。

后以上方略有化裁再服 30 剂,饮水量控制在每日清晨 3~5 小茶杯,尿量 24 小时 1000ml 左右,体重增加 2.5kg,精神及体力明显好于以前。又以上方连服 10 余剂以调理善后。

按 就消渴病的治疗而言,消渴病分为上、中、下消,包括现代医学糖尿病、尿崩症等。其下消又名肾消,病位在肾,多由肾阳式微、命火不足、水不化津所致。是以口渴多饮、饮一溲一,甚则饮一溲二,赵养葵论本病病机为"水火偏胜,津液枯槁,乃致龙雷之火上炎,熬煎既久,肠胃合消,五脏干燥,……故治消之法,无分上中下,先治肾为急。"赵氏所云,实属经验之谈。我在临证中治疗下消,常从肾论治。审其阴阳之虚损,肾阴虚者,当以大补肾阴为主;肾阳衰者,则应温补肾阳以固摄。

张介宾谓:"阳不化气,则水精不布,水不得火,则有降无升,所以直入膀胱而饮一溲二,以致泉源不滋,天壤枯涸者,是皆真阳不足,水亏于下之消证也。"据本案之脉症,实属肾阳不足、气化失司所致。阳不足,关门不利,膀胱失约则尿多;阳气式微,不能蒸腾化气,津不上承则口渴。故治以温肾助阳固摄之法。方中附子、肉桂、益智、丝子、熟地、山药补肾固阳,加龙骨、牡蛎以收敛固摄。因肺为水之上源,多尿液脱则肺燥,故佐以五味、麦冬、花粉、沙参润肺滋液。共服药 40 余剂,药中病机,诸症除,饮食增,体质日壮,疗效颇为理想。

验案 2　温肾固涩法治疗阳痿遗精梦交

郑某,男 47 岁,1981 年 10 月 15 日初诊。

该患者素体偏弱,近年来头眩少寐,常梦与女子交,阳痿,时遗精,精力不支,腰酸腿软,下肢冷,发落早衰,性欲减退,健忘气短,自汗,经某医院诊断为脑动脉硬化供血不全,特来门诊求治于中医。诊其脉象左右沉迟无力,舌质淡。

中医辨证　肾阳虚(阴阳两虚而侧重阳虚)。

治则　温阳益肾,填精固摄。

方药　熟地 100g　山茱萸 50g　山药 50g　菟丝子 30g　枸杞 30g　仙灵脾 30g　仙茅 30g　鹿角胶 30g　人参 50g　附子 30g　肉桂 30g　冬虫草 20g　巴戟 20g　苁蓉 20g　天冬 30g　蛤蚧 1 对　龙骨 30g　牡蛎 30g　枣仁 50g　黄芪 100g　甘草 30g

上药共为细末,炼蜜为丸,每丸重 10g,每服 1 丸,日服 2 次,共服上方三剂,阳痿遗精等诸症悉除,精力充沛,力气增加,已上班工作,远期随访疗效巩固。

按　肾寓元阴元阳,肾病虚损虽有阳虚、阴虚之别,但常常"阴损及阳"、"阳损及阴"而现阴阳亏损。许多疾病的后期,肾中阳气日渐衰弱,而病情逐渐加重。故治疗慢性、虚损性疾病中肾阳虚证,不可一味纯补肾阳,应善于于阴中求阳、阳中求阴,在温补肾阳药中佐以益阴之品,此即张景岳所说:"善补阳者,必于阴中求阳,以阳得阴助,则生化无穷"之理。《黄帝内经》谓:肾者主蛰,封藏之本,内寓元阴元阳,故为先天之本。肾病虚损虽有阴虚阳虚之别,但阴阳互根,久病常易相互累及,即"阳损及阴,阴损及阳",转而变为阴阳两虚,乃肾病虚损常见之候,故治虚损及慢性消耗性疾病等,必须注意阴阳两伤,治疗须滋阴扶阳兼顾,既可促进生化之机,而又避免互伤之弊。张景岳有"阴中求阳,阳中求阴"之论,其意盖在于此,缘滋阴之品,其性多柔润滋腻,常影响脾胃之运化,易导致胀满腹泻;扶肾阳之品,其性则辛温燥热,易伤阴液。故古人之制方,有则于补肾阴药中加用助阳之品,如肾气丸、地黄饮子等;也有则于助肾阳药中加入滋肾阴之品,如大菟丝子丸、姜、桂、附、鹿茸与地黄等补肾阴药合用,意在从阴引阳,阳复阴生,以助化源之机,务使滋阴不碍阳,助阳不伤阴,故宜于虚劳久病阴阳两虚者。但阴阳两虚辨证时注意其偏胜,如阴虚偏胜者,应侧重于滋阴,少加助阳之剂;阳虚偏胜者则宜重在助阳,少加滋阴之品,力避只注意一面,而忽视另一面,方能达到补偏救弊之目的。

验案 3　温肾助阳治疗甲状腺机能低下黏液性水肿

张某,女,38 岁。

初诊　1987 年 12 月 19 日。患甲状腺功能低下数年,近日呈全身黏液性浮肿,头眩,嗜睡,精神委靡不振,肢节酸痛,畏寒腰痛,气短心悸,疲倦乏力,但欲寐,手足厥冷,舌润,脉沉。

中医辨证　脾肾阳虚。

治则　温补肾阳、健脾利水。

方药　真武汤加味:

附子 20g　白术 15g　茯苓 15g　白芍 15g　生姜 15g　党参 20g　桂枝 15g　寄生 20g　熟地 20g　甘草 10g

水煎服,每日 1 剂,日二次服。

二诊　12 月 29 日。服药 6 剂后,浮肿全消,腰痛大减,力气增加,畏寒等症减轻,精神好转。但仍有恶心,吐白沫,脘闷不欲食,继以苓桂术甘汤合二陈汤调治而愈。

按　对肾阳不足,气化失司,而表现水液代谢异常的病症,如浮肿、尿少、肢体困重等,宜在温肾补阳同时,佐以健脾利水之品,可明显提高疗效。若肾阳不足、气化不及而尿清长或夜尿多,尿余沥以及遗精早泄者,当酌加益气固摄之品,如金樱子、龙骨、牡蛎、黄芪、桑螵蛸、益智等。此案之黏液性水肿,畏寒肢冷,符合阴水病,单用利水之剂多无效。此为肾阳衰微不能化水,故水湿泛溢,温肾阳则水得化,小便利,水肿消,而精神振。

验案4 温补肾阳引火归元法治疗格阳喉痹

程某,男,47岁,干部。咽痛1年余,咽峡部有溃疡灶,旧愈新生,不断出现,经年不愈,吞咽及发音皆痛,历经咽喉专科治疗及服中药清咽解毒之剂,皆未收效,来门诊求治。

初诊 1984年8月19日。咽峡部赤烂,身倦下肢乏力,口中多涎,舌淡红,脉浮软无力,两尺尤弱。

中医辨证 肾元不足,龙火上燔,格阳喉痹证。

治则 补肾引火归元。

方药 熟地40g 山萸20g 山药20g 泽泻15g 茯苓15g 丹皮15g 肉桂7g 附子7g 牛膝15g 甘草10g

水煎服,每日1剂,日二次服。

二诊 水煎冷服6剂,咽痛减轻,咽部溃疡灶周围似见收敛,继服药10剂,溃疡面愈合,未见有新的溃疡灶出现,自述为1年来罕见之现象,脉象浮而有缓象,口涎减少,继用上方加枸杞子20g,服药20剂,咽未痛,未见有溃疡灶出现,全身有力,脉象左右弦缓,此肾元复,龙火敛之兆,继服10剂诸症皆愈,遂停药。远期观察未见复发。

按 格阳之喉痹,由于元阳亏损,无根之火上客于咽喉,多由房劳无度,上热下寒,兼见腰膝酸软,倦怠乏力,脉象沉微,或弦滑无力,可用八味肾气丸、镇阴煎,补肾摄纳,引火归元。此案即张介宾所谓之格阳喉痹,其病机为"火不归元",无根之火客于咽喉所致。其脉浮而无力,两尺弱,身倦乏力,结合以前服寒凉药无效,因而辨证为虚火上扰之喉痹。张氏谓此证本为伤阴而起,又服苦寒之属,以致寒盛于下而格阳于上,使病情更为加剧,因予八味肾气汤合镇阴煎冷服,以补肾摄纳引火归元而安。

验案5 温阳养阴益气固摄法治疗慢性肾小球肾炎

姜某,女,50岁。小便频数1年余,夜间尤甚,腰痛,下肢轻度浮肿,畏寒甚重,小腹冷,不敢在室内穿拖鞋,尿中红细胞20~30个/HP,白细胞30~40个/HP,诊断为尿路感染,一年来不断用中西药治疗,尿化验时重时轻,反复不愈,而且用药后经常出现药疹。

初诊 2001年4月3日。病人面容虚浮,苦于小便频,乏力倦怠,遇劳加重,腰痛,咽干,口干,手心发热,小腹发凉坠胀,舌体胖,苔白,脉沉。

中医辨证 肾阳不足,气阴两虚。

治则 益气养阴,温肾以固摄扶正,清热解毒以除邪。

方药 黄芪30g 党参20g 石莲子15g 地骨皮15g 柴胡15g 茯苓15g 麦冬15g 车前子15g 茅根30g 小蓟30g 山萸20g 山药20g 益智15g 故纸15g 桑螵蛸15g 双花30g 公英30g 茴香15g 肉桂10g 甘草15g

水煎服,每日1剂,日二次服。

二诊 4月10日。服药7剂,小腹觉暖,全身有力,怕冷轻,小便频亦减,尿后仍有尿意。

方药 黄芪30g 党参20g 石莲子15g 花粉15g 地骨皮15g 知母15g 麦冬15g 柴胡

15g 车前子15g 茅根30g 公英30g 双花30g 茴香15g 肉桂10g 故纸15g 益智15g 桑蛸15g 山萸20g 山药20g 菟丝子20g 甘草15g

水煎服,每日1剂,日二次服。

三诊 4月17日。诸症均减轻,现怕冷减,小便后仍有尿急,小腹胀,脚凉,全身较前有力,脉沉舌苔已化。

方药 益智20g 乌药15g 山药20g 故纸25g 肉桂10g 桑蛸15g 车前子15g 巴戟15g 山萸15g 公英30g 双花30g 黄芪30g 党参20g 石莲子15g 地骨皮15g 柴胡15g 麦冬15g 覆盆子15g 茴香15g 瞿麦15g 甘草15g

水煎服,每日1剂,日二次服。

四诊 5月14日。服药14剂,5月11日尿检红、白细胞俱转阴,全身有力,小便频大轻,仍小便后有尿急,腰未痛,药疹未发作,自述全身即往沉重,服此药全身疏松,沉重感全除,为一年来无有之现象,仍以上方加减治疗。

方药 黄芪30g 党参20g 石莲子15g 地骨皮15g 柴胡15g 麦冬15g 茯苓15g 白花蛇舌草30g 双花30g 连翘20g 天花粉15g 双花30g 瞿麦20g 萹蓄20g 覆盆子20g 桑蛸20g 益智仁15g 巴戟15g 故纸15g 山萸15g 枸杞15g 茴香15g 肉桂10g 甘草15g

水煎服,每日1剂,日二次服。

五诊 6月5日。服药14剂,药疹未发作,全身明显有力,腰未痛,且觉有力,小便频大好,怕凉已除,脉象沉滑。

方药 生芪30g 党参20g 石莲子15g 地骨皮15g 柴胡15g 麦冬15g 茯苓15g 白花蛇舌草30g 双花30g 连翘20g 益智仁20g 乌药15g 故纸15g 覆盆子15g 山萸15g 枸杞15g 茴香15g 肉桂10g 天花粉15g 瞿麦20g 巴戟15g 寸芸15g 甘草15g

水煎服,每日1剂,日二次服。

六诊 7月3日。服药14剂,药疹未发作,全身有力,精力好,小便已无频急,腰过劳稍酸,脉沉有力,舌体见小。嘱其再服若干汤剂以巩固疗效。

方药 生芪30g 党参20g 石莲子15g 地骨皮15g 茯苓15g 益智仁20g 故纸15g 覆盆子15g 巴戟15g 肉桂10g 茴香15g 乌药15g 麦冬15g 白花蛇舌草30g 双花30g 天花粉15g 柴胡15g 枸杞20g 山萸20g 寸芸15g 甘草15g

按 慢性肾小球肾炎病程迁延,日久不愈,治疗颇为棘手。上案即属此类。患者兼有乏力倦怠,遇劳加重之气虚,腰痛,小便频,小腹发凉坠胀之肾阳不足,同时见有咽干,口干,手心发热等阴虚内热症状。舌胖苔白,脉沉当属阳气亏虚,故治疗虽强调益气养阴,但温肾助阳亦为重要方面。以具体用药而言,多选益智仁、补骨脂、巴戟天等温润助阳之品,而不选附子等大辛大热之药。以免伤及不足之阴。守方治疗近3个月方获佳效。

验案6 温补肾阳清热利湿法治疗慢性肾盂肾炎(劳淋)

高某,女,37岁。10年前曾患尿路感染,后偶有发作,近1年发作次数增多。4个月前因劳累,着凉而出现尿频,尿急,尿痛,小腹坠痛,腰痛,用先锋霉素Ⅳ治疗缓解。2周前上症复发,反复不愈。

初诊 1987年12月23日。现症腰痛腰酸,小腹坠胀冷痛,尿频,尿急,尿痛,手足及双下肢浮肿,畏寒乏力,舌苔白滑,脉沉弱。尿检蛋白(+),白细胞0~2个/HP,中段尿细菌培养:细菌数>10^7/L。

中医辨证 肾阳虚衰,膀胱湿热证。

治则 温补肾阳,清热利湿。

方药　熟地20g　山萸15g　肉桂10g　附子10g　茴香10g　故纸10g　泽泻15g　黄柏15g　瞿麦20g　萹蓄20g　公英30g　白花蛇舌草30g　甘草10g

水煎服,每日1剂,日二次服。

二诊　服前方10剂,尿频尿急尿痛症状消失,腰痛及小腹坠痛仍较明显,手足及双下肢仍有轻度浮肿。于前方减白花蛇舌草、黄柏,加乌药15g、杜仲15g。继续服药12剂,小腹坠痛不明显,仅稍有小腹胀,腰痛减轻,尿量较多,浮肿消失,舌苔薄白,脉沉滑。1988年1月22日复查尿常规,蛋白(-),白细胞0~1个/HP,中段尿细菌培养阴性。嘱其继服前方10~20剂,以巩固疗效。随访半年未复发。

按　慢性肾盂肾炎中医归为劳淋,多因湿热久羁伤阴,阴损及阳,或过用苦寒克伐之品,肾阳日亏,膀胱气化不利而见尿频,小腹冷痛,阳虚生外寒故见畏寒,阳气不能温运水湿,泛溢肌肤,则见手足及双下肢浮肿;尿急、尿痛仍为膀胱湿热未尽之症。故以金匮肾气丸温补肾中阳气,加用黄柏、萹蓄、瞿麦清热利湿,公英、白花蛇舌草清热解毒。

验案7　温阳利水法治疗阴水

申某,男,14岁。病史:患肾病综合征3年,曾用泼尼松治疗病情缓解,本年二月因感冒疾病复发,经治疗感冒已愈,但全身水肿不消。

初诊　2001年4月6日。现周身水肿,腹胀满,小便不利,手足厥冷,畏寒,下肢尤甚,面色㿠白,大便溏,舌体胖嫩,舌质紫,苔滑润,脉沉。尿蛋白(3+),血浆总蛋白46g/L、白蛋白26g/L、球蛋白20g/L。

中医辨证　脾肾阳虚夹有瘀血之阴水。

治法　温补脾肾,活血利水法。

方药　真武汤与参麦饮加味:

附子片20g(先煎)　白术20g　茯苓25g　白芍15g　党参15g　生姜10g　益母草30g　红花15g　桃仁15g　泽泻20g　甘草15g

水煎服,每日1剂,日二次服。

二诊　2001年4月20日。连服上药14剂,24小时尿量由200ml增加至2500ml,浮肿消退,倦怠,乏力,尿蛋白(3+)。治以益气健脾升阳除湿。

方药　升阳益胃汤:

黄芪30g　党参20g　白术15g　黄连10g　半夏15g　陈皮15g　茯苓15g　泽泻15g　防风10g　羌活10g　独活10g　白芍15g　生姜15g　红枣3个　甘草10g

水煎服,每日1剂,日二次服。

三诊　2001年6月20日。服药60剂,尿蛋白由(3+)减少至(±),血浆总蛋白60g/L、白蛋白36g/L,球蛋白24g/L,脉象沉而有力,舌质红润,从而获得缓解出院。

按　真武汤出自《伤寒论》,为治疗脾肾阳虚、水气内停的主要方剂。《伤寒论》第82条:"太阳病发汗,汗出不解,其人仍发热,心下悸,头眩,身瞤动,振振欲擗地者,真武汤主之"。《伤寒论》第316条:"少阴病,二三日不已,至四五日,腹痛,小便不利,四肢沉重疼痛,自下利者,此为有水气。其人或咳,或小便不利,或下利,或呕者,真武汤主之"。真武汤证的病因病机,为久病伤阳或太阳病误汗伤阳,少阴寒化阳虚,甚至寒水反而侮脾,土不制水,致脾肾阳虚,不能化气行水,水湿内停,或为痰饮,或为水肿,水气凌心射肺,或悸或咳等症。张琪教授用此方温阳利水治疗肾脏病、心力衰竭、眩晕、甲状腺功能减退等多脏器疾病。

张琪教授常以本方加味(附子 25~30g,茯苓 30g,白术 25g,白芍 25g,干晒参 15g,麦冬 15g,五味子 15g,益母草 30g,红花 15g,桃仁 15g,生姜 15g,甘草 15g。),温阳活血,治疗慢性肾小球肾炎,肾病综合征以水肿为主者。症见全身浮肿,腰以下肿甚,按之凹陷不易恢复,或水肿反复发作,小便少,大便溏或溏而不爽,脘腹胀满,腰痛,畏寒肢冷,精神萎靡,面色晦暗或面色㿠白,舌体胖嫩滑润,舌质淡或边缘、舌下有瘀斑,脉沉细迟或沉涩。本病病机为脾肾阳虚夹有血瘀之证,由于脾肾阳虚无力温运水湿形成水肿谓之"阴水"。

方中附子为温助肾阳之品;参、术、苓、草益气健脾;白芍药、五味子、麦门冬敛阴滋阴;参、附、术为温热燥药,故伍以敛阴滋阴之剂,相辅顾护阴液,防其热燥耗阴。高度水肿者血液循环受阻,现代医学谓之高凝,故用益母草、桃仁、红花活血利水改善血凝,水除气血通畅则全身功能得以恢复。益母草有活血利水之功需重用方效,张琪教授常用 30~50g,且属于轻剂,多用对胃肠无任何副作用。附子具有回阳救逆、温补脾肾、散寒止痛功能,仲景之真武汤、附子汤、四逆汤等皆重用附子以温补肾阳,主治亡阳厥逆,表现为形寒肢冷,腹胀便溏,小便不利,四肢不温,水肿,甚剧四肢厥冷,脉微沉伏(血压低不升),通过附子的回阳效能,改善心肾功能促进血液循环,从而消除水肿,恢复心肾功能。值得注意的是,附子有毒不宜生用,其有效成分乌头碱宜久煎,药理实验证实煮沸时间久,毒性大大减弱,其回阳救逆强心作用不减,一般先煮 1 小时,再入他药为佳。

慢性肾脏病辨证属脾肾阳虚者用此方确有良效,但张琪教授临床观察纯属脾肾阳虚只是少数,可能是我院病房、门诊所治的病人大多经过中西药治疗病机寒热错杂,在脾肾阳虚证中常伴见口苦咽干、咽痛,尿黄,舌苔黄腻或厚腻等湿热内蕴证候,虚实寒热夹杂成为治疗过程中一个干扰因素,亦常棘手。张琪教授经过精细辨证多系用寒温并用、清补兼施法取效。

本病案辨证为脾肾阳虚夹有血瘀之证,由于脾肾阳虚无力温运水湿形成水肿谓为"阴水"。阴水常见于肾病综合征、慢性肾小球肾炎,临床以水肿为主证,症见周身水肿,腰以下肿甚,按之凹陷,不易恢复,或水肿时重时轻,反复不愈,尿少腰痛,畏寒肢冷,神倦,脘腹肿满,便溏,面色㿠白,舌体胖嫩,舌质淡,苔白滑,脉沉细;或伴口唇发绀,面色晦暗,舌质紫有瘀斑,脉沉涩。治疗当以温肾健脾利水活血之剂,方用真武汤与参麦饮加味。方中附子为温助肾阳之品,干晒参、白术、茯苓、甘草益气健脾,白芍药、五味子、麦门冬敛阴滋阴;附子、干晒参、白术均为温热燥药,故用敛阴滋阴之剂相辅顾护阴液,防其热燥耗阴;高度水肿循环受阻,用益母草活血利水,桃仁、红花活血散瘀,与温阳药合用以改善血行及肢体末端循环。二诊水肿消退后,仍有蛋白尿,血浆白蛋白低,表现为体重倦怠,乏力等脾胃虚弱,清阳不升,湿邪留恋之征,故治以补气健脾胃,升阳除湿之升阳益胃汤;用后尿蛋白减少,血浆白蛋白上升。附子具有回阳救逆,温补脾肾,散寒止痛功能,主治亡阳厥逆,表现为形寒肢冷,腹胀便溏,小便不利,四肢不温,水肿,甚则四肢厥冷,脉微或沉伏;通过附子的回阳作用,改善血液循环功能,从而消除水肿恢复肾脏功能。

验案 8　温补肾阳益气活血法治疗桥本甲减(自身免疫性甲状腺炎)

孟某,女,32 岁,职员。桥本甲减(自身免疫性甲状腺炎)病史 3 年,口服优甲乐 1 年。2010 年 1 月 26 日复查甲状腺功能五项化验:FT_4 23.52pmol/L↑(标准值 10~22pmol/L),抗甲状腺球蛋白抗体 A-TG 508.8U/ml↑(标准值 0~115U/ml),抗过氧化物酶抗体 A-Tpo 210.1U/ml↑(标准值 0~34U/ml)。

初诊　2010 年 2 月 10 日。患者自觉畏寒肢冷,足痛膝软,胸闷心悸,乏力倦怠,月经量少,经期延长,舌紫黯苔白,脉沉。

中医辨证　肾阳虚衰、寒凝经脉之瘿病。

治则　温肾阳散寒邪,益气活血调经。

方药　二仙汤加减:

仙灵脾20g　仙茅15g　杜仲20g　当归20g　巴戟15g　附子10g　牛膝20g　肉苁蓉15g　桃仁15g　川芎15g　黄芪30g　太子参20g　坤草30g　甘草15g

水煎服,每日1剂,日二次服。

二诊　2010年2月24日。服上方14剂。服上方第一周,病人乏力明显减轻,服药后第一周自感身凉更甚,由内向外发散凉气,而第二周身转暖舒适,乏力减轻。舌质黯红,苔白干少津,脉沉。继以前方化裁。

方药　仙灵脾20g　仙茅15g　杜仲20g　当归20g　巴戟15g　附子10g　牛膝15g　肉苁蓉15g　桃仁20g　川芎15g　黄芪30g　太子参20g　坤草30g　熟地20g　山茱萸20g　甘草15g

水煎服,每日1剂,日二次服。

三诊　2010年4月28日。服上方14剂,月经量增多,色鲜红,乏力、畏寒缓解,唯手足不温,舌质黯红,苔白,脉沉。复查甲功 FT_3、FT_4 正常,TSH 7.24μU/ml↑(标准值0.27~4.2μU/ml)。继以前方增入活血舒筋活络之品治疗。

方药　仙灵脾15g　仙茅15g　巴戟15g　肉苁蓉15g　杜仲20g　附子15g　肉桂10g　熟地20g　山茱萸20g　牛膝20g　鸡血藤30g　地龙30g　桃仁15g　红花15g　川芎15g　丹参20g　黄芪40g　党参20g　甘草15g

水煎服,每日1剂,日二次服。

四诊　2010年6月14日。服上方28剂,自觉有力身暖,自述经前乳房胀痛,舌质黯红,苔白,脉沉有力。继以前方增减。

方药　仙灵脾15g　巴戟15g　山茱萸20g　枸杞子20g　当归20g　川芎15g　牛膝15g　鸡血藤30g　丹参20g　赤芍15g　乌药15g　桃仁15g　黄芪30g　太子参20g　泽兰15g　甘草15g　香附15g　郁金10g　柴胡15g　坤草30g

水煎服,每日1剂,日二次服。

五诊　2010年8月2日。服上方28剂。乏力畏寒、肢冷膝软、胸闷心悸均消失,月经正常,经前乳房不痛,舌红润苔白,脉平缓有力。复查甲功五项已经恢复正常,西药已经停服多日。继续前方加味以巩固疗效。

方药　仙灵脾15g　巴戟15g　山茱萸20g　枸杞子20g　当归20g　川芎15g　牛膝15g　鸡血藤30g　丹参20g　赤芍15g　乌药15g　桃仁15g　黄芪30g　太子参20g　泽兰15g　香附15g　青皮15g　郁金10g　柴胡15g　白芍20g　坤草30g

水煎服,每日1剂,日二次服。

六诊　2010年8月23日,服药21剂,自述身暖有力,无胸闷心悸,月经正常,从而病情获得缓解。随访病人自诉:"服张琪教授105剂汤药,身体轻便,能长时间从事体力活动,偶感乏力,心情大好。"

按　此病案西医诊断为自身免疫性甲状腺炎,初发之时,病情轻,无明显临床表现,病人未予以重视,未治疗。二年八个月之后,病情进一步加重时,才予以治疗,服优甲乐。

张琪教授根据辨证与辨病结合分析:此病人属中医瘿病范畴。肾阳虚衰,阴寒内结,寒凝经脉,瘀血内阻;肾阳虚衰,阳虚生内寒,则畏寒甚、身凉,寒凝则气血运行不畅,瘀血内生,月经量少,色黯,有块。寒凝则心阳不振,瘀血内生则心血不足,可见心悸、胸闷。阴寒内生则脾阳虚衰,脾失健运,气血化源不足,可见乏力、倦怠。舌紫黯苔白,脉沉乃是寒凝血瘀之舌脉。治疗原则应针对病因病机,温补肾之阳,温经散寒,益气活血调经。

张琪教授以二仙汤加减,仙茅、仙灵脾、巴戟、寸云温肾之阳,附子大辛大热之药,逐阴寒之邪。当归、桃仁、川芎、坤草活血祛瘀,调理冲任,治疗其月经过量,色黯有块之症。牛膝、杜仲补肝肾,强筋骨,引药引血下行,以疗其足痛膝软,黄芪、太子参补气健脾,使气血生化有源。二诊,病人乏力明显减轻,服药后第一周自感身凉更甚,由内向外发散凉气,而第二周身暖转舒适,正是张琪教授用药之精妙,辨证无误之所在,使寒由内而外渐除,前方加熟地、山茱萸滋阴养血,填精益髓,阴中求阳,张景岳《景岳全书》中:"善补阳者,必阴中求阳,则阳得阴助而生化无穷"。三诊,病人乏力、畏寒、困倦均减轻,月经量增多,色鲜红,月经血块减少,仍手足凉肢冷。前方加鸡血藤、丹参、地龙以增强行血补血、舒筋活络之功,肉桂,补火助阳,通经驱寒邪。四诊,病人乏力、畏寒均明显减轻,故去附子、肉桂、仙茅大辛大热之品,去肉苁蓉、杜仲补火助阳之品,以防伤阴动火,易乌药、香附、郁金、柴胡、坤草疏肝理气,行气解郁,气行则血行,治疗经前乳房胀痛,全方攻补兼施,行气不留瘀,祛邪不伤正,药味虽多,却层次鲜明,各取所需。五诊,病人各症状均好转,舌质转红,苔薄白,舌有津液,脉平缓有力。在原方基础上加青皮,以增强行气之功。继服21剂,诸症改善,各项化验趋于正常。随访:病人自诉大好。

验案9　温肾助阳滋肾活血法治疗前列腺增生尿潴留

张某,男,73岁。患尿频而少约10年,尿点滴而出,小腹胀痛。当地医院B超示:前列腺球形增大,大小5.9cm×4.3cm×3.6cm,部分向膀胱突出,内腺增大,外腺受压,实质回声不均匀,内外腺之间有点状强回声,膀胱内潴留尿量约200ml,尿常规白细胞30～40个/HP,终日导尿,病人痛苦不堪。诊脉弦滑而稍数,舌质红、苔少。曾静点多种抗生素均无明显疗效。服中药八正散之类百余剂,效亦不显。

中医辨证　肾阳不足湿热瘀血阻滞。

治则　温阳活血,清化湿热。

方药　滋肾通关丸合八味肾气丸加减:

熟地黄25g　山茱萸15g　山药15g　茯苓15g　牡丹皮15g　泽泻15g　黄柏15g　知母15g　肉桂10g　附子10g　瞿麦20g　萹蓄20g　车前子20g　大黄7g　桃仁15g

水煎服,每日1剂,日二次服。

服上方14剂,不需导尿小便可自行排出,但仍不甚通畅,腰酸痛,小腹胀痛大减,尿常规白细胞8～10个/HP,嘱继服此方。又服14剂,排尿基本通畅,诸症消失,尿常规恢复正常。病人家属恐其复发,自行将上方又服30余剂,以致病人夜间出现遗尿,急来求治。考虑由于病人过服药物,利尿通淋过度而出现夜间遗尿,于是前方去萹蓄、瞿麦、车前子利水通淋之药,加益智仁、故纸、巴戟天、首乌、乌药等温补肾阳固摄之品,温补肾阳缩尿,随治而愈。病人不仅小便恢复正常,而且体力明显增加,随访半年无复发。

按　前列腺增生为临床常见老年病之一,以小便不利点滴而下,甚至小便闭塞不通为主症。张琪教授通过临床观察,认为本病之所以为老年常见病,是与老年人肾气虚弱、邪气易于阻滞的生理病理特点密切相关,多由肾中阴阳俱虚,膀胱气化不利,湿热蕴结闭塞其流,气血郁滞而致。故治疗首当益肾,同时又不可忽视祛邪,只有标本兼顾,方能提高疗效。

此患者年老体衰,肾阳不足,不能温煦膀胱,膀胱开合失司,故尿频而少,未及时治疗而使肾阳逐渐衰微,而肾阳为人体之"真阳"、"元阳",肾阳旺则全身之阳皆旺,肾阳衰则全身之阳皆衰,阴阳是相互对立统一的,所谓此长彼亦长,此消彼亦消,故肾阳虚致使肾阴亦虚,肾阴阳俱虚则肾主水的功能失常,水湿蕴结下焦,湿久化热,阻碍膀胱气化,故小便点滴不下;湿邪黏滞、阻碍气机,气滞则血瘀,故小腹胀痛、腰酸痛;脉弦滑而稍数、舌质红、苔少为肾阴阳不足、湿热蕴结之象。中医辨证属肾阳衰微、湿浊内蕴夹血瘀。治以调补肾中阴阳、清热利湿、活血化瘀。故予以滋肾通关丸合八味肾气丸加减。

方中肾气丸重用熟地黄滋补肾阴,山茱萸、山药补肝脾而益精血,此所谓"善补阳者、必于阴中求阳";加以肉桂、附子之辛热,助命门以温阳化气,诸药相伍,补肾填精,温肾助阳,乃阴中求阳之治。泽泻、茯苓利水渗湿,牡丹皮泄火,其义为补中寓泻,使邪去补乃得力,并防滋阴药之腻滞。滋肾通关丸又名通关丸、滋肾丸,出自《兰室秘藏·小便淋闭门》,原书谓:"治不渴而小便闭,热在下焦血分",由知母、黄柏、肉桂三药组成。通关丸原为治疗下焦湿热、小便癃闭、点滴不出而设,而张琪教授却用其治疗尿频。小便频数,癃闭均为膀胱气化不行、失常,方中黄柏、知母苦寒清热燥湿兼滋阴,肉桂温养命门之阳、温阳化气,则小便通利。张琪教授常以益肾活血法治疗,每用滋肾通关丸加味治疗,远、近期疗效颇为理想。方中以黄柏清热除湿,知母滋肾水而育阴,然"无阳则阴无以生,无阴则阳无以化",只顾滋阴,不知助阳,则阴终不能生,故辅以肉桂反佐助阳,俾阴得阳化,则膀胱气化出焉,而小便自然通利。张琪教授临床常以此方与八味地黄丸合用调补肾中之阴阳,加活血消坚之品以消其郁滞,如三棱、莪术、桃仁、赤芍等。诸药合用,共奏补肾之阴阳而益肾气、除湿热瘀血而通利水道,使湿热瘀血得祛,阻滞消除,肾气充沛,气化正常则小便畅利。若下焦湿热症状明显,而现尿黄赤、尿道灼热疼痛,舌根部苔黄厚腻,脉弦滑数者,可加瞿麦、萹蓄、公英、白花蛇舌草等以清热利湿解毒,均可明显提高疗效。考虑滋肾通关丸中黄柏、知母苦寒清湿热、滋阴水,同时少佐肉桂,寒因热用,俾助命门之火,增加膀胱的气化、蒸发作用,湿热清除,气化得司,同时方中佐以萹蓄、瞿麦、车前子利尿通淋,大黄、桃仁活血化瘀,诸药合用温而不燥,滋而不腻,助阳之弱以化水,滋阴之虚以生气,使肾阳振奋,气化复常,则诸证自除。

补肾填精法

本法用于肾中阴阳俱损、精髓不足之证。肾藏精、生髓,为水火之脏,寓真阴真阳,肾精不足,阴阳匮乏,则其可同时具备肾阴虚与肾阳不足两组证候。本证常见于慢性消耗性疾病后期,所谓诸虚劳损、沉疴痼疾,其治疗殊难,非大补精血、益阴壮阳之品难以奏效。临证中常用地黄饮子、河车大造丸、斑龙丸等方剂化裁,以大补肾中阴阳、益精生髓。

《灵枢·海论》谓:"脑为髓之海……髓海有余,则轻劲多力,自过其度;髓海不足,则脑转耳鸣,胫痠眩晕,目无所见,懈怠安卧。"故脑髓的有余与不足,取决于肾精之盈亏,肾精又赖于肾中元阴元阳化合而生成。若肾中阴阳亏虚、肾精不足、髓海不满,每见眩晕病症,当治以壮阳滋阴、填精益肾法。

验案1 阴阳并补法治疗眩晕

杨某,男,52岁。

初诊 1984年10月13日。头昏眩不清1年余,头面烘热,耳鸣如蝉,健忘神疲,不能阅书报及视物过久,腰酸腿软,背恶寒,性欲减退,上肢麻,舌淡红嫩,脉弱。

中医辨证 肾阴阳两虚,肝木失荣,精髓不足。

治则 补肾填精,阴阳并补。

方药 八味肾气丸加味:

熟地30g 山茱萸20g 山药20g 茯苓15g 丹皮15g 泽泻15g 甘菊15g 白芍20g 附子10g 肉桂10g 天冬15g 蒺藜15g

水煎服,每日1剂,日二次服。

二诊 10月22日。服药8剂,眩晕大减,腰酸膝软等症均好转,脉象亦较前有力。上方加枸杞子20g、女贞子15g继服之。

三诊 1985年3月10日。连服上方40余剂,诸症消失并上班工作,未复发。

按 本案西医诊断为脑基底动脉供血不全,曾用活血化瘀及补益气血之剂,皆未收效。据其表现,辨证为肾阴阳两虚,重点从补肾中阴阳论治而收功。

验案2 补肾填精法治疗风痱(脑血栓形成)

刘某,男,47岁,1984年2月10日初诊。

病人于2周前自觉右侧上肢酸麻软弱,不能持重物,1月28日夜睡醒后出现右侧上下肢不遂,口眼歪斜,饮水即呛,舌强,语言不利,血压160/110mmHg,被诊断为脑血栓形成。曾用脉通、低分子右旋糖酐等药物治疗,其效果不明显。张老会诊,舌光红无苔,脉象左虚弦、右细弱。

中医辨证 肾中阴阳俱虚、水火不济、肾气内夺之风痱证。

治则 大补肾元摄纳之法。

方药 熟地40g 石斛15g 麦冬15g 五味15g 菖蒲10g 远志15g 苁蓉20g 巴戟肉15g 枸杞15g 丝子15g 附子10g 肉桂7.5g

水煎服,每日1剂,日二次服。

连服40余剂,上下肢活动基本恢复正常,口眼歪斜等症消失,血压140/90mmHg。嘱其继服若干剂,并加强锻炼,后随访已恢复正常,并上班工作。

按 《河间六书·风门》指出了风痱的特点,谓:"内夺而厥,舌瘖不能言,足废不为用,肾脉虚弱,其气厥不至……"张景岳认为风痱非"风",是由"阴亏于前,而阳损于后;阴陷于下,而阳泛于上,以致阴阳相失,精气不交,所以忽而昏聩、猝然仆倒。"可见风痱主要由肾中阴阳两虚、精气亏损所致。现代医学所谓弥散性脑功能减退,常表现为头晕或头痛、耳鸣眼花、疲倦嗜睡、健忘痴呆、急躁易怒、时有不自主哭笑表情,或情绪低沉、苦闷、抑郁等,当属中医肾元不足、脑髓匮乏之证。脑为髓海,由肾中阴阳化合而成。张景岳谓:"若其不足则在上者为脑转,以脑空而运,似旋转也,为耳鸣也,以髓虚者精必衰,为胫痠,髓空无力也,为眩冒忽不知人,为目无所见,急惰安卧,皆以髓为精类,精衰则气去而诸证以见矣。"因此补肾中阴阳、填精益髓为治疗此证的大法。张琪教授多年临床经验,脑血管疾病,如中风后遗症、脑动脉硬化、脑软化等以及脑功能减退者,只要符合肾阴阳两虚症状者,用此法皆有较好效果。

以双补阴阳、填精益肾法治疗风痱病常收到满意疗效。本案即地黄饮子化裁,有阴阳并补、上下同治之功。方用熟地、枸杞补肾阴,桂附巴戟补肾阳,菟丝苁蓉益阴和阳,远志、菖蒲、麦冬、五味交通心肾。使阴阳和调、上下交通,则风痱诸症可除矣。

验案3 滋肾温阳添精补髓法治疗急性脊髓蛛网膜炎

张某,男,53岁。1983年7月2日始恶寒发热,继则出现下肢麻木,步履不灵,渐至下肢瘫痪,二便潴留。入某医院住院,诊断为急性脊髓蛛网膜炎。经治疗二便已恢复正常,下肢功能亦有所好转。

初诊 1985年4月2日。下肢麻木紧皱,行走困难,时欲扑倒,腰部酸麻,下肢感觉迟钝。曾服补阳还五汤等益气通络之品百余剂,疗效不显。舌质淡,脉象沉弱。

中医辨证 阴阳两虚之痿证。

治则 滋肾阴、壮元阳、添精补髓法。

方药 熟地30g 山茱萸15g 锁阳15g 石斛5g 枸杞15g 麦冬15g 五味子15g 肉苁蓉15g 巴戟15g 玉竹20g 肉桂7.5g 附子7.5g 甘草10g

水煎服,每日1剂,日二次服。

二诊 4月29日。服药20余剂,收效明显,下肢酸麻沉重感大减,步履较前轻劲有力。此乃肝肾得益、精血渐复之佳兆,继守法施治。

方药 熟地30g 狗脊20g 牛膝15g 锁阳15g 石斛15g 枸杞20g 菟丝子20g 麦冬15g 玉竹20g 白芍20g 肉桂7.5g 附子7.5g 肉苁蓉15g 巴戟15g 甘草10g

水煎服,每日1剂,日二次服。

三诊 5月20日。服上方20剂,下肢功能较以前又明显好转,知觉已完全恢复,行走近于正常人,惟走路过多仍感下肢无力,舌淡红,脉象沉而有力。此后又经复诊,以上方略有加减又连服40余剂,诸症消失,调理而愈。

按 某些脊髓病变,如蛛网膜炎、脊髓空洞症、脊髓粘连、脊髓压迫症等,凡有肾元不足征象者,皆可以该法论治。如治本案病人属肾中阴阳俱虚、精髓不足、督脉失养所致,故以益气通络法无效。而用大补肾之阴阳、生精益髓、充养督脉之剂施治,获得满意疗效,临床上,痿症病程短者较易治,病程长者难以速瘥,治疗时要善于守法施治,以缓图取效,方可收功。本案为下肢痿癖证,根据其以下肢痿软麻木为主,兼腰膝酸软、健忘耳鸣、脉沉等症,投地黄饮子化裁,药仅60剂,病获痊愈。肾藏精,主作强,主骨生髓,肾精不足,督脉失充,故发瘫痪。地黄饮子系河间之方,原方主治风痱症,风痱即身偏不用。刘河间谓:"中风瘫痪,非为肝木之风实甚,亦非外中于风,良由将息失宜,心火暴甚,肾水虚衰。……治宜和脏腑,通经络。"河间原意此方治风痱,但地黄饮子立方旨实乃补肾益精,故用此方治脑脊髓疾病属肾精亏损,督脉失充者往往收效。方中熟地以滋肾之真阴,《本草纲目》谓熟地"填骨髓,长肌肉,生精血,补五脏,内伤不足",《本草从新》谓本品"利血脉补益真阴",本品为方中主药,用量常为20~30g。山萸为补肝肾,涩精气之效药,配伍石斛、枸杞、玉竹、苁蓉、巴戟、锁阳,以补益肾中阴真阳。盖肾精化生肾气,是由肾阳蒸化肾阴而产生,肾阴肾阳又都以肾所藏的精气为物质基础,所以肾的精气包含着肾阴与肾阳两个方面。肾中阴阳犹如水火一样内寄于肾,二者相互制约,相互依存。本方之配伍,即取孤阴不生,独阳不长之意,补阴补阳之药相互配伍,以达生精填髓之目的。用桂、附者,即取其补肾阴中以助肾阳之意。

验案4 阴阳并补活血化瘀法治疗脊髓炎

许某,男,54岁。该患者2006年患急性脊髓炎,在伊春某医院神经内科治疗5天,仍不能行走,转哈尔滨某医院治疗,小便失禁,大便干燥。8月18日开始静脉滴注注射用甲泼尼龙琥珀酸钠500mg/日,3次后改口服500mg,现减量至60mg。

初诊 2010年8月30日。乏力,汗出,下肢麻木,怕冷。CT诊断:胸椎7~12节急性脊髓炎。舌淡紫,苔白厚,体大,少津。

中医辨证 阴阳俱虚,瘀血阻滞。

治则 阴阳并补,活血化瘀。

方药 生熟地各15g 山萸25g 山药20g 枸杞20g 石斛20g 菟丝子20g 巴戟20g 麦冬15g 黄芪100g 地龙15g 川芎15g 当归20g 丹参20g 赤芍15g 肉桂5g 附子5g 牛膝15g 玉竹20g 木瓜15g 甘草15g

水煎服,每日1剂,日二次服。

二诊 2011年2月14日。双下肢有力,视物清楚,现两腰有束带感。BP 130/85mmHg。双下肢麻木,大小便失禁,大便干燥。

方药 生熟地各20g 山萸25g 山药20g 枸杞20g 石斛20g 牛膝15g 玉竹20g 菟丝子20g 巴戟15g 寸芸20g 仙灵脾15g 肉桂10g 附子10g 黄芪50g 地龙15g 川芎15g 当归20g 丹参20g 赤芍15g 木瓜15g 桃仁15g 杜仲15g 白芍15g 甘草15g

水煎服,每日1剂,日二次服。

按 脑脊髓疾病临床表现多种多样,但多以痿软瘫痪,肌肉萎缩为主症,属中医"痿证"范畴,对于脑脊髓病变属于痿证者,张老认为其病因病机主要与两方面关系密切。一为肾精亏损,督脉失充,因肾主藏精,而精能生髓,髓居于骨中,骨赖髓以充养。髓有骨髓与脊髓之分,脊髓为督脉所行之处,上通于脑,"肾通于脑……精成而后脑髓生。"张锡纯亦谓:"脑为髓海乃聚髓处,非生髓之处,究其本源,实乃肾中真阴真阳之气酝酿化合而成,……缘督脉上升而灌注于脑。"因此,脑及脊髓的有余或匮乏,其实质乃是肾气盈虚的表现。脑、脊髓病变,尤其经急救治疗遗留四肢不用,痿软麻木等慢性痼疾,多与肾精亏损、督脉失于充养、髓海不足有关。由于肾精虚少,髓之化源不足,督脉失充,经脉失养,脑髓空虚,而出现肢体不用,痿软无力,腰膝酸软及健忘少寐,耳鸣目眩等症状。二为宗气亏虚,脑失所荣,因宗气是由肺吸入的清气与脾胃运化来的水谷之精气结合而成,聚集于胸中,《灵枢·邪客》谓:"宗气积于胸中,出于喉咙,以贯心脉,而行呼吸焉。"张锡纯深得经旨,谓宗气即大气,他以"以贯心脉而行呼吸"之语体会:大气不但为诸气之纲要,并可为周身血脉之纲领。因气为血之帅,血为气之守,气行而血行,相依互倚,气血运行不息,内而脏腑,外而皮毛、筋骨皆得到温养、润泽灌溉,人体的生命活动一刻也离不开气血之正常运行。脑髓的有余与匮乏,除与肾气盈虚有关外,与宗气的盈虚亦密切相关。气旺血充则髓海充足,人之视听等各种机能正常。若宗气亏虚,不能上荣于脑,则精明之府失去气血之充养,而出现肢体痿软,肌肉无力等症。对此,古人亦有认识,如王清任谓:"饮食生气血,长肌肉,精汁之清者,化而为髓,由脊骨上行于脑,名曰:脑髓……脑髓中一时无气不但无灵机,必死一时,一刻无气,必死一刻。"《灵枢·口问》谓:"上气不足,脑为之不满,耳为之苦鸣,头为之苦倾,目为之眩。"宗气亏虚与肾精亏损密切相关。肾除所藏先天之精外,尚靠后天之精的不断充养,如此肾精方能充足而发挥其正常功能。正如《杏轩医案》谓:"经支:'肾者主水,受五脏六腑之精而藏之',是精藏于肾,非精生于肾也。譬诸钱粮,虽储库中,然非库中自出,须补脾胃化源。"因此,宗气亏虚亦可导致肾精虚少,生髓不足。

验案5 平补阴阳活血化瘀治疗前列腺增生

李某,男,60岁。1989年10月29日初诊。患者小便不畅1周余,排尿困难而涩痛,会阴部胀痛,且有阳痿半年余,经西医检查诊断为前列腺增生症。舌紫暗,脉沉尺中尤弱。

中医辨证 肾阴阳俱虚,瘀浊内阻,膀胱气化不利之证。

治则 补肾阴助阳活血法。

方药 知母15g 黄柏15g 肉桂10g 熟地20g 枸杞15g 山药15g 茯苓15g 丹皮15g 泽泻15g 附子10g 三棱15g 桃仁15g 赤芍15g

水煎服,每日1剂,日二次服。

服药12剂后,小便通利无间断,余症基本消失,唯仍阳痿。以上方去三棱、桃仁、赤芍,加羊藿叶15g、菟丝子20g、女贞子15g、肉苁蓉15g、甘草10g,连服12剂,诸症消失而愈。随访半年未复发。

按 老年人肾元亏虚、膀胱气化不利,常见小便不利、点滴而下,甚则小便闭塞不通等"癃闭"症状,相当于现代医学前列腺增生症范畴。临证中体会到,本病之所以为老年常见病,是与老年肾元虚弱、邪气易于阻滞的生理病理特点密切相关。肾主水而司二阴,肾虚则膀胱气化失司,日久湿热瘀血阻滞,故尿淋漓而不通。故常以益肾活血法施治,益肾以固本,活血以祛瘀,标本兼顾而疗效显著。药用黄柏、知母清热燥湿而益肾阴,肉桂温养命门而壮肾阳,以六味地黄(熟地、山茱萸、山药、茯苓、丹皮、泽泻)补益肾阴,配三棱、莪术、桃仁、赤芍活血化瘀而祛瘀滞,诸药合用,补肾之阴阳而益肾气,除湿热瘀血而通利水道。俟湿热瘀血得祛,阻滞消除;肾气充沛,气化正常,能化气行水则小便畅利。若阳偏虚者,可加大肉桂用量,并加附子以温肾阳。下焦湿热症状明显而现尿黄赤、尿道灼热疼痛,舌根部苔黄腻,脉弦滑数者,可加白花蛇舌草、公英、木通、瞿麦、萹蓄以清热利湿解毒。如益肾活血法是根据老年人的生理特点及前列腺增生的病变机理而设,临床应用不必囿于肾虚症状的有无,皆有较好疗效。

验案6 大补元气温养脾肾法治疗小儿生长发育迟缓

刘某,男,14岁,1980年5月13日初诊。患者系早产儿,自幼体弱多病,至6周岁尚不能行走,至七、八岁始能倚墙走几步,后虽能走,但步态不稳,易跌倒,两足跟不能着地,行1km需两小时。查体:身躯较矮,头型稍大,智力语言皆无异常,两下肢肌肉松弛。

西医诊断 小脑发育不全,脑型麻痹。

中医辨证 五迟,五软之证。

初诊按肾虚投以地黄饮子加减,服药30剂左右,自觉两下肢较前有力,脚跟已能着地,蹲立较前灵活,能在50分钟内行走1km。但继服上方20剂,病情无明显变化,疗效停止在原有水平。因思明·薛铠《保婴撮要》谓此症必以脾胃为主,大补脾胃之气有效。盖脾主运化,化生气血,以生精髓,故6月23日再诊时改用补阳还五汤增味,以黄芪为首选药,辅以活血通络之剂。

方药 黄芪50g 丹参20g 红花15g 桃仁15g 当归15g 地龙15g 甘草10g 牛膝15g 川芎15g 赤芍15g 枸杞20g

水煎服,每日1剂,日二次服。

另炙马钱子面10g,每次服0.5g,日服二次与汤剂同服。

服药20剂,两下肢明显有力,服药时下肢肌肉跳动。服药30剂时病人两下肢较前明显有力,脚跟已能着地,步态平稳,离拐能行走3km,从此恢复如常人。

按 本案痿症,采用大补元气法辅以活血通络法后,效果明显。《素问·太阴阳明论》谓:"脾病四肢不用,何也?岐伯曰:四肢皆禀气于胃,而不得至经,必因于脾,乃得禀也。今脾病不能为胃行其津液,四肢不得禀水谷气,气日以衰,脉道不利,筋骨肌肉皆无以生,故不用焉。"关于治疗,《素问·痿论》中提出"治痿独取阳明",系指一般采用补益后天为治疗原则。立大补元气之法,实亦遵循《黄帝内经》之旨,元气的亏虚与脑髓之有余匮乏密切相关。大补元气,气旺血充则髓海充足,人之各种机能正常。方中黄芪为首选之品,《日华子本草》谓:"黄芪助气壮筋骨,长肉补血。"朱丹溪谓:"黄芪,补元气。"《医学衷中参西录》谓:"黄芪,能补气,兼能升气,善温胸中大气(即宗气)下陷,"可见黄芪补气之力尤著,药量常用至50~100g。配伍活血通络者,本症因气虚无力推动血液运行,髓海不足,脉道不利,筋骨肌肉失于气血之充养而致肢体不用,故在益气的同时,配伍活血通络药。应用大补元气之辨证要点,除肢体痿软外,肌肉无力,松弛明显,或伴乏力短气等症。有时在应用其他治法不效时,改用此法亦往往收效。

在运用大补元气之法时,张琪教授还常用《医林改错》可保立苏汤,大补元气与温养脾肾同时并用。前已述及其宗气亏虚可致脑失所荣,而脑不但是精髓汇集之处,而且目之所视,耳之所听,口之所言,指之所摄,掌之所握,四肢百骸之功能活动,均依赖大脑的指挥作用。正如《灵枢·海论》所谓:"髓海有余,则轻劲有力,自过其度;髓海不足则脑转耳鸣,胫酸眩冒,目无所见,懈怠安卧,"肾与脑髓密切相关,宗气与脑髓亦密切相关,而宗气与肾精亦有相辅相成之关系。此即运用大补元气之法时,另用补肾之品的意义所在。可保立苏汤中以黄芪、党参、白术健脾,山萸、枸杞、故纸、核桃益肾,归芍养血。应用时亦常配伍活血通络之品,以气虚则血滞之故。

验案7 滋阴温阳平肝化痰法治疗脑梗后遗症

孙某,男,48岁。

初诊 2010 年 3 月 7 日。患者 2009 年患脑梗死,右侧肢体运用障碍,舌强语塞。自觉乏力,足凉,痰多,多为黄痰,质稠黏难咳,伴有头晕,畏寒甚,失眠,睡中易醒。舌红苔白微厚,脉沉细。

中医辨证 阴阳俱不足,痰热内阻。

治则 阴阳并补,清热化痰。

方药 熟地 20g 山萸 20g 山药 15g 石斛 20g 麦冬 15g 五味子 15g 石菖蒲 15g 远志 15g 肉桂 10g 附子 10g 寸芸 15g 巴戟 15g 半夏 15g 陈皮 15g 胆星 15g 花粉 15g 瓜蒌仁 20g 天麻 15g 茯苓 15g 甘草 15g

水煎服,每日 1 剂,日二次服。

二诊 2010 年 4 月 14 日。自觉足冷减轻,黏稠黄痰较前减少,自觉腰冷,失眠减轻。

方药 熟地 25g 山萸 20g 山药 15g 石斛 20g 麦冬 15g 五味子 15g 石菖蒲 15g 远志 15g 枣仁 20g 肉桂 10g 附子 10g 寸芸 15g 巴戟 15g 半夏 15g 陈皮 15g 胆星 15g 花粉 15g 天麻 15g 钩藤 15g 甘草 15g

按 上案为地黄饮子加减方,但加用了清热化痰之品,因患者除肢体运动障碍和舌强语塞等症状外,又表现为咳嗽有黏稠黄痰,此为痰浊内阻,积久化热之症,故在平补阴阳代表方剂地黄饮子外,加用半夏、陈皮、胆星以清化热痰,天麻、钩藤平肝潜阳。

验案 8 滋阴补阳法治疗男性性功能减退

王某,男,30 岁。

初诊 2010 年 3 月 31 日。患者自诉阳痿 1 年,伴有眼花,耳鸣,腰酸,乏力,多梦,舌干红少苔,脉沉细弱无力。

中医辨证 肾阴肾阳俱不足。

治则 补肾填精,平补阴阳。

方药 熟地 25g 山萸 20g 枸杞 20g 菟丝子 20g 仙茅 25g 仙灵脾 15g 巴戟 15g 鹿角胶 15g 寸芸 20g 女贞子 20g 龟板 20g 五味子 15g 白芍 20g 甘草 15g 柴胡 15g 枳壳 15g

水煎服,每日 1 剂,日二次服。

二诊 2010 年 4 月 28 日。自觉腰痛乏力,阳痿减轻。睡眠转佳,耳鸣消失。舌质红,苔薄白,脉沉滑。

方药 熟地 30g 山萸 20g 枸杞 20g 菟丝子 15g 仙灵脾 15g 鹿角胶 15g 当归 20g 寸芸 20g 女贞子 15g 龟板 20g 五味子 15g 白芍 20g 甘草 15g 柴胡 15g 枳壳 15g

水煎服,每日 1 剂,日二次服。

按 患者青年男性,以阳痿为主诉,伴随症状眼花,耳鸣,腰酸,乏力,多梦均为肾精不足,清空失养之症,故以补肾填精为治,方中熟地、山萸肉、枸杞、女贞子、五味子、白芍、龟板滋补肾阴,仙灵脾、菟丝子、鹿角胶、寸芸温助肾阳,可得阴阳俱补,肾精充盛之效。

验案 9 补肾填精活血通经法治疗慢性前列腺炎

陶某,男,30 岁。患者自诉睾丸疼痛,反复发作近 3 年,阳痿半年,男科诊断为慢性前列腺炎。

初诊 2010 年 4 月 7 日。自觉腰酸,遗精频作,多梦,怕冷。舌鲜红,苔白,脉沉无力。

中医辨证 肾阴阳俱虚,湿热瘀血阻滞。

治则 滋阴助阳,活血利湿。

　　方药　熟地 25g　山萸 20g　山药 20g　枸杞 20g　菟丝子 15g　巴戟 15g　麦冬 15g　仙灵脾 15g　仙茅 15g　鹿角胶 15g　龟板 20g　黄柏 15g　知母 15g　肉桂 10g　白芍 20g　当归 20g　蜈蚣 2条　王不留行 20g　甘草 15g

　　水煎服,每日 1 剂,日二次服。

　　二诊　2010 年 5 月 26 日。自诉性欲较前增强,无遗精,症状好转,上月感冒一次,现仍咳,咽痒,睾丸已不疼痛,尿黄,药后便稍稀溏,舌紫苔薄少津,脉沉无力。

　　方药　熟地 25g　山萸 20g　山药 20g　枸杞 20g　菟丝子 15g　巴戟 15g　寸冬 15g　仙灵脾 15g　仙茅 15g　鹿角胶 15g　龟板 20g　黄柏 15g　知母 15g　肉桂 10g　白芍 20g　当归 20g　蜈蚣 2条　女贞子 20g　柴胡 15g　丹皮 5g　王不留行 20g　土茯苓 30g　车前子 20g　甘草 15g

　　水煎服,每日 1 剂,日二次服。

　　按　此案与上案类似,均为肾之阴阳俱不足之证,但患者病程较长,且除性欲减退、遗精、腰酸痛外,尚有睾丸疼痛,舌紫之瘀血阻滞症状,故在阴阳并补的方药中,加用当归、蜈蚣、王不留行等活血通经药,以及黄柏、知母等清化湿热药,迭用月余方效。

补肾纳气法

验案　补肾温肺化饮法治疗支气管哮喘

　　王某,男,11 岁。1994 年 10 月初诊。患者素有支气管哮喘症,稍遇风寒或烟气即发作,发作时喘息不得卧,伴有咳嗽、咳痰,发作重时用氨茶碱类可暂缓解,其后又复发作,而且发作次数逐渐频繁,不能根除。

　　中医辨证　肾虚不纳,无力抵御外邪,肺有寒饮。

　　治则　补肾温肺化饮法。

　　方药　射干麻黄汤温化寒饮、都气丸补肾纳气归元:

　　麻黄 7g　射干 10g　紫菀 15g　款冬花 15g　川贝 15g　半夏 10g　苏子 10g　桑皮 10g　熟地 20g　山萸 15g　山药 10g　茯苓 15g　丹皮 10g　泽泻 10g　枸杞子 15g　女贞子 15g　五味子 10g

　　水煎服,每日 1 剂,日二次服。

　　连续复诊 4 次,服上方加减 20 余剂,哮喘已控制,自觉全身有力,听诊哮鸣音消失,遂上学,随诊半年未复发。

　　按　"肺为气之主,肾为气之根",肾为肺之主,主纳气归元,与肺共司呼吸,如肾气虚失于摄纳则出现咳而兼喘,以喘为主,痰清稀,咳而遗尿,腰酸膝软,呼多吸少,浅表呼吸,舌淡胖,苔白滑,脉细弱,或浮大空豁,临床观察多见于支气管哮喘、肺心病,治当补肾纳气,用张锡纯之参赭镇气汤加熟地、枸杞子、山萸、五味子补肾摄纳,甚为有效。如属肾气虚,寒饮射肺,肾不纳气,喘息咳嗽,痰清稀,呼吸痰鸣音明显者,张琪教授常用肺肾合治法,上则温肺化饮,下则补肾摄纳,疗效颇著。

心肾同治诸法

验案 1　清心滋肾法治疗失眠

　　谷某,男,49 岁。病人系某工厂工人,因搞技术革新日夜钻研,过度耗伤脑力而罹此疾,已 10 个月不能安然入寐,白昼尚可,入夜即烦躁不得卧,两腿痿软,步履困难,需扶双拐,由家人搀扶在室内活动,否则烦躁不能忍受,痛苦异常。曾去京沪等地治疗罔效,每次用 8 片地西泮才能入睡 2 小时,病情甚重,请张老往诊。

初诊 1971 年 10 月 5 日。患者面色晦暗,青如蓝靛,唇赤口干,舌绛无苔,双目少神,自述入夜刚有睡意,上肢即掣动蓦然惊醒,后再不能入睡,心烦难忍,头眩晕阵痛,胸中烦热,精神昏聩。脉象左右弦滑带数。

中医辨证 心肝火盛亢逆,肾阴不足无以制约,心肾不交之证。

治则 清心滋肾。

方药 黄连阿胶汤加味:

黄连 10g 黄芩 20g 阿胶 15g(冲) 鸡子黄 2 枚(冲) 白芍 30g 生地 40g 玄参 25g 生赭石 40g 生龙骨 25g 生牡蛎 25g 枣仁 25g 夜交藤 50g

水煎服,每日 1 剂,日二次服。

二诊 10 月 10 日。用上方 3 剂,同时仍用地西泮 8 片,症状明显好转。特别是用药前之刚有睡意即上肢掣动惊醒现象已消失大半,心烦亦随之减轻,但仍不能入睡,继用前方治疗。

三诊 11 月 2 日。服上方 3 剂,地西泮减至 4 片,夜能入睡 3~4 个小时以上,上肢掣痛消失,烦躁大减,精神好转,面有笑容,病人自觉痊愈有望。舌稍淡,脉象略带缓象,继用前方。

四诊 12 月 20 日。服上方 30 剂,地西泮减至 2 片,夜能入睡 4~5 小时,精神恢复大半,烦躁基本消失。舌质仍较红,绛色已退,脉象现缓象。此心火平,相火敛,肾阴复之候。但睡眠仍少,两下肢痿软,走路困难,宜前方增补肾之剂。

方药 黄连 10g 黄芩 20g 阿胶 15g(冲) 鸡子黄 2 枚(冲) 白芍 30g 生地 30g 玄参 20g 赭石 40g 生龙骨 25g 生牡蛎 25g 枣仁 30g 夜交藤 50g 杞子 25g 怀牛膝 25g 川断 20g 寸芸 40g 女贞子 20g

水煎服,每日 1 剂,日二次服。

上方连续用 80 剂,不需用安定片,能睡 6 小时,面色转红润,体重增加 5kg,精神如常,两下肢较有力能走路,但不能远行。脉象弦缓,舌淡红。嘱其加强体力锻炼,可停药。

五诊 1973 年 7 月 25 日。一切症状皆消失,睡眠达 6 小时以上,除有梦外,余皆正常,能步行 4~5km。继以安神、养心、补肾之剂配制丸药巩固疗效。

按 黄连阿胶汤载自《伤寒论》一书中,治"少阴病,心中烦,不得卧。"本病系少阴经热化证。足少阴肾,手少阴心,一水一火相互制约,相互资助,即所谓"心肾相交,水火既济",以保持正常生理功能。如手少阴心火亢盛,足少阴肾水不足,破坏了相互制约和相互资助之功能,于是亢则为害,出现心中烦不得卧诸症,而心火亢盛、肾水不足又与肝有密切联系,由于水不涵木,肝阳暴张,因而出现心肝同病,木火上炎,故用黄连苦寒入心经以直折君火,黄芩苦寒入肝胆以清相火。二药合用有相辅相成之妙。芍药酸寒柔肝养血,阿胶、鸡子黄滋助心肾之阴,如此使水升火降,心肾交、坎离济则心烦不得卧诸症自除。此仲景先师制本方之妙义也。

张琪教授经验以本方治疗心烦不寐,由于心火亢盛者用之良效。凡心火亢盛,舌尖多赤,或见红舌、绛舌,脉象弦滑或弦数。同时见五心烦热不得卧诸证,即投此方,百不失一。

本案为不寐症较重的一例,刚一入睡即上肢掣动惊醒,烦躁不宁,舌绛,脉弦滑。皆因肾阴亏耗,不能上济,心肝化火生风亢逆所致。故用黄连阿胶汤清心火,滋肾阴,再加生地、玄参以滋阴,龙、牡、赭石潜阳平肝息风,酸枣仁、夜交藤安神养心,诸药攒助为功,故见奇效。四诊后睡眠已显著好转,下肢痿软不能步履,又加用枸杞、肉苁蓉、川断、牛膝、女贞子以补肝肾,强筋骨,与前药合用而收工。

黄连阿胶汤凡心火亢盛,心烦不寐,见舌红脉滑数用之辄效。此类不寐误用温补药如归脾汤等则加重,医者不可不慎。

验案2 滋阴养血收涩法治疗尿道综合征

宋某,女,45岁。尿频、尿急1年余,曾服用过中药治疗(药物不详),症状无好转。神疲乏力,自汗,双下肢酸痛无力,无尿痛,受寒则症状加重。尿常规:白细胞0~1个/HP。舌尖红,苔白,脉弦细。患者有尿频、尿急,而无相应理化检查异常,故诊断为尿道综合征。

中医辨证 心肾两虚,心肾不交。

治则 滋阴养血辅以收涩。

方药 桑螵蛸散加减:

桑螵蛸15g　茯苓20g　当归20g　煅龙骨30g　炙龟板15g　石菖蒲15g　远志15g　人参15g 覆盆子20g　枸杞子20g　仙灵脾15g　熟地黄20g　山茱萸20g　金樱子20g　甘草15g

水煎服,每日1剂,日二次服。

用药1周,白天尿频、尿急明显好转,但夜尿多而频数,每晚7~8次,睡眠欠佳。继续前方加滋肾通关丸。治疗20天排尿正常,乏力、自汗、腰痛消除,睡眠正常。

按 桑螵蛸散见于《本草衍义》,张琪教授临床常用于治疗阴血亏虚、心肾不交致滑精、遗尿、尿频、健忘等证。肾藏精,与膀胱相表里,肾虚不摄则膀胱失约,而见小便频数,或尿如米泔色,甚至遗尿;肾虚精关不固,则致遗精滑泄。心藏神,心气不足,神失所养,且肾精不足,不能上通于心,故见心神恍惚,健忘;舌淡苔白,脉细弱,均为心肾不足之象。诸症皆由肾虚不摄,心气不足而起,治宜调补心肾,固精止遗之法。虚则便数,故以桑螵蛸、龙骨固之。热则便欠,故以当归、龟板滋之。人参补心气;菖蒲开心窍;茯苓能通心气于肾;远志能通肾气于心;并能清心解热。心者小肠之合也,心补则小肠不虚,心清则小肠不热也。本方能补肾养心,治疗肾虚小便频数。临床常加覆盆子、金樱子以加强收敛缩尿之功,同时助以枸杞子、熟地黄、山茱萸、仙灵脾滋肾阴、温肾阳,使阴阳相济。该患睡眠不好,则尿意频频,排尿次数多则影响睡眠,这是张琪教授治疗本证的妙用之处。通关丸原为治疗下焦湿热,小便癃闭,点滴不出而设,而张琪教授却用其治疗尿频。小便频数,癃闭均为膀胱气化失常,方中黄柏、知母苦寒清热燥湿兼滋阴,肉桂温养命门之阳、温阳化气,则小便通利。治疗20天排尿正常,乏力、自汗、腰痛消除,睡眠正常。

验案3 补肾养心化瘀法治疗老年血管性痴呆

唐某,男,69岁。患者曾担任某机关领导,自1990年离休后精神逐渐抑郁,情绪低落,沉默少言,近3年来记忆力明显下降,每夜入睡困难,经CT检查小脑明显萎缩,有腔隙性脑梗死数处,曾用脑活素及扩张脑血管药物皆无明显疗效,求治于张琪教授。

初诊 1997年1月17日。见其面容呆板,双目少神,表情苦闷,沉默寡语,入夜烦躁不宁,舌质紫,无苔,脉弦。经某医院神经内科诊断:①脑血管性痴呆;②脑萎缩;③腔隙性脑梗死。

中医辨证 心肾两虚夹痰浊瘀血,痹阻脑络,脑髓失充,虚中夹瘀。

治则 补肾健脑养心为主,辅以活血通络。

方药 熟地20g　山萸肉15g　麦冬15g　五味子15g　石菖蒲15g　石斛15g　远志15g　肉苁蓉15g　巴戟天15g　肉桂5g　附子5g　龟板20g　龙骨20g　枸杞子20g　酸枣仁20g　水蛭5g 丹参15g　甘草10g

水煎服,每日1剂,日二次服。

二诊 2月1日。服药14剂后,睡眠好转,能入睡5小时,烦躁精神苦闷亦稍好,体力较前增加,舌脉同前,继以上方加桃仁15g、赤芍15g、南星15g,嘱其再服20剂复诊。

三诊 3月10日。前方连服30剂,自觉体力增加,两腿有力,情绪大有好转,仍觉烦躁,但程度明显减轻,睡眠仍在5~6小时左右,自述以前曾用过多种中西药,均未收到如此效果。以上方加女贞子、五味子、仙灵脾配制成丸药,长期服用,以巩固疗效。

四诊 11月15日。服丸药近6个月,全身轻劲有力,头脑清楚,无眩晕,情绪愉快,烦恼消除。每夜能入睡6小时以上,记忆力有所好转,但仍有健忘现象,面容改观,无呆板现象,经CT检查,脑萎缩无发展,脑室较前缩小,有好转,仍有腔梗,但已减少,舌苔润,脉滑而有力,随访3年余,一切如正常人。

按 患者以健忘,记忆力明显下降,少眠为主症,情绪低落,对一切事物性趣索然,诸治无效,CT检查脑萎缩(脑室明显扩大),腔隙性脑梗死,诊断老年血管性痴呆,中医四诊面容呆板,少神,沉默寡言,但意识清楚,无语言障碍,只是情绪不振,忧心忡忡,舌尖稍紫,少津,脉弦,方用地黄饮子和《千金方》枕中丹补肾健脑养心益智,丹参、水蛭、天南星活血化瘀除痰,服药后自感全身有力,睡眠好转,精神状态亦有好转,经服汤剂3个月后,诸症皆除,自述与平时正常无异。后以此方配成丸药,坚持服药半年,一切症状均愈。迄今3年余,经CT检查脑室较前有明显缩小,梗死灶仍有,但明显减少。

验案4 补肾养心化瘀法治疗老年血管性痴呆

王某,男,78岁,退休教师。

初诊 1999年2月24日。素体健康,近一年来情志有些异常,有时头脑清晰,语言正常,有时行为异常,语无伦次,右半身无力,双手颤抖,步履缓慢不稳,嗜睡,小便频,时有自遗,不能控制,脉弦而缓,血压147/79mmHg,舌质淡紫,苔白腻,脑CT检查:小脑萎缩、腔隙性脑梗死。

中医辨证 肾精亏损,心气虚,痰浊瘀血阻滞,脑失所养,灵机失用。

治则 补肾健脑养心,佐以活血化痰浊之品。

方药 熟地20g 山萸肉20g 石斛15g 麦冬15g 五味子15g 石菖蒲15g 远志15g 龙骨20g 龟板20g 巴戟10g 肉苁蓉15g 益智仁15g 桃仁15g 红花15g 丹参20g 水蛭10g 肉桂5g 附子5g 南星15g

水煎服,每日1剂,日二次服。

二诊 3月2日。服药7剂,自觉两腿较前有力,能自动起坐,起步行走亦有好转,精神状态明显好转,神志清晰时间增多,仍有语无伦次,但时间减少,仍小便频,左手颤抖,大便秘,脉弦,舌质紫,舌苔转薄,继以上方化裁。

方药 龙骨20g 龟板20g 巴戟10g 肉苁蓉10g 麻仁20g 郁李仁15g 附子5g 熟地25g 山萸肉15g 石斛20g 麦冬15g 五味子15g 石菖蒲15g 肉桂5g 远志15g 益智仁20g 故纸15g 水蛭10g 丹参20g 桃仁15g 南星15g

水煎服,每日1剂,日二次服。

三诊 4月16日。服上方14剂,病情大好,双腿较前明显有力,上下楼行动自如,神志清晰,近日未出现语无伦次现象,小便频好转,左手颤抖大减,大便每日2次,有1次稍干,继服前方。

四诊 4月30日。再服药14剂,诸症进一步好转,两腿有力,神志清楚,小便次数明显减少,左手微有颤抖,大便每日1次,病情获得缓解,嘱其继服前方若干剂,以巩固疗效。

按 患者经脑CT检查为脑萎缩,有脑梗死灶,经某医院神经内科诊断为血管性痴呆,脑梗死,临床表现近一年来神志有些异常,有时头脑清晰,语言正常,有时则语无伦次,不认亲疏,右半身颤抖,行动不稳,嗜睡,小便频,时自遗失控,脉弦而缓,血压147/79mmHg。经服药治疗半年余,病人神志清楚,语无伦次已不出现,双腿有力,小便频,已明显好转,左手仍有些颤抖,已大为减轻,此病人未经远期追踪观察。

验案5 补肾养心化瘀法治疗老年血管性痴呆

吕某,男,72岁。

初诊 1999年9月3日。病人为离休干部,一向身体健康,根据其家属代述,半年来性格有些改变,行为举动出现异常,健忘突出,外出行步不稳,不敢迈大步,必须经家人陪伴,否则忘自己家门,情绪烦躁易怒,时有骂人,神志时明时昧,语言错乱,语无伦次,夜间不能入睡,时有吵闹现象,小便频,表情淡漠,呆板,沉默少言,血压140/80mmHg,舌质红而少苔,脉象弦滑,经某医院CT检查,小脑萎缩,有数处腔梗。诊断:①血管性痴呆;②脑萎缩;③腔隙性脑梗死。历经中西医多方治疗效果不明显,来张琪教授处求治。

中医辨证 病位在脑,证属肾精亏耗,心气虚无以上荣,脑失所养,夹有痰浊瘀血,阻塞不通。

治则 治以补肾养心为主,辅以活血化瘀之品。

方药 熟地20g 山萸肉25g 麦冬15g 五味子15g 石菖蒲15g 石斛15g 远志15g 肉苁蓉15g 巴戟天15g 肉桂7g 附子7g 龟板20g 龙骨20g 桃仁15g 赤芍20g 丹皮15g 南星10g

水煎服,每日1剂,日二次服。

二诊 9月23日。服上方15剂,精神及行为异常明显好转,睡眠较好,夜间未出现吵闹现象,步履亦有好转,神志有时清晰,对话如常人,有时则不清晰,如将其女儿叫大姐等,服药前后神态有所好转,舌有薄苔,脉象仍弦,于前方加水蛭15g、郁金15g。

三诊 11月23日。服上方21剂,用药后情况如下:①能够入睡5~6小时,神志转佳,清晰时间较前明显增加,不清晰时间明显减少;②行走状态明显好转,能上3层楼,但仍慌张不稳,迈小步;③言语错乱,仍有发作,但程度已明显减轻;④服药前头发斑白,服药后转为乌黑,为罕见现象。现在小便仍频,大便稍溏,以上方加减。

方药 熟地20g 山萸肉25g 石斛15g 麦冬15g 五味子15g 石菖蒲15g 远志15g 生龙骨25g 龟板20g 肉苁蓉15g 巴戟天15g 桃仁15g 丹参15g 水蛭10g 肉桂10g 附子10g 桑螵蛸15g 甘草15g

水煎服,每日1剂,日二次服。

四诊 12月25日。服上方20剂,症状进一步好转,夜间睡眠较好,未出现烦扰现象,神志基本清楚,面容改观,已不呆板,小便频明显减轻,头发生长较多,乌黑如青年。据其家属讲,偶尔尚有语言错乱,舌苔薄,脉象缓,嘱续服上方20剂,再来复诊。

五诊 至2000年2月15日,又3次复诊,以上方加减服60剂,神志已恢复正常,睡眠好,精神愉快,面有笑容,言语对话如常人,双腿行走亦大好,但仍不稳。本年5月经CT复查脑萎缩无进展,腔梗较前减少。病人从1999年9月,服中药至今,病情大有好转,目前除外出需家人照顾外,一般生活均能自理,可见补肾养心化瘀法对此病有较好的疗效。

按 患者病情较前两者病情尤重,行为异常,记忆力下降突出,外出忘记返回自己家门,神志时明时昧,有时打骂其家人,夜间不能入睡,小便频,行走不能迈大步,慌张不稳,表情淡漠,经CT检查为小脑萎缩,有数个梗死灶,西医诊断为血管性痴呆、脑萎缩。服药21剂,有明显疗效,能入睡5~6小时,神志转佳,清楚时间增多,言语不清,语无伦次,仍有发作,但较用药前明显减少,双腿行走有明显进步,可上3层楼,于方中加入益智仁、桑螵蛸以温肾固涩。1999年12月25日复诊又继服20剂,睡眠好,神志基本清楚,仅偶有语言不正常,小便频亦大好,头发乌黑,生长较多,宛如青年,舌苔薄,脉象缓,嘱继服前方,迄今半年又三次复诊,继用前方,神志已恢复正常,两腿行走已好转,但仍不稳,其余皆恢复正常。本年5月经CT复查,脑萎缩无发展,仍有梗死灶,但已减少。

验案6 补肾养心化瘀法治疗老年血管性痴呆

患者,男,73岁。2002年10月13日初诊。

家属代述记忆力逐年下降,遗忘明显,性格改变,疑心较大,行为异常,经常担心家中失窃,于午夜时分拨打110电话报警,家人为此尴尬不堪。同时出现轻度智力障碍,反应迟钝,语言表达欠清,时常词不达意。CT示:脑萎缩。西医诊断为:老年痴呆,阿尔兹海默型脑萎缩。经西医多方治疗无明显效果,求治于中医。现症见:头晕头痛,失眠健忘,时有幻觉,近来脱发明显,形体消瘦,语言表达失常,须发皆白,颜面及双手有较多老年斑。舌质紫暗,舌苔白微厚腻,脉沉迟。

中医辨证 心肾两虚,夹痰浊瘀血,痹阻脑络,髓海失充。

治则 治以补肾健脑养心,填精益髓,同时佐以活血通络。

方药 熟地黄20g 山茱萸20g 石斛15g 麦冬15g 五味子15g 石菖蒲15g 远志15g 肉苁蓉15g 肉桂5g 附子5g 巴戟天15g 益智仁20g 鹿角胶15g 丹参20g 川芎15g 地龙20g 葛根20g 桃仁15g 赤芍20g 甘草15g 胆南星15g

水煎服,每日1剂,日二次服。

服药30剂,语言表达基本清楚,夜间睡眠良好,服药期间情绪稳定。前方加龟甲15g,加强滋阴之力。又服药60剂,被窃妄想感消失,疑心明显减轻,精神轻松,饮食、睡眠良好,嘱其停药观察,家属恐其前症复发,不同意停药。又自行令病人服药30剂,精神状态已如常人,面色红润,双手及颜面老年斑明显减少,服药后再生之须发均为黑色,且浓密光泽,家人大喜,遂停药,随访半年,状态稳定,再无复发。

按 脑萎缩、血管性痴呆的主要症状之一为健忘,记忆力明显下降,老年人伴随年龄增长,记忆力下降是自然规律,据有关资料统计,有记忆力减退的老年人约占全部老年人的50%,而患有脑萎缩病人的记忆力下降,则不同于正常之下降,如语言说头忘尾,外出忘记家门等,现代医学认为记忆力下降迅速,多为脑萎缩、血管性痴呆的先兆,进一步智能减退,语言障碍,人格改变等,重则变得语无伦次,呼叫怒骂,不认亲疏,生活不能自理等。

脑萎缩病名从中医学探求,曾见于《医林改错》中"脑气虚"、"脑缩小"。王氏认为"灵机记性不在于心,在脑","小儿无记性者脑髓未满,高年无记性者脑髓渐空",这和现代医学脑的软化萎缩记忆力明显下降,进而可发生痴呆,意义相同,但中医学认为脑与肾有直接关系,脑为髓海,脑之功能在于脑髓,而髓的化生又根源于肾,肾藏精生髓,为水火之宅,肾中阴阳调和而化生精髓,故治疗此病当以补肾为首务。其次为心,心主神明,为君主之官,《灵枢·邪客》"心者五脏六腑之大主也,精神之所舍也"。故心气虚,心血亏耗,神明失舍而出现一系列神志行为异常状态,故治疗除上述补肾健脑外,养心安神益智,亦须相辅为用,心与肾经络相通,心肾相交,相互资助为治疗本病的主要环节。

上述心肾两虚为发病之本,由于心肾亏虚,气血运行不充,虚而致瘀,痰浊瘀血,病理产物阻滞脑络,髓海失养,神志灵机失用,虚中挟瘀,虚为本,瘀为标,为老年血管性痴呆病的病因病机所在,方用地黄饮子与枕中丹以补肾益气养心,二方合用为补肾健脑养心益智之有效良方。方中之菖蒲、远志合用,除养心开窍之外,又有豁痰之功效,再加天南星除痰、水蛭、丹参、桃仁活血化瘀,痰瘀除则络通,标本兼顾,以治本为主,治标为辅,为本病之治疗大法。

肺肾同治诸法

验案1　宣肺温肾法治疗风水

张某,女,19岁,2001年1月4日初诊。

肾病综合征病史2年余,水肿反复发作,近日因感冒水肿又复发,尿蛋白(2+~3+),周身肢节酸痛,恶寒发热,咳嗽,小便不利,头面水肿,舌苔白,脉沉滑。

中医辨证　风寒犯肺,肺气不宣,脾肾阳虚。

治则　宣肺解表,温阳利水。

方药　麻黄15g　细辛5g　附子片15g　苍术15g　杏仁15g　生石膏50g　生姜15g　红枣5个　玉米须50g

水煎服,每日1剂,日二次服。

服药3剂,尿量增多,24小时尿量从150ml增加至2000ml,水肿消退,咳嗽恶寒发热肢节痛均除,后用加味清心莲子饮治疗2个月,尿蛋白由(4+)降至(±),继续以我院制剂清心莲子丸巩固治疗4个月,随访尿蛋白(-),无明显症状,体力增强,远期疗效巩固。

按　急性肾小球肾炎、慢性肾小球肾炎急性发作,或肾病综合征发病时临床多以水肿为主要症状,水肿常从头面部开始,至周身浮肿,伴有咳嗽、喘息、畏寒,周身肢节酸痛等肺卫之证,属中医风水初起,辨证为肺气不宣,水湿不得下行而溢于肌表,形成风水之证。然此类患者临床常伴有面色㿠白、小便不利等肾阳虚,开阖失司,水气内停之证。治疗当以宣肺清热温肾利水法,方用麻辛附子桂甘姜枣汤加味。药物组成:麻黄15g、附子10g、生石膏50g、苍术20g、细辛7g、桂枝15g、生姜15g、红枣5枚。

方中以麻黄、细辛、生姜辛温宣肺为主,因多夹有热邪故用石膏以清热,桂枝、苍术、大枣温脾除湿,附子温肾助阳为辅,诸药配合,水湿除而愈。如高度水肿不得卧时,可于方中加入葶苈子、冬瓜皮、西瓜皮等以助其利水之功效;如水肿经治缓解而又遇感染,伴有扁桃体肿大充血,水肿加重者,为邪热侵肺,宜加入麦门冬、黄芩、山豆根、知母等清咽利肺之品。

水肿的治疗宜从肺脾肾入手,辨证必须抓住以何脏为主,何脏为辅,用药方能分清主次。风水水湿不得下行,关键在肺,也与脾肾有关,故本方是以治肺为主,脾肾为辅,宣肺利水为首选,温脾肾辅之,相辅相成,故能取效。

验案2　清肺热温肾寒法治疗肾病综合征

呼某,女,45岁。1999年10月初诊。患者肾病综合征病史数年,经用泼尼松、雷公藤多甙及中药益气补肾清热等皆无效,来门诊求治。眼睑及双下肢浮肿不消,口干咽痛舌燥质红,下午低热37.8℃左右,尿少腰痛,畏寒面㿠,脉沉滑。尿蛋白(3+~4+),红细胞5~7个/HP,血浆总蛋白62g/L,白蛋白28g/L,球蛋白34g/L,胆固醇、三酰甘油均高于正常值,诊为肾病综合征无误,因其曾系用泼尼松、环磷酰胺等药疗效不明显,故为难治性肾病综合征。

中医辨证　肺热脾虚肾寒证。

治则　清肺热温肾寒。

方药　瓜蒌瞿麦丸加减:

天花粉20g　瞿麦20g　附子片15g　山药20g　泽泻20g　茯苓20g　麦冬20g　知母15g　桂

枝15g 黄芪30g 甘草15g 山豆根20g 重楼30g

水煎服,每日1剂,日二次服。

上方服14剂,体温转为36.7℃,尿量增多,24小时达2000ml左右,浮肿明显减轻,尿蛋白(2+~3+)。继服14剂,浮肿消退,口干咽痛大减,尿蛋白(+~2+)。以此方化裁继服50余剂,诸症皆除,尿蛋白(-~±),血浆蛋白正常,从而缓解。

验案3 清肺健脾温肾法治疗肾病综合征

张某,男,48岁。肾病综合征病史半年余,尿蛋白(2+~4+),红细胞5~7个/HP,血肌酐259μmol/L,尿素氮105mmol/L。周身水肿,小便不利,口干咽痛,胸中烦热,手心热,腰痛畏寒、少腹痛喜按,大便溏,舌质红少津,脉滑。曾用泼尼松、环磷酰胺及中药补脾肾药皆效果不显。

中医辨证 肺胃热、脾肾虚寒,上热下寒、寒热错杂证。

治则 清肺健脾温肾。

方药 瓜蒌瞿麦丸加减:

天花粉20g 瞿麦20g 附子15g 山药20g 泽泻20g 茯苓15g 麦冬20g 知母15g 桂枝15g 黄芪15g 甘草10g 白术20g 炮姜15g

水煎服,每日1剂,日二次服。

服药14剂复诊,口干及下腹痛大便溏均好转,唯尿检蛋白(3+),红细胞0~1个/HP。嘱继服药,症状明显减轻,周身有力,舌见润,五心烦热亦轻。嘱继续服药前后60剂,尿蛋白三次检查皆阴性,红细胞(-),血肌酐150μmol/L,尿素氮9.56mmol/L。此后病人坚持服药以本方化裁,治疗6个月尿蛋白(-~±),血肌酐及尿素氮皆下降至正常值,痊愈上班,已5年余未复发。

按 张琪教授认为慢性肾小球肾炎、肾病综合征水肿之病机为肺、脾、肾功能失调。肾小球肾炎或肾病综合征出现水肿,小便不利,口干渴咽痛,或胃脘灼热,舌红苔燥,形寒肢冷,四肢困重,头昏沉,大便不实,腰膝酸痛,膝多沉重,此时辨证为肺脾肾功能失调,肺热脾虚肾寒,上热下寒,寒热交错之证。本方乃针对肺热、脾肾虚寒,上热下寒,寒热交错而设。肺为水之上源,有通调水道、下输膀胱之功能,若肺为邪热所扰则失于清肃下行,一方面表现咽干痛,口渴,舌赤或苔薄白少津,另一方面又出现小便不利酿成水肿。脾主健运,有运化水谷精微和运化水湿之功能,为人体输布精微和水液代谢之枢纽。如脾虚运化失调则精微不能输布,水湿不得运行而停蓄。肾司开阖,其开阖之功能全赖肾中阴阳之互济保持相对之平衡,若肾阳虚开阖失司,则呈现形寒肢冷、腰膝酸痛、小便不利。综上,肺、脾、肾三脏寒热交错功能失调为本病病机之癥结。因此,必须寒温并用,使肺热清、脾气健、肾阳复,三脏功能协调,则小便利而水肿消,临床观察凡难治性肾小球肾炎或肾病综合征多见于寒热虚实交错,纯温纯补皆难见效。

瓜蒌瞿麦丸出自张仲景《金匮要略·消渴小便不利淋病脉证并治第十三》云:"小便不利者,有水气,其人苦渴,瓜蒌瞿麦丸主之。"原方由瓜蒌根、瞿麦、附子、山药、茯苓组成,有清上之燥热、温下之虚寒,助气化利小便之功效。张琪教授认为本方最适用于慢性肾病水肿,属上热下寒者,因此化裁而成花粉瞿麦汤,温肾健脾、清肺利水。针对肺脾肾功能失调,肾阳衰微,水气不行,脾虚则运化功能受阻致使水湿不得运行而停蓄;肺中燥热之上热下寒,寒热交错之证而设。三脏寒热交错为病机之癥结。主要用于慢性肾小球肾炎、肾病综合征、隐匿性肾小球肾炎久病不愈,或屡用肾上腺皮质激素而见寒热夹杂、上热下寒之水肿证。症见周身浮肿、尿少、腰膝酸痛沉重、口干渴、咽痛、胸腔或胃脘灼热,畏寒肢冷、头昏沉,四肢困重、大便不实、舌质红、苔白干、脉沉或滑等症。

方用天花粉、知母、麦门冬以清肺,肺热清则清肃下行;黄芪、山药、茯苓、泽泻益气健脾利湿,脾气健则运化功能复常则水湿得以正常分布自无停蓄为患;附子、桂枝温肾阳,肾阳充则恢复其开阖功能。花粉瞿麦汤在原方基础上加麦冬、知母以助花粉清热生津之力;加泽泻以助茯苓利水祛湿,加桂枝助附子温通肾阳,肾阳充则恢复其开阖功能,共奏温阳化气行水之功。黄芪、山药、茯苓、泽泻益气健脾利湿,脾气健则运化功能复常,水湿得以正常输布自无停蓄为患;附子、桂枝温肾阳,肾阳充则自可恢复其开阖功能。诸药合用,寒温并施,熔清上温下补中于一炉,使肺脾肾功能协调,故能于错综复杂的病机中而取效。

验案4 养阴清肺补肾固涩法治疗尿崩症

张某,男,33岁,农民。

初诊 2001年1月5日。患者口渴引饮,饮水多而口渴不解,口干唇干,小便量多色清,24小时5000~6000ml,体重减轻,畏寒肢冷,倦怠乏力,病人主诉即使盛夏伏天亦感寒冷,经吉林省白求恩医科大学确诊为"尿崩症",经治无效,来门诊求治于张琪教授。观其体质消瘦,面色不泽,舌苔白少津,脉象沉弱。

中医诊断 肾消。

中医辨证 肾阳虚,阴阳失衡不能固摄,津不能施化升腾,肺胃阴亏失于濡养,气阴不足之证。

治法 宜补肾阳为主,辅以助肾阴以固下,益气滋养肺胃之阴,上下兼顾法。

方药 熟地30g 山萸20g 山药30g 益智仁20g 覆盆子20g 桑蛸20g 龙骨20g 牡蛎20g 龟板20g 故纸20g 肉桂10g 玄参15g 知母15g 花粉20g 葛根15g 黄芪30g 党参20g 甘草15g

水煎服,每日1剂,日二次服。

二诊 2月21日。服上方14剂,口渴减,饮水减少,但尿量仍5000~6000ml不减,恶寒稍减。继服上方。

三诊 4月18日。服上方28剂,口渴已止,饮水昼夜3000~4000ml,尿量稍减,昼夜5000ml左右,无明显改善,但畏寒稍好,全身稍感有力,精神较好,继以上方化裁。

方药 熟地30g 山萸20g 山药20g 桑蛸30g 覆盆子30g 益智仁25g 故纸20g 龙骨30g 茯苓20g 肉桂10g 附子10g 巴戟15g 花粉20g 川连10g 知母15g 麦冬15g 葛根15g 黄芪40g 党参20g 生地20g 玄参20g 龟板20g 川柏15g 甘草15g

水煎服,每日1剂,日二次服。

四诊 6月6日。已停服西药,口渴已止,饮水量一昼夜约3000ml,面色转润,精神较前好转,体力稍增,唯尿量仍多,24小时仍5000ml左右。改用猪肾为汤煎药。

方药 乌梅20g 五味子15g 麦冬20g 沙参15g 花粉15g 附子20g 桂枝15g 桑蛸20g 益智仁15g 故纸20g 覆盆子30g 菟丝子20g 龙骨30g 山萸20g 熟地20g 龟板20g 羊藿叶15g 川连10g 黄芪50g 党参20g 甘草15g

猪肾一个,煎汤去沫,煎药。

五诊 6月26日。尿量明显减少,24小时约为3000ml左右,尿色转淡黄,体重增加1kg,周身较前有力,舌润口和,脉象沉滑。嘱继服上方若干剂以资巩固。

六诊 9月5日。此间8月1日曾复诊,均以上方化裁,以猪肾为汤煎药。现尿量24小时3000ml,尿淡黄,周身有力,已不畏寒,脉沉稍滑,舌润口和。自诉精神体力一如常人,病获缓解。

按 尿崩症可概括在中医消渴病范畴之中,以狂渴引饮多尿为特征,且较消渴多尿较重,中医书籍称为"饮一溲二",小便量多于饮水量,小便色清,尿比重低,现代医学认为,由于下丘脑-神经垂体损害而致抗利尿激素减少,于是肾脏的浓缩功能障碍,因而引起多尿。

本病例辨证属肺热伤津,肾虚不摄,肺热则口渴引饮,肾气虚失于固摄则小便多,两者相互资助,肺为火刑,失于清肃,不能下滋于肾,肾气虚,无以化津上济于肺,于是出现口渴引饮,饮一溲一,或饮一溲二,肢体消瘦,全身乏力等症。治疗上则清肺热以生津止渴,下则补肾气以固封藏,麦冬、沙参、天花粉、知母、生地以清肺热,而肺热又由心火刑金,故用黄连以清心保肺,肺热清则口渴止。熟地、山茱萸、龟板滋补肾阴,巴戟、覆盆子、肉桂、附子、故纸温肾阳,使阴阳协调,桑蛸、益智、龙骨、牡蛎收敛固摄,复用黄芪、党参、甘草以益气健脾,共同发挥补肾固摄之效,肾气乃固,肾得封藏,则尿量减少。此患者经前阶段治疗后,口渴引饮明显减轻,但排尿量无明显减少,仍在5000ml左右。6月6日之后改用猪肾为汤煎药,尿量明显减少,乃取猪肾煎汤直入肾经,引诸药直达病所。

验案5　养阴清肺补肾固涩法治疗尿崩症

孔某,男,47岁,某企业负责人。病史:病人曾在某医院确诊为中枢性尿崩症,治疗无效,来中医门诊治疗。

初诊　2004年9月17日。口狂渴,大量饮水,喜冷水,每日饮水量最多10L,小便频多,夜间尤甚,7~8次,不能入睡,小便量大于饮水量(病人未做测量),面色无华,消瘦,体重减3kg,全身乏力,下肢凉无力,舌质红,苔白厚腻,脉象滑数。

中医辨证　肺胃热炽耗伤津液,肾阳衰微失于固摄,上消与下消并见。

治则　上则清肺胃生津液以止渴,下则温肾阳固摄缩尿。

方药　西洋参15g　生石膏150g　知母15g　生地黄20g　麦门冬20g　石斛20g　玄参20g　沙参20g　乌梅20g　五味子15g　龙骨30g　牡蛎20g　山药20g　益智仁20g　覆盆子20g　菟丝子20g　桑螵蛸20g　甘草15g

水煎服,每日1剂,日二次服。

二诊　9月30日。服上方13剂,据病人测量,昨日饮水7L,小便8L,仍口渴咽干痛,两下肢酸乏无力,舌苔白厚,脉象滑数,继以前方化裁主治。上方加粳米50g、天花粉20g、玉竹20g、附子10g。

三诊　10月8日。服药7剂,昨日饮水6L,小便量5L,小便量少于饮水量,但仍口渴口黏,喜流食,两下肢畏寒乏力,舌红,苔白厚转薄,脉象滑数。服上二方20剂,口渴引饮与小便量虽无明显改善,然饮水量多于小便量的症状有了初步转机,说明药已对症,无须变方。

四诊　10月15日。服上方7剂,小便量3L,饮水量亦明显减少,能控制不饮,但仍口干咽痛,喜进液体食物,大便秘,下肢较前明显有力,但仍觉冷感,舌苔薄白稍腻,脉象滑,病症明显好转。继以上方化裁主治。

方药　生石膏100g　沙参20g　麦门冬20g　天花粉20g　石斛20g　玄参20g　生地黄30g　白芍20g　金银花30g　金荞麦30g　牡丹皮15g　桃仁15g　覆盆子20g　菟丝子15g　山药20g　附子15g　甘草15g

水煎服,每日1剂,日二次服。

五诊　11月5日。服上方14剂,口渴与小便均大减,小便量1500ml左右,饮水量2500ml左右,病人主诉小便量与饮水均恢复平时正常,但仍有口干咽痛,咽颊周围红赤,喜进流食,自述曾吃红肠一次,艰涩难下咽,牙龈干枯,大便日一次尚可,舌苔白少津,脉象滑小有数,继以养阴润燥,益气清热和胃为治法。

方药　石斛20g　麦门冬20g　生地黄30g　玄参20g　天花粉20g　沙参20g　乌梅20g　五味子15g　生石膏50g　西洋参15g　枇杷叶15g　枳壳15g　甘草15g

六诊　11月22日。服上方14剂,诸症均大减,饮食能进一般固体食物,饮水约2000~3000ml,尿量1500~1800ml左右,全身较有力,体重增1.5kg,面色红润,精神亦佳,大便日一次不溏,尿色微黄,脉象沉。从而停药,后此人来门诊自述其病一切均恢复正常,从而痊愈。

验案6 养阴清肺补肾固涩法治疗尿崩症

张某,女,70 岁。病史:病人曾确诊为肾性尿崩症。

初诊 2004 年 11 月 12 日。体质甚弱,现全身如火燎灼热感,头胀热难忍,口干渴引饮,喜饮冷水、冰块,饮水大量不解,一昼夜 5000～7000ml,小便量夜间排尿 7～8 次,约 8000ml,饮一溲二,身体瘦弱,两腿软弱不能行步,其子抱来诊室就诊,舌干燥芒刺,舌质红,离子钾 2.88mmol/L,尿蛋白(3+),脉象沉数有力,医院给予垂体后叶粉,1 周内补钾两次,住院治疗 1 个月余不见效,来中医治疗。

中医辨证 上则肺胃热炽灼伤津液,故大渴引饮,下则肾关不固开阖失司,尿如涌泉。

治则 清热生津,温肾固摄,寒温清补兼施为法。

方药 西洋参15g 生石膏75g 知母15g 玄参20g 生地黄20g 麦门冬20g 石斛20g 天花粉15g 乌梅15g 桑螵蛸20g 覆盆子20g 益智仁20g 龙骨20g 龟板20g 补骨脂15g 甘草15g

水煎服,每日 1 剂,日二次服。

二诊 12 月 17 日。服上方 14 剂,口干渴见轻,饮水量减少,小便量亦减少,但夜间仍 4～6 次,饮水量与小便量能保持平衡,离子钾 3.0mmol/L 亦见好,口舌仍燥,芒刺无,但仍口渴引饮,欲饮冷水,头及全身烘热亦减轻,病人喜形于色,既往不信中药,初服中药 14 剂,即明显减轻,痊愈有望,自述住院 1 个月余,未见如此疗效。现仍口渴引饮,不能食固体食物,夜间仍小便频不能入睡,脉象滑数见缓,舌苔白少津,尿检蛋白(2+)。继以上方加炒枣仁20g、石菖蒲15g、远志15g,水煎服,日 1 剂,早晚分服。

三诊 2005 年 1 月 21 日。服上方 14 剂,口渴减轻,但仍渴喜凉饮,经检测 1300～1400ml,小便夜间 2～3 次,量亦减少,尿蛋白(2+),睡眠好转,多梦,大便日一次,舌苔转薄少津,食欲不佳,喜冷饮、冷食,下肢仍软无力,脉象滑小有数,药已对症,但石膏大量久服恐碍脾胃,须减量,下肢仍软弱无力,更须加用补肾之品。

方药 西洋参15g 生石膏50g 知母15g 玄参15g 麦门冬15g 生地黄15g 石斛20g 天花粉15g 桑螵蛸20g 覆盆子15g 益智仁15g 龙骨20g 龟板20g 甘草15g 枣仁20g 熟地黄20g 牛膝15g 陈皮15g

四诊 2005 年 2 月 7 日。服上方 14 剂,口渴大减,不饮水能控制,小便一昼夜 1000～1500ml,尿蛋白(+),全身较前有力,两腿较前有力,能步行一小段,舌质红薄苔少津,脉沉细稍数。病虽大轻,但仍未痊愈,继按原法,上则清肺胃热养阴生津,下则补肾温阳缩尿强壮筋骨。

方药 西洋参15g 生石膏30g 知母15g 生地黄15g 麦门冬15g 玄参15g 石斛20g 天花粉15g 龙骨20g 熟地黄20g 牛膝15g 杜仲15g 益智仁15g 龟板20g 覆盆子15g 陈皮15g 麦芽30g 生甘草15g

五诊 2005 年 2 月 21 日。继服上方 14 剂,口已不渴,小便量亦正常,能食一般食物,但仍喜流食,尿蛋白(+),肾功能检测血肌酐 94μmol/L(53～133μmol/L),尿比重亦正常,钾 3.8mmol/L,脉沉稍弱,舌薄苔稍燥少津,下肢较前明显有力,病人仍感体弱,口干但能控制不饮,全身头面烘热已除。体重增 3kg。此病人继服上方 28 剂,本年 6 月 10 日复诊,一切均恢复正常,又经医院系统检查,生化均在正常值范畴,尿蛋白(±),从而获得痊愈。

验案7 养阴清肺补肾固涩法治疗尿崩症

薄某,男,30 岁。患尿崩症 19 年(某医院诊断为中枢性尿崩症),近 3 年用醋酸去氨加压素片(弥凝)治疗,症状在服药期间可缓解,但停药或减量服用即复发。

初诊 2012 年 3 月 12 日。现饮水 3L/d,尿量超过饮水量,舌红干,苔白。

中医辨证　肺热脾肾虚寒。

治则　清肺热健脾温肾。

方药　花粉 25g　沙参 20g　生地 20g　生石膏 50g　山药 20g　石斛 20g　砂仁 15g　陈皮 15g　桑螵蛸 25g　覆盆子 15g　故纸 20g　肉桂 10g　菟丝子 20g　龙骨 20g　山萸 20g　熟地 20g　甘草 15g　益智 20g

水煎服，每日 1 剂，日二次服。

二诊　2012 年 4 月 2 日。初服药后口渴减轻，舌紫无苔，自觉小便余沥不尽。

方药　生石膏 75g　知母 20g　花粉 20g　太子参 30g　石斛 20g　沙参 20g　玄参 20g　生地 20g　砂仁 15g　陈皮 15g　山萸 20g　熟地 20g　龙骨 20g　枸杞 20g　菟丝子 20g　覆盆子 30g　桑螵蛸 25g　故纸 20g　肉桂 10g　附子 10g　甘草 15g

水煎服，每日 1 剂，日二次服。

三诊　弥凝减至 0.5 片/日，现已无夜尿频，乏力明显好转，舌红干。

方药　生石膏 75g　知母 15g　花粉 20g　沙参 20g　玄参 20g　生地 20g　石斛 20g　山萸 20g　山药 20g　熟地 20g　龙骨 30g　覆盆子 20g　桑螵蛸 20g　故纸 15g　菟丝子 20g　枸杞 20g　女贞子 20g　附子 15g　肉桂 15g　甘草 15g　砂仁 15g　陈皮 15g　枳壳 10g

四诊　2012 年 6 月 25 日。劳累后饮水、排尿均增多，休息时尚可，每日饮水减至 1L 左右，自觉身体有力，脉沉，舌苔薄白。

方药　生石膏 75g　知母 15g　太子参 20g　沙参 20g　玄参 20g　石斛 20g　生地 20g　花粉 20g　山萸 20g　熟地 20g　龙骨 30g　枸杞 20g　菟丝子 20g　覆盆子 20g　陈皮 15g　枳壳 10g　桑螵蛸 20g　故纸 15g　肉桂 15g　附子 15g　甘草 15g　山药 20g　女贞子 20g　砂仁 15g　内金 15g

按　尿崩症是因下丘脑-神经垂体机能减退，抗利尿激素分泌过少所引起，以大渴引饮，多尿，尿比重低渗尿为特征，现代医学对本病主要采用激素替代疗法，患者常需终身服药，停药则反复，目前尚无较好的治疗方法。属于中医消渴病的上消和下消范畴。从中医理论分析，脏腑辨证上消则属于肺胃热炽伤津，下消则为阳气式微，关门不固，为上热下寒之症。

以上病例均确诊为尿崩症，经住院治疗效不显，来寻求中医治疗。根据其大渴引饮，喜冷饮，舌苔干厚无津舌质红，脉象滑数，张琪教授辨证为肺胃热盛，消烁津液，头面及全身发热(体温不高)，有火盛燎原之势；小便频多，夜间尤甚，且小便量多于饮水量，前人谓之"饮一溲二"，又属肾阳衰微，关门有开无阖，水不得化津上升，直入膀胱如泉涌而下，谓之下消。综观以上张琪教授皆辨证为上热下寒之证，上则肺胃燥热灼伤津液，下则肾阳衰微，关门有开无阖，肺脾肾不能敷布津液，上下寒热虽殊，然其促使津液匮乏则一也，津液耗伤不能濡润脏腑四肢百骸，狂渴引饮，食道干涩不能进固体食物，孔某案甚致牙龈枯萎，足见津液有枯竭之势。治疗纯寒纯热之剂皆非所宜，上则清肺胃之热生津止渴，以白虎加人参汤合生脉饮"壮水之主以制阳光"，下则温肾助阳固摄缩尿，如桑蛸、龙骨、覆盆子，尤须温助肾阳，如附子、益智仁、补骨脂等所谓"益火之源以消阴翳"，方中用乌梅、五味子则是取其敛阴止渴之功。全方应用后，诸症明显减轻，疗效甚佳，经 2 个月余治疗终获痊愈，且远期追踪观察疗效巩固。

肝肾同治诸法

验案　清肝滋肾固摄法治疗血崩

姜某，女，52 岁。病者已至更年期，1 年来反复月经不断，近 2 个月来出血量甚多不止，曾在某医院住院治疗,用黄体酮及止血药等无效。

初诊 1985 年 5 月 2 日。患者呈贫血状态,血红蛋白 82g/L,面色萎黄,心悸气短,尾骶部疼痛,痛则经血增多,心烦发热,口干苦不欲食,舌苔白干,脉象浮大,按之空豁。

中医辨证 肾阴亏耗,肝火上燔,营血不得潜藏之证。

治则 补肾摄纳,清肝热止血法。

方药 熟地 30g 山萸肉 20g 党参 20g 煅龙骨 20g 煅牡蛎 20g 白芍 25g 海螵蛸 20g 丹皮 15g 焦栀 15g 陈棕炭 20g 甘草 15g

二诊 服药 2 剂,血即止。继服至 5 剂,全身较有力,心烦亦减,但活动后分泌物多,尾骶部仍酸痛,肾阴渐复,肝火稍清,以上方加山药 25g、芡实 15g 健脾固摄。服药 6 剂,分泌物已消失,但仍腰痛,全身酸软,心悸怔忡,气短心烦,脉象仍较大,继以滋补肾阴之剂以资巩固。

方药 熟地 30g 山药 20g 山萸 20g 枸杞 15g 茯苓 15g 党参 20g 当归 20g 杜仲 15g 丹皮 15g 菟丝子 15g

服药 20 剂,全身有力,腰及尾骶部亦无酸痛,血红蛋白上升至 110g/L,一如常人。随访一年,未复发。

按 此案崩漏日久,肾阴营血亏耗,乙癸同源,水不涵木,则肝阳亢而血不潜藏,故出血不止。尾骶部为督脉所司,与肾脉相通,下血乃肾阴无以固摄所致。用大补肾阴,柔肝清热之剂,病获痊愈。《素问·阴阳别论》谓:"阴虚阳搏谓之崩"。马莳谓:"尺脉既虚,阴血已损,寸脉搏击,虚火愈炽,谓之曰崩,盖火迫而血妄行也"。此火乃虚火非实火也。必须滋补肾阴以治本,辅以清热以治标,则血得安谧而止。滋肾阴清相火兼固摄之法尚可用于妇女血崩的治疗。

脾肾同治诸法

验案 1 补脾肾泄湿浊解毒活血法治疗慢性肾衰竭

杨某,女,67 岁。现病史:该患者因全身乏力半个月,一周前出现恶心,呕吐,到哈尔滨医科大学第二附属医院就诊,经检查发现血肌酐 900μmol/L,诊断为慢性肾功能不全(尿毒症期),病人及家属拒绝血液透析治疗,闻名来求张琪教授保守治疗。

初诊 2004 年 5 月 28 日。现症乏力,恶心,呕吐,食少,嗳气,腰酸痛,气短,心烦,心下痞满,大便成形,每日 1~3 次,舌质淡,舌苔白,脉沉弱。血压 160/95mmHg。实验室检查:血红蛋白 113g/L。肾功能:肌酐 901.2μmol/L,尿素氮 39.5mmol/L,二氧化碳结合力 20.3mmol/L。尿常规:蛋白(+),潜血(2+),红细胞 3~5 个/HP。B 超:左肾囊肿、双肾萎缩。

中医辨证 脾肾虚损,浊毒内蕴。

西医诊断 慢性肾小球肾炎,慢性肾功能不全尿毒症期。

方药 黄芪 30g 太子参 20g 熟地黄 20g 山茱萸 20g 生山药 20g 茯苓 20g 牡丹皮 20g 泽泻 20g 枸杞子 20g 菟丝子 20g 旱莲草 20g 丹参 20g 女贞子 15g 桃仁 15g 赤芍 15g 红花 15g 草菓仁 15g 半夏 15g 枳壳 15g 厚朴 15g 甘草 15g 大黄 10g 黄连 10g 黄芩 10g

水煎服,每日 1 剂,日二次服。

二诊 2004 年 6 月 11 日。患者精神明显好转,乏力、痞满等症皆减轻,咽干,舌质淡红,舌苔白而干,脉沉。肾功能:血肌酐 641μmol/L,尿素氮 35.8mmol/L,二氧化碳结合力 19.8mmol/L。前方加玄参、花粉各 20g。

三诊 2004年6月25日。服上药后前症减轻,因食生瓜果后胃中嘈杂、心慌,大便2～3次/日,舌质淡红舌苔白厚,脉沉滑。前方减去花粉、元参,加麦芽30g、神曲15g、山楂15g、陈皮15g、紫苏15g。

四诊 2004年7月9日。诸证俱好转。化验:血肌酐553μmol/L,尿素氮28.1mmol/L,二氧化碳结合力19.8mmol/L。继续服前方30剂。

五诊 2004年8月6日再诊血肌酐485μmol/L,尿素氮26.5mmol/L,至此服药72剂,治疗历时2个半月,患者的血肌酐下降416.2μmol/L。病情已由尿毒症期稳步降为氮质血症期,继续巩固治疗有望免透析之苦。

验案2 脾肾同补法治疗慢性肾衰竭

赵某,女,61岁。现病史:2004年5月份因发热、咳嗽、腰痛于当地医院检查发现双肾萎缩,具体数值不详,查肾功能:尿素氮11.91mmol/L,肌酐339.6(44～110)μmol/L,尿酸471.5μmol/L,但未治疗。平素腰痛时作,未引起重视。近1个月出现倦怠乏力,腰胀痛,纳差,口干,查尿常规:蛋白100mg/dl(<30),隐血(+),红细胞5～10个/HP。B超:左肾8.59cm,右肾9.59cm,双肾萎缩。血压:135/80mmHg。故来医院就诊。

初诊 2005年3月21日。现倦怠乏力,腰胀痛,纳差,恶心,口干,畏寒肢冷,舌质红,苔白,脉沉无力。

中医辨证 脾肾两虚,湿毒内蕴。

治法 脾肾同补兼以泻浊解毒活血。

方药 参芪地黄汤加减:

熟地黄20g 山茱萸20g 山药20g 茯苓15g 丹皮15g 泽泻15g 黄芪30g 太子参20g 枸杞20g 巴戟天15g 淫羊藿15g 肉苁蓉15g 桃仁15g 赤芍15g 丹参20g 红花15g 葛根15g 大黄7g 白术15g 花粉20g 黄连15g 黄芩15g 知母15g 麦门冬15g 甘草15g

水煎服,每日1剂,日二次服。

二诊 2005年5月25日。服上药后肢冷好转,恶心、腰痛明显减轻,仍纳差、口干,大便4～5次/日,舌质淡红,苔白,脉沉。实验室检查:肾功能:肌酐220.10μmol/L,尿素氮11.70mmol/L,二氧化碳结合力23mmol/L。

方药 熟地黄20g 山茱萸20g 山药20g 茯苓15g 牡丹皮15g 泽泻15g 枸杞20g 巴戟天15g 淫羊藿15g 肉苁蓉15g 桃仁15g 丹参20g 赤芍15g 川芎15g 葛根15g 红花15g 大黄7g 白术20g 黄芪30g 太子参20g 花粉15g 知母15g 黄连10g 黄芩10g 竹茹15g 半夏15g 陈皮15g 神曲15g 麦芽30g 甘草15g

水煎服,每日1剂,日二次服。

三诊 2005年9月15日。患者服用上药诸症缓解,渐有力,故自服用三个月后于2005年8月25日查肾功能:肌酐241.49μmol/L,尿素氮14.75mmol/L,二氧化碳结合力17.55mmol/L。患者自觉效果较好,又服3周。于2005年9月11日查肾功能:肌酐231.92μmol/L。尿素氮12.41mmol/L,二氧化碳结合力26.19mmol/L,周身有力,纳呆,大便2～3次/日,微有恶心、腰痛,舌质淡红,苔薄白,脉沉。继续以前方化裁。

方药 熟地黄25g 山茱萸20g 山药20g 茯苓15g 牡丹皮15g 泽泻15g 黄芪30g 太子参20g 菟丝子15g 巴戟天15g 桃仁15g 丹参20g 赤芍15g 大黄10g 黄连10g 黄芩10g 神曲15g 麦芽30g 山楂15g 草果仁15g 砂仁15g 紫苏15g 大腹皮15g 枳壳15g 甘草15g 白术20g

水煎服,每日1剂,日二次服。

验案3 脾肾同补法治疗慢性肾小球肾炎

张某,女,43岁。现病史:2002年同时发现2型糖尿病,蛋白尿。服用珍菊降糖胶囊,血糖基本控制在正常范围,但蛋白尿持续(2+~3+)。

初诊 2003年12月17日。现腰痛,无浮肿,时有头晕,舌质红,苔白,脉沉。血压正常。尿常规:尿蛋白(3+)、红细胞6个/HP、尿潜血(+),空腹血糖5.5mmol/L,肾功正常。

中医辨证 脾失统摄,肾失封藏,固摄失司,精微外泄。

治法 脾肾双补。

方药 参芪地黄汤加减:

熟地20g 山茱萸20g 茯苓15g 牡丹皮15g 泽泻15g 黄芪30g 太子参20g 枸杞子20g 玉竹20g 菟丝子20g 金樱子15g 芡实15g 女贞子20g 五味子15g 桃仁15g 赤芍15g 丹参20g 红花15g 益母草30g

水煎服,每日1剂,日二次服。

二诊 2004年1月7日。服上药14剂后,现头晕,舌质红,苔白。尿常规:尿蛋白(2+)、红细胞0~2个/HP、白细胞1~2个/HP、颗粒管型0~1个/HP。

方药 黄芪30g 太子参20g 熟地20g 山茱萸20g 山药20g 茯苓15g 牡丹皮15g 泽泻15g 枸杞子20g 菟丝子20g 玉竹20g 金樱子20g 芡实20g 桃仁15g 赤芍15g 丹参20g 红花15g 益母草30g 五味子15g 天冬15g

水煎服,每日1剂,日二次服。

三诊 2004年1月28日。劳累后出现周身乏力,腰痛,舌质红,苔白厚干,脉沉。血糖正常,尿常规:尿蛋白(2+)、红细胞(-)、白细胞(-)、尿潜血(±)。

方药 熟地20g 山茱萸20g 山药20g 茯苓15g 牡丹皮15g 泽泻15g 枸杞子20g 玉竹20g 黄芪40g 太子参20g 天花粉20g 知母15g 天冬20g 金樱子20g 石莲子15g 芡实15g 赤芍15g 丹参20g 桃仁15g 红花15g

水煎服,每日1剂,日二次服。

四诊 2004年2月18日。周身乏力,腰痛减轻,舌质红,苔白厚腻,脉沉。血压:130/90mmHg;尿蛋白(2+)、红细胞0.4/μl、白细胞0.6/μl、尿潜血(±)、尿糖(±)。

方药 山药20g 熟地20g 泽泻15g 牡丹皮15g 山茱萸20g 黄芪40g 太子参20g 知母15g 枸杞子20g 石莲子15g 金樱子20g 五倍子15g 芡实15g 巴戟天15g 红花15g 益母草30g 丹参20g 甘草15g 土茯苓30g 萆薢20g 竹叶15g 石菖蒲15g

水煎服,每日1剂,日二次服。

五诊 2004年3月10日。近日胸闷,气短,项部发僵硬,咽干,舌质红、苔白厚,脉沉。血压:160/100mmHg;尿蛋白(2+)、红细胞(-)、白细胞(-)、尿潜血(±)。

方药 黄芪30g 太子参20g 石莲子15g 地骨皮15g 柴胡15g 茯苓15g 麦冬15g 车前子15g 熟地20g 山茱萸20g 玉竹20g 山药20g 枸杞子20g 菟丝子15g 女贞子20g 红花15g 桃仁15g 丹参15g 赤芍15g 金樱子20g 五倍子15g

水煎服,每日1剂,日二次服。

六诊 2004年3月31日。现乏力,背痛,肩周痛,胸闷,舌质红、苔白厚,脉沉;血压:130/90mmHg;尿蛋白(+),红细胞(-)、白细胞0.6/μl、尿潜血(-)。

方药 熟地25g 山茱萸20g 枸杞子20g 生山药20g 玉竹20g 天冬15g 菟丝子15g 女贞子20g 黄芪30g 石莲子15g 地骨皮15g 柴胡15g 赤芍15g 丹参15g 红花15g 桃仁15g 金樱子20g 五倍子15g 陈皮15g 枳壳15g

水煎服,每日1剂,日二次服。

七诊 2004年4月20日。背痛,舌红,苔白厚,脉沉;血压:130/90mmHg;尿蛋白(2+)、白细胞0~2个/HP、红细胞0~2个/HP。

方药 熟地25g 山茱萸20g 黄精15g 玉竹15g 枸杞子20g 天冬15g 菟丝子20g 黄芪30g 太子参20g 地骨皮15g 石莲子15g 桃仁15g 红花15g 丹参20g 金樱子20g 五倍子15g 女贞子20g 五味子15g 牡丹皮15g 赤芍20g

水煎服,每日1剂,日二次服。

八诊 2004年5月12日。乏力减轻,诸症好转,两目干涩,舌红、苔白,脉沉;尿蛋白(2+),白细胞0~1个/HP、红细胞0~2个/HP。

方药 黄芪20g 太子参20g 天冬20g 女贞子20g 玉竹20g 山药20g 黄精15g 熟地20g 生地20g 地骨皮15g 石莲子15g 桃仁15g 丹参20g 赤芍15g 红花15g 金樱子20g 五味子15g 玄参15g 葛根20g 芡实15g

水煎服,每日1剂,日二次服。

九诊 2004年6月1日。时有咽干,余无明显不适;舌质淡红,苔白,脉沉;尿蛋白+、白细胞0~1个/HP、红细胞(-)、上皮6~8个/HP、尿糖(-)。

方药 黄芪40g 太子参20g 熟地20g 山药20g 天冬20g 女贞子20g 枸杞子20g 黄精20g 石莲子15g 金樱子15g 芡实15g 葛根15g 玄参15g 五味子15g 桃仁15g 丹参20g 赤芍15g 红花15g 益母草30g 玉竹20g

水煎服,每日1剂,日二次服。

按 张琪教授临床诊见一部分慢性肾衰竭患者表现为面色苍白,腰膝酸痛,小腹冷痛,腹泻不止,畏寒肢冷,夜尿频多,余沥不尽,呕吐,腹胀,颜面及四肢浮肿,舌淡胖而有齿痕,苔白滑,脉沉细、迟弱,多由脾阳虚损及肾阳虚酿成。肾中命火为脾土之母,"命火犹如釜底之薪,肾阳不足,不能温化可导致泄泻、水肿等疾,命门火衰,不能生土,釜底无薪,不能腐熟"。清代医家沈金鳌亦提出脾肾宜双补,《杂病源流犀烛》中说:"脾肾宜兼补。……肾虚宜补,更当扶脾,既欲壮脾不忘养肾可耳"。脾与肾的关系甚为密切,是先天与后天相互滋生、相互促进的关系,脾肾必须保持协调。"肾如薪火,脾如鼎釜",脾的运化功能,必得肾阳的温煦蒸化才能化生气血精微,而肾精必须依赖脾的运化精微滋养,才能不致匮绝,如此各自维持着正常生理功能,保证机体充满生机和活力,许子士谓:"补肾不如补脾",孙思邈谓:"补脾不如补肾"。乃各执一偏见,两者合起来则较为全面。

张琪教授用脾肾双补法,治疗慢性肾脏病,辨证属脾肾两虚者甚多,疗效颇佳。常用方剂为脾肾双补方或加味参芪地黄汤(黄芪30g、党参20g、白术20g、当归20g、远志15g、首乌20g、五味子15g、熟地20g、菟丝子20g、女贞子20g、山萸肉20g、羊藿叶15g、仙茅15g、枸杞子20g、丹参15g、山楂15g、益母草30g、山药20g)健脾补肾,益气摄血,治疗慢性肾脏病,辨证属脾肾气虚、脾不统血、肾失封藏、固摄失司、精微外泄者。临床表现尿血淡红,腰酸痛,倦怠乏力,四肢不温,面色萎黄或㿠白,气短懒言,头晕耳鸣,夜尿频多,尿清长,或遗精滑泄,舌体胖,舌质淡苔白,脉弱或沉。方中参、芪、术、山药健脾益气,首乌、羊藿叶、仙茅、菟丝子温补肾阳而不燥,枸杞子、山萸肉、熟地、五味子滋助肾阴,与参术合用既不妨碍脾之运化功能,且与温补肾阳相伍,使阴阳调济以助肾气,而恢复肾之功能,助化源益气补血。慢性肾脏病其病本在于脾肾两虚,此方为固本之药,妙在又加入丹参、当归、益母草、山楂活血之品,使其改善肾之血流量,补与消合用。此类型切忌大黄苦寒泻下伤脾,所以一见肾衰竭,既认为大黄为降肌酐、尿素氮之要药,不知苦寒伤脾,愈用愈促使病情恶化,偾事者甚多,宜引起重视。

验案 4 脾肾双补法治疗慢性肾衰竭

吴某,男,39 岁。现病史:病人于 5 年前体检时发现尿蛋白(3+),无浮肿,未引起重视。半年前出现双下肢浮肿,查尿蛋白(3+),血压 170/105mmHg,血肌酐 364μmol/L,于当地医院给以予对症治疗,浮肿减轻,为求系统治疗而来就诊。

初诊 1998 年 12 月 25 日。面色白,肢体轻度浮肿,脘腹胀,不思饮食,大便日 4～5 次,舌淡胖,腰痛膝软,畏寒,夜尿频多,脉沉弱。尿常规:尿蛋白(3+),颗粒管型 1～3 个/LP,潜血(+)。肾功能:血肌酐 445μmol/L,尿素氮 27.9mmol/L,血红蛋白 70g/L。血压 170/95mmHg。

中医辨证 脾肾两虚,湿浊内停。

西医诊断 慢性肾小球肾炎,慢性肾衰竭。

治法:益气健脾,补肾活血。

方药 黄芪 30g 党参 20g 山药 20g 山茱萸 20g 白术 20g 当归 20g 何首乌 20g 菟丝子 20g 补骨脂 15g 女贞子 20g 淫羊藿 15g 炮姜 20g 白豆蔻 15g 肉桂 7g 丹参 15g 红花 15g 益母草 30g

水煎服,每日 1 剂,日二次服。

二诊 服上药 14 剂肢体浮肿消失,脘腹胀、不思饮食减轻,大便日 2～3 次,舌淡胖,腰痛膝软,畏寒,夜尿频多,脉沉弱。续上方加减。

方药 黄芪 30g 党参 20g 山药 20g 山茱萸 20g 白术 20g 当归 20g 何首乌 20g 菟丝子 20g 补骨脂 15g 女贞子 20g 淫羊藿 15g 炮姜 20g 白豆蔻 15g 丹参 15g 红花 15g 草果仁 15g

水煎服,每日 1 剂,日二次服。

三诊 以上方加减治疗 4 个月,大便日一次成形,全身有力,食欲增进,脘腹腔胀满俱除,腰仍稍痛,但较治疗前大减,已无畏寒现象,脉沉滑舌润,尿蛋白(+),血肌酐 230μmol/L,尿素氮 8.5mmol/L,精神体力俱如常人,已上班。

按 本病例辨证为脾肾阳虚,湿邪不化,耗伤气血,治宜温补脾肾以助化源,少佐活血化湿浊之品。张琪教授认为本病例属肾功能不全代偿期,临床上无明显慢性肾衰竭湿浊毒邪留滞的症状,仅表现为腰酸腰痛、乏力倦怠、夜尿频多、畏寒肢冷以及原发肾病如高血压、水肿等症。此期一般是以扶正治本为其原则,以补脾益肾为主,再结合它证兼以利湿消肿、活血化瘀等。此期重在恢复正气,扶正祛邪,使肾功能得以恢复,常用脾肾双补方治疗,使阴阳调济以助肾气,而恢复肾之功能,助化源益气补血。慢性肾衰竭其病本在于脾肾两虚,此方为固本之药,妙在又加入丹参、当归、益母草、山楂活血之品,使其改善肾之血流量,补消合用,其效颇佳。

此方亦适应于慢性肾功能不全失代偿期,患者正气已虚而无明显湿浊、瘀血、毒邪等表现者,应用该方从调整机体阴阳平衡入手,增强机体抗病能力,从而使残存的肾脏功能得到保护,以延缓慢性肾衰竭病情的进展。

此类型切忌用大黄苦寒泻下伤脾,所以一见肾衰竭,认为大黄为降肌酐、尿素氮之要药,不知苦寒伤脾,愈用愈促使病情恶化,愤事者甚多,宜引起重视。大黄能够清解血分热毒,使血中氮质潴留得以改善,《神农本草经》谓:"大黄味苦寒,主下瘀血血闭,可治癥瘕积聚,留饮宿食,荡涤肠胃,推陈致新,通利水谷,调中化食,安和五脏"。可以理解大黄具有调解新陈代谢作用,即能促进营养物质的消化吸收,又能促进体内代谢废物的排泄。慢性肾衰竭,由于肺脾肾功能失调,膀胱气化失司,湿浊不得下泄通利,酝酿成痰,血瘀化热,使原有痰瘀水湿更加严重,因此本病中晚期症情复杂,寒热夹杂,虚实并见,若能正确掌握大黄的剂量和用药方法及合理的配伍,可达到祛瘀安正的目的。

验案5 温补脾肾法治疗男性不育症

高某,男,30岁,工人。

初诊 1997年11月30日。婚后五年,其妻未怀孕,经检查精子成活力低下(30%~40%),全身乏力,腰酸痛,性欲淡薄,早泄,时有遗精,大便溏泄,日2~3次,舌淡,脉象弱。

中医辨证 脾肾阳虚,精关不固,脾失健运。

治则 温补脾肾,涩精固脱。

方药 熟地20g 山萸20g 山药20g 茯苓15g 丹皮15g 泽泻15g 白术20g 莲子20g 芡实20g 金樱子20g 仙茅15g 仙灵脾15g 肉苁蓉15g 巴戟15g 鹿角胶15g 故纸15g 肉桂10g

水煎服,每日1剂,日二次服。

二诊 12月25日。服上方20余剂,自觉全身有力,精神好转,性欲改善,腰酸痛减轻,大便日1~2次,稍溏,仍早泄,但较用药前坚持时间长,亦明显好转,脉象亦稍有力,继用上方化裁治疗:

方药 熟地20g 山萸20g 山药20g 茯苓15g 丹皮15g 泽泻15g 白术20g 莲子20g 芡实20g 砂仁15g 龙骨20g 牡蛎20g 故纸15g 仙灵脾15g 巴戟15g 肉苁蓉15g 鹿角胶15g 肉桂10g 菟丝子15g 五味子15g

水煎服,每日1剂,日二次服。

三诊 1998年1月29日。继用上方20余剂,自觉全身有力,腰酸痛及性欲皆明显好转,经某医院检查精子成活率80%,自以为愈,遂停药2个月,但其妻仍未怀孕,患者系司机终日忙碌,近日仍乏力自汗,阴囊潮湿,大便仍溏,小便黄,舌苔稍腻,脉沉。综合分析,服药40剂,诸症均大减,精子成活率达80%,脾肾之阳气有明显好转,但仍未复原,同时舌苔腻,小便黄,脾肾阳虚夹有湿热之兆,以补肾益气健脾,辅以清利湿热法。

方药 熟地20g 山萸20g 山药20g 茯苓15g 丹皮15g 泽泻15g 黄芪30g 红参25g 白术20g 龙骨20g 牡蛎20g 芡实15g 故纸15g 巴戟15g 菟丝子15g 仙灵脾15g 鹿角胶15g 萆薢20g 土茯苓25g 盐黄柏10g 甘草10g

水煎服,每日1剂,日二次服。

四诊 5月3日。服上方14剂,腰痛早泄近2个月未出现,性欲已恢复正常,体力增加,大便日1~2次,微溏,食欲佳,脉象左右沉有力,舌润口和,继以上方主治,服14剂观察。

同年7月5日,其爱人来哈医妇科检查已怀孕2个月,后如期生一男孩,母婴俱健壮。

按 脾胃之运化,尤赖肾中一点真阳续变。肾阳不足则影响脾之运化功能,出现脾肾阳虚病变,临床见食少腹胀,久泻不止或五更泄泻等证候,若脾失运化,气血生化匮乏,则后天不能资助先天,则肾亦不能正常的"受五脏六腑之精而藏之"。以致腰膝酸软,骨痿无力,精清精冷不孕等症,故善补后天可扶助先天之不足,《景岳全书》谓:"凡先天之不足者,但得后天培养之力,则补天之功亦又居其强半"。

本病者为男性不育症,精子成活率低下30%~40%,辨证为脾肾阳虚证,如腰酸痛,性欲淡漠,遗精早泄属肾阳虚之症,肾藏精,肾虚精关不固,则出现遗泄;脾司运化,脾阳虚则运化功能减弱而出现大便溏泄,伴有不消化样便,所谓完谷不化,肾中元阳为脾之母,前人谓:"肾如薪火,脾如鼎釜",脾之运化功能须赖肾中元阳的温煦蒸化,化生精微供养全身,而肾精尤须脾之运化精微滋养才能生生不息,不致匮乏,如此各自维持着正常生理功能,保持机体充满生机活力。

本病人年方"而立",正属肾气旺盛,精力充沛之年华,而呈现一系列脾肾阳虚证候,如精力不足,性欲减退,早泄,遗精,腰膝酸软,泄泻,婚后五年未育,脉弱,舌淡等,当以补肾阳为主,如巴戟天、仙灵脾、菟丝子、补骨脂,尤其用鹿角胶血肉有情之品。《黄帝内经》谓:"精不足者补之以味",较草木之品为佳,除补肾阳外,又辅以滋补肾阴之品,如熟地黄、山茱萸、枸杞子等,俾阴阳相济,即张景岳谓:"阴中求阳,阳中求阴"之意,因肾为水火之脏,必须阴阳兼顾,保持均衡,才能完成"藏精"、"作强"之功能,方中除补肾外,再用人参、黄芪、白术、茯苓益气健脾,莲子、芡实、金樱子固涩止遗泄,服药后诸症明显改善,精子成活率上升至80%,其妻终于妊娠,如期生一男孩而取得理想之效。

验案6 健脾温肾清化湿热法治疗神经源性膀胱炎

梁某,男,24岁。

初诊 2010年4月7日。2个月前因反复遗尿,于某医院诊断为神经源性膀胱炎,肾积水,双肾中度肾盂积水并双侧输尿管全程扩张,尿道狭窄待排。化验:尿:BLD +3,Pro +2,RBC 1~2个/HP,细菌(+),WBC 3+。现仍有膀胱尿潴留,泌尿外科建议膀胱造瘘。患者不能接受,转至中医治疗。尿流检测:逼尿肌有自主收缩,但收缩力弱,双肾积水。

中医辨证 脾虚肾寒,湿热内生。

治则 健脾温肾,清化湿热。

方药 苓桂术甘汤、五苓散合薏苡附子败酱散加减:

桂枝15g 茯苓30g 白术20g 甘草15g 泽泻15g 猪苓15g 公英30g 败酱草30g 马齿苋30g 花粉20g 附子10g 山萸15g 山药15g 仙灵脾15g 五味子15g

二诊 2010年5月5日。彩超:双肾盂轻度积水,膀胱壁凸凹不平,膀胱炎,前列腺炎。症状:口干、口渴,手足凉,舌淡苔花剥,白腻,脉数。

方药 桂枝15g 茯苓40g 白术25g 甘草15g 泽泻25g 猪苓15g 车前20g 败酱草30g 公英30g 马齿苋30g 仙灵脾15g 附子10g 山萸15g 枸杞15g 五味子15g 桔梗15g

三诊 2010年6月8日。服前方30剂,彩超双肾已无积水,其他症状亦明显好转,改用知柏地黄丸善其后。

按 此案患者为青年男性,因遗尿就诊。中医辨证属脾肾虚寒,但考虑患者年龄及相关实验室检查结果,当有水饮日久不去,蕴久化热之机,故以健脾利水之苓桂术甘汤、五苓散为底方,加用薏苡附子败酱散温肾清热利湿。